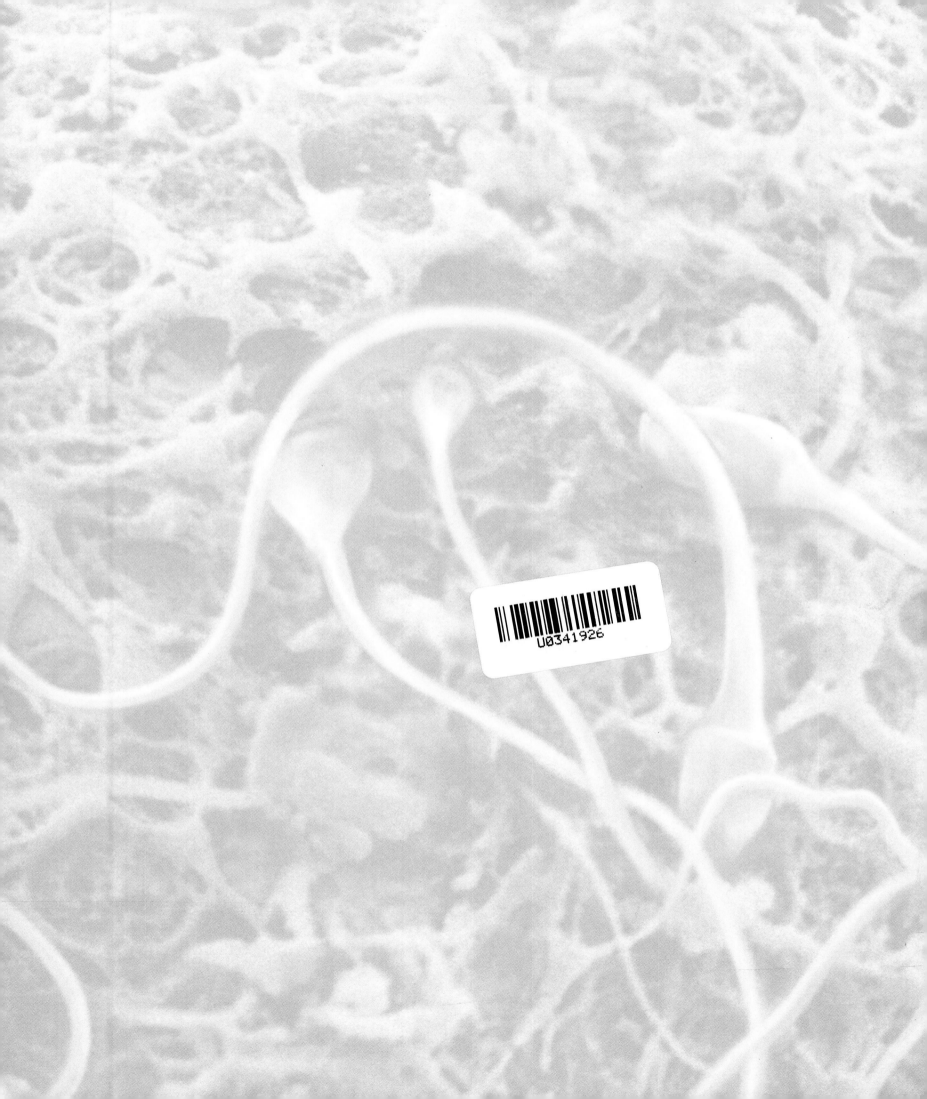

妊 娠

THE PREGNANT BODY BOOK

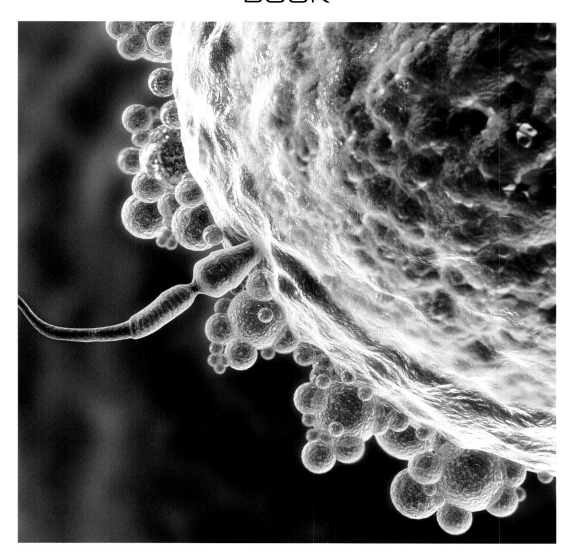

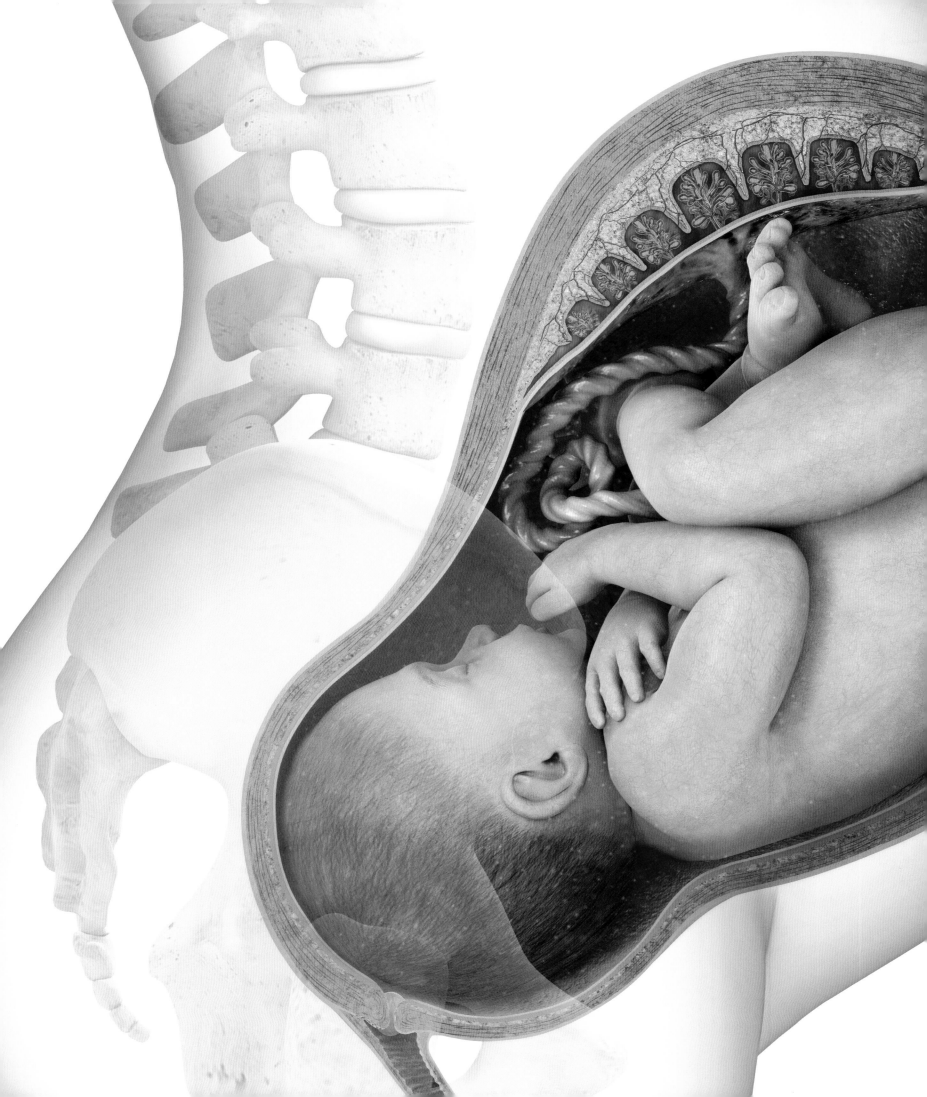

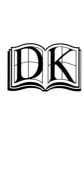

THE PREGNANT BODY BOOK

妊娠

主译　　**顾问**

范建霞　程蔚蔚　　Dr Paul Moran

译者　　**编著**

以姓氏笔画为序

华人意　刘　玮　刘春敏　　Dr Sarah Brewer

苏　涛　范建霞　钱　卫　　Shaoni Bhattacharya

程蔚蔚　童　彤　　Dr Justine Davies

Dr Sheena Meredith

Dr Penny Preston

上海科学技术出版社

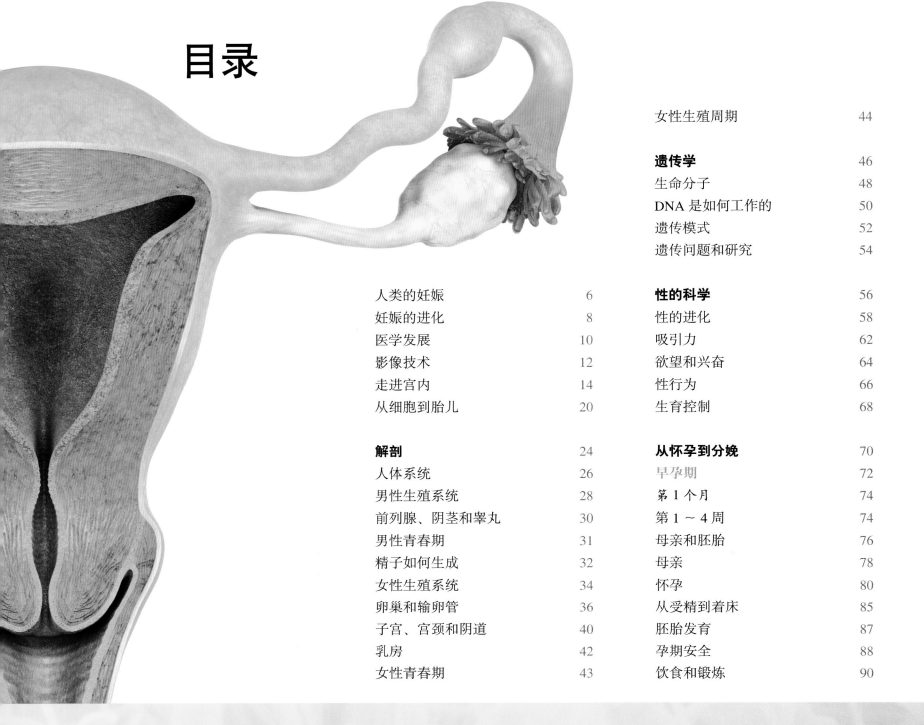

目录

A DORLING KINDERSLEY BOOK

www. dkchina. com
Original Title: THE PREGNANT BODY BOOK
Copyright © 2011 Dorling Kindersley Limited, London

责任编辑   宛   玲
          陶   俊
文字编辑   方   怡
责任美编   房惠平

《妊娠》通过几百幅真实清晰的图片、计算机三维影像和简洁生动的文字向您展示从怀孕到分娩的全部历程。

● 美妙而神奇的人类妊娠
带您观察人类妊娠变化的各个细节，从细胞到器官，从生理到心理，准妈妈们的每一个变化都被权威而细致地层层解析。

● 宝宝的惊人转变
带您领略从一个单细胞发展为一个完美婴儿的惊人变化，如宝宝如何诞生，何时出现第一次胎动，何时开始能听见外面的声音。

● 从怀孕到分娩的全过程
向您步步展示从怀孕到分娩的整个过程，帮助您了解怀孕与分娩中可能发生的疾病与处理方法，让您满怀喜悦地迎接新生命。

图书在版编目（CIP）数据

妊娠：从怀孕到分娩全程图解 / （英）布鲁
尔（Brewer, S.）等编著；范建霞，程蔚蔚
主译 .—上海：上海科学技术出版社，2014.1
书名原文：The pregnant body book
ISBN 978-7-5478-2069-8

Ⅰ.①妊… Ⅱ.①布… ②范… ③程… Ⅲ.①
妊娠期 -妇幼保健-图解 Ⅳ.① R715.3-64

中国版本图书馆 CIP 数据核字（2013）第
267015 号

上海世纪出版股份有限公司
上海科学技术出版社
（上海钦州南路 71 号 邮政编码 200235）
新华书店上海发行所经销
上海中华商务联合印刷有限公司印刷
开本：787×1092 1/8 印张：31 插页：4
2014 年 1 月第 1 版 2014 年 1 月第 1 次印刷
ISBN 978-7-5478-2069-8/R·676
定价：198.00 元

出版、发行

数据图标

心率	头臀长
血压	身长
血容量	体重

身体系统图标

骨骼系统	皮肤、毛发、指甲和牙齿
肌肉系统	淋巴系统
神经系统	消化系统
内分泌系统	泌尿系统
心血管系统	生殖系统
呼吸系统	

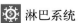

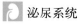

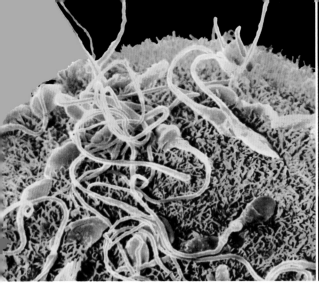

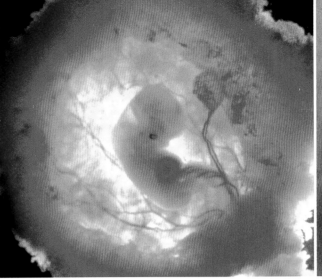

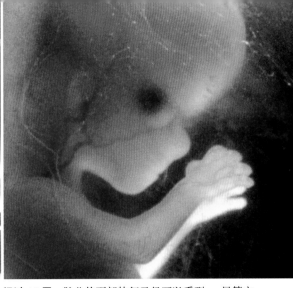

几百万个人类精子 其中仅有一个可以穿透卵子从而创造出一个新生命。

经过 7 周 人类胚胎大部分的结构、器官、肢体已经发育。

经过 14 周 胎儿的面部特征已经可以看到，尽管它的头部大得不成比例。

人类的妊娠

每一个新生命在女性子宫内孕育 9 个月，这个成长过程在生物学上是真正令人惊叹的伟大工程。生命的创造复杂得难以置信，每一次妊娠都是独一无二的。全世界每年大约有 130 000 000 女性经历着这种快乐与冒险。

人体能够完成许多令人惊奇的事情，但其中最为错综复杂和深奥的就是拥有受孕的能力，并妊娠 9 个月，最终产下依赖父母却充满奇迹的小生命。妊娠信守对新生命的誓言，她蕴含着许多重大的变化，使我们对孩子出生的惊喜和热爱都显得不足为奇。尽管现代社会存在对人类生育能力的顾虑，但人类仍然具有惊人的生育能力。如果我们延续现在的人口出生率，到 2050 年，全球人口将达 110 亿。

　　孕妇的身体发生着很多惊人的变化以孕育并营养她体内的新生命。她的韧带松弛并拉伸从而为子宫的长大创造足够的空间，同时骨盆关节变柔软以利于分娩。子宫由一个小小的梨子大小，变为孕末期如同西瓜大小。血容量增加 50% 左右以保证子宫血流，以及持续地为成长中的胎儿提供足够的氧气和营养物质。到孕晚期，心率增加 20%——大约每分钟增加 15 次。甚至部分免疫系统也会有

所抑制，以使孕妇的机体不会将胚胎当成"异物"来排斥。

创造生命

创造生命的方式不止一种。然而所有的生物，包括人类，都不外乎遵循两种模式中的一种。一种是大量繁殖，即一次同时生产大量后代，称之为"大爆炸"式繁殖。由于孕育大量宝宝极大地消耗能量，因此遵循这种方式的生物有可能一次繁殖随即死亡，例如太平洋鲑鱼、一些蝴蝶和蜘蛛。他们的后代很多可能会死亡，但是由于数量巨大，其余的会存活下来。

　　第二种较不壮观的模式是一生仅生产几个后代，但是对每个个体都投入较多精力以确保更高的存活率。人类就是遵循这样的模式，使高质量的宝宝通过父母呵护茁壮成长。

一只雄性帝王企鹅 孵化企鹅蛋，并在照料其未出世的后代期间禁食。

缘翘陆龟 每年最多产卵 3 次，每次产卵 4～7 个。

一条新生的柠檬鲨 从母体脱离，与此同时鲫鱼咬断并吞噬脐带。

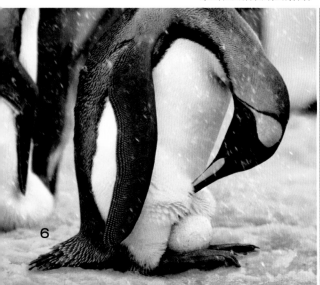

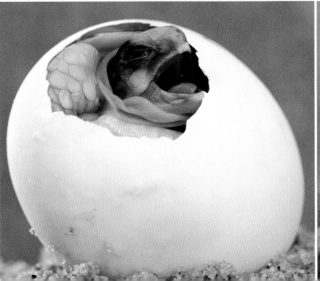

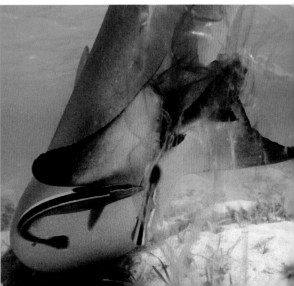

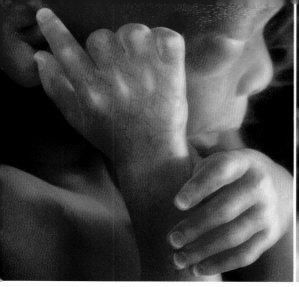
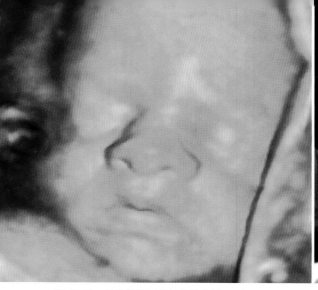
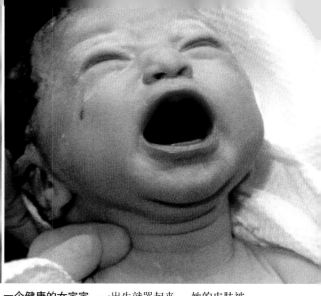

孕20周 胎儿生长得很快，眉毛、睫毛和头发都在这个时期开始生长。

孕29周 胎儿的脸开始被脂肪充满，它继续快速生长，体重增加。

一个健康的女宝宝 一出生就哭起来。她的皮肤被油脂包裹，以免感染。

其他动物繁殖方式

作为人类，妊娠被认为是理所当然的繁衍方式，但实际上子代繁衍的方式有许多，奇妙且不可思议。一些动物单纯产卵，一些动物在体内孕育卵子直到准备孵化，还有很多例如人类，通过妊娠分娩后代。尽管我们一般认为只有鸟类和一些低等动物会产卵，但是有些奇特的哺乳动物如鸭嘴兽也是如此。

产卵的动物称为卵生动物，包括所有的鸟类、大部分爬行动物和鱼类。卵由卵黄囊、保护壳、保护层组成。卵黄囊内包含胚胎发育所需的所有营养，而外壳和保护层保护胎囊的安全。一般母体能保证卵子温度与安全，许多物种孵化卵子直至生产。

另外一种相反的生殖方式是动物在自己的体内孕育、保护、温暖、哺乳胚胎。人类、许多其他哺乳动物以及一些罕见的爬行动物、鱼类、两栖动物和蝎子就是如此，这些被称为胎生。人类和许多其他哺乳动物能在子宫内哺育后代，这要归功于一个专门在妊娠期发育的器官——胎盘。不是所有的胎生动物都有胎盘，胎盘可能是人类进化的关键。

但是有些动物介于卵生和胎生之间——它们的胚胎在体内的卵中发育，在一定程度上和妊娠类似。当后代准备孵化时，这类动物就产卵并且幼崽马上破卵而出。一些鱼类如鲨鱼、爬行动物如蟒蛇遵循这种卵胎生的方式。

父母的责任

一旦受孕，父母的劳动分工就此开始。在很多物种中，雌性承担着产卵和守护或妊娠和分娩甚至抚养下一代的责任。但是雄性能够承担这重要的作用。有些物种是雄性"妊娠"的。雄性海马和尖嘴鱼在育儿袋中养育受精卵，雌性将卵子产在育儿袋中，卵子在此受精，最后由雄性分娩。雄性帝王企鹅也是忠诚的父亲，用9周在冰天雪地中辛勤地孵化位于脚上的一个蛋，以保证他们的伴侣可以在产卵后四处觅食。帝王企鹅如同很多鸟类，共同抚养后代。人类的孩子也是在父母或其他家庭成员的照料下茁壮成长，因为人类需要一个长时间充满感情的养育期。

一些动物如袋鼠，可以通过延迟胚胎植入子宫来中断妊娠，妊娠可以在几周甚至1年后开始。这种动物孕育后代直至它们可以生存的时候分娩。进化使妊娠达到尽可能给予后代最好的生存时机。

普通日本雄性海马 妊娠海马；独立的小海马。

普通帚尾袋貂 与多数哺乳动物不同，不通过胎盘给养，而是完全依赖母乳。

出生4天的日本猕猴 靠近母亲的乳头，需要被照料成长到18个月。

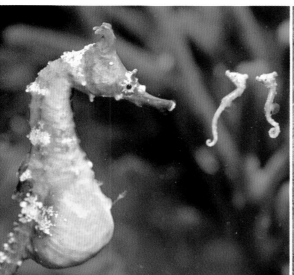
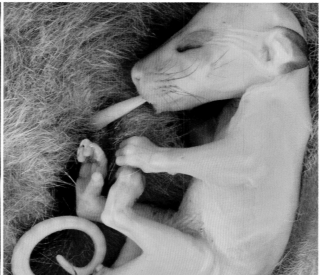
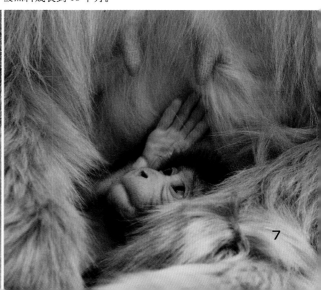

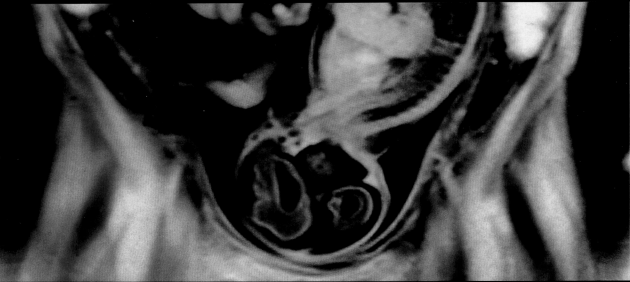

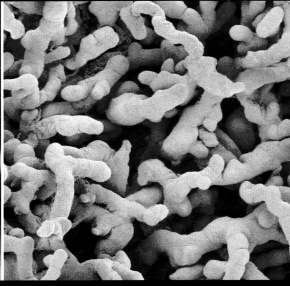

彩色 MRI 扫描　显示 36 周胎儿的大小以及一些脑部的解剖学结构（绿色部分）。

彩色电镜图片　显示胎儿组织（绒毛）深入胎盘内，以保证重要的气体、营养物质的交换及废物的排出。

妊娠的进化

在人类，妊娠进化到可以对腹中的胎儿提供呵护，从而使我们拥有既聪明又具有惊人学习能力的宝宝。女性身体的进化能适应和承受 9 个月怀孕的挑战。

妊娠是一个奇妙的过程，但并非没有危险。为什么在有更简单可行的方法存在时，人类要进化成如此复杂而危险的生育方式呢？这个答案相当简单，妊娠利大于弊。

胎儿在子宫内孕育 9 个月的过程拥有良好、可控的生存环境：恒温、安全性以及营养物质和氧气的供给。如果我们像少数哺乳动物那样用产卵来替代，胎儿的营养物质提供将被局限在卵黄内。妊娠延长了我们发育的时间，提高了营养的水平，这个时期越长，下一代就越强壮。尽管胎盘不是妊娠所必需的（有袋类具有更简单的器官），但它给予妊娠一个有利的开端。

重要的是，长期的妊娠使人类拥有头脑发达的宝宝。大且复杂的大脑加上直立行走使人类显得独特。人类的脑容量是巨大的，为 $1\,100 \sim 1\,700\,cm^3$（$67 \sim 104\,in^3$），而和我们现存亲缘关系最近的黑猩猩只有 $300 \sim 500\,cm^3$（$18 \sim 31\,in^3$）。

妊娠简介

妊娠、分娩和新生儿在动物界都是非常独特的。与其他哺乳动物相比，人类的新生儿是非常脆弱的。牛羚幼崽可以在出生后几小时内奔跑逃离捕猎者；小蝙蝠宝宝可以在出生后 2 ～ 4 周内飞行；有袋类动物的妊娠期很短，因为它们没有复杂的胎盘，但是妈妈照料时间会很长。人类的宝宝需要父母更多的照顾。就运动能力、化学物质以及大脑发育情况而言，9 个月的人类宝宝其水平与他们灵长类表亲出生时类似。

	人类	蓝角马	大象	红袋鼠	老鼠	蝙蝠
妊娠期	40 周	8 个月	22 个月	32 ～ 34 天	18 ～ 21 天	40 天到 8 个月
幼子数量	1 ～ 2 个（极少更多）	1 个	1 个（极少双胎）	1 个	8 ～ 12 个	1 ～ 2 个（某些种类会有 3 ～ 4 个）
平均体重	2.7 ～ 4.1 kg（6 ～ 9 lb）	22 kg（49 lb）	90 ～ 120 kg（198 ～ 265 lb）	0.75g（1/33 oz）	0.5 ～ 1.5 g（1/50 ～ 1/19 oz）	母亲体重的 0 ～ 30%
出生时能力	软弱无能：不能支撑自己的头部，只能看到面前 45 cm 以内。需要父母长期的照顾才能成年	可以在 15 分钟内站立，10 天内吃草，9 个月断奶	长期的照顾和学习，4 ～ 5 岁断奶	3 分钟内独立爬到母亲的育儿袋中，240 天离开育儿袋，继续吃奶 3 ～ 4 个月	软弱无能，没有尾巴和毛发，闭着眼睛和耳朵。经过 3 周时间，有成熟的毛发、张开的眼睛、牙齿，可以吃奶	完全依赖母亲喂食和保护，但是很快成熟，2 ～ 4 周内飞行，随后断奶
下次受孕时间	可以在几个月内，但是很多人需要更长的时间	1 年	4 ～ 6 年，取决于母体年龄	分娩后 1 天就即可受孕，但直到哺乳幼崽 200 天大小方可继续妊娠	可以在分娩后几小时内受孕，但如仍在哺乳，可通过停止着床来延迟受孕达 10 天	通常 1 年繁殖 1 次，但有很多方法延迟妊娠

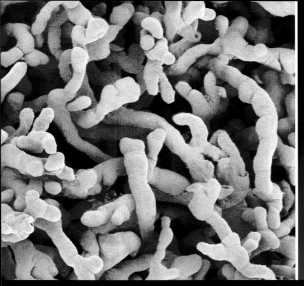
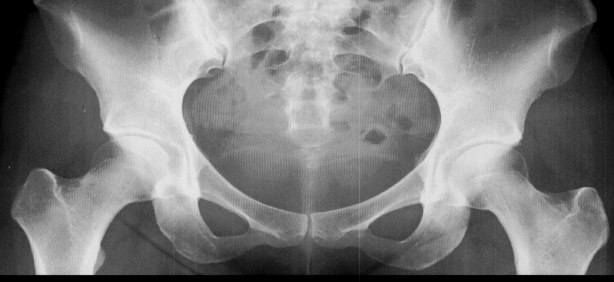

彩色 X 线 显示女性骨盆短而宽 （以适应分娩），同时有一个狭窄的出口 （以适应直立行走）。

胎盘
提供胎儿营养和氧气，排出废物和二氧化碳，并提供免疫功能

骨盆
足够狭窄以保证直立行走。但有一个足够宽的开口 （骨盆入口），以使胎头通过

大的头部
包含大容量的脑部，分娩时必须通过骨盆入口

耻骨联合
妊娠时扩大，使分娩时骨盆易弯曲

足以胜任的骨盆
女性的骨盆较男性短而宽以利胎头通过。人类的宝宝不像其他灵长类动物，其大小几乎与分娩通道一样，导致了复杂而痛苦的产程。

人类的宝宝具有一个巨大的脑袋。新生儿的脑部是成人的 1/4，占其自身体重的 10%。但成年人脑部仅占体重的 2%。

生命维持器官

人类和其他哺乳动物应该将进化和生殖的成功归功于胎盘——一个维持生命的器官。许多科学家认为若没有胎盘，我们将无法拥有头脑发达的后代。胎盘保证了母胎之间重要的血液交换，传递氧气和营养物质，将胎儿系统内的废物和二氧化碳运送至母体以排出。它还有重要的免疫功能，因为它犹如一道屏障，同时还能将母体的一些抗体带给胎儿。

在人类，胎盘深深地植入子宫壁。最近的研究表明，植入的深度有利于获得丰富的母体血供，帮助人类获得头脑发达的宝宝。甚至在出生后，许多哺乳动物仍能通过食用胎盘而获益。有些人类习俗也会食用胞衣 （胎盘及羊膜）。

为什么女性是特殊的

女性的身体被塑造得适合生育，但进化产生了两种相反的方式。人类之所以特别是因为具有大而复杂的头脑以及直立行走的能力，但这两种巨大的进化优势是互相矛盾的。

一个短而宽的骨盆使人类直立行走，但这种负面影响使得生育管道不再宽而直，而是弯而窄。尽管生育管道变得更短，但在产程的最后阶段，母亲不仅必须将胎头往下推，在通过部分脊柱所谓的骨盆弯曲时仍需往上推。难题就是女性进化特别的骨盆，既要宽得足以让胎儿的头部通过，又要窄得足以直立行走。

进化使我们身体的许多要求被微妙地平衡了，但怀孕仍有很多风险。古往今来，人类一直寻求最好的方法将新生命带到这个世界，然而在现代社会，医学可以给自然分娩提供许多帮助。

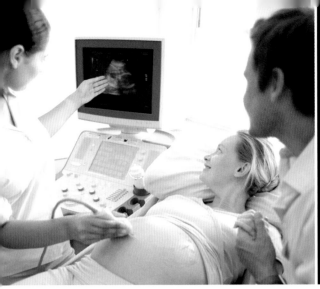
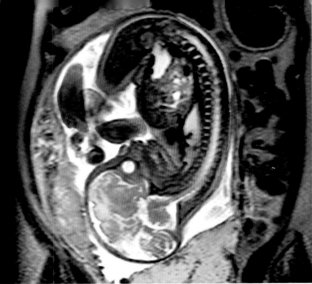
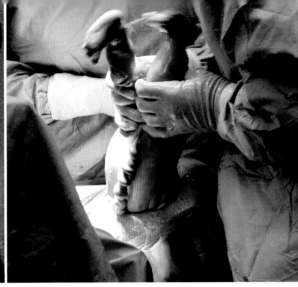

腹部超声扫描 使准父母们大致看见自己的孩子。

晚期 MRI 扫描（孕 33 周） 该女性胎盘占据宫颈处（前置胎盘）。

医院内进行剖宫产 医生将胎儿从子宫内取出。

医学发展

由于现代医学的发展，妊娠变得前所未有的安全。护理的发展意味着在多数发达国家，母亲和胎儿所遭受的妊娠危险得以减少，而且这种情况在世界范围内不断改善。

随着妊娠和分娩时孕妇保健逐渐得以改善，妊娠被认为是理所当然的事，人们甚至忘却了妊娠和分娩曾有的危险。100 年以前，在美国和英国这些国家，分娩时产妇死亡率达 500/100 000。今天这个数字要低得多，发达国家可达（4 ~ 17）/100 000。

这个翻天覆地的变化归于医疗和护理质量的提高，尤其是 20 世纪后半叶，同时也与营养学和社会经济学的发展有关。然而，世界范围内妊娠的安全性仍有待提高。2008 年，有 360 000 妇女死于妊娠或分娩相关因素，大多数发生于发展中国家。全球范围内，新生儿的健康和死亡率也有大幅改进，自 1960 年以来，新生儿死亡率减少了一半多。

孕前保健

对现代医学认知的提高使当今很多女性在怀孕前让身体做好准备，尽可能给予她们的孩子好的开端，例如健康食谱、适量运动。很多女性在孕前及早孕期食用叶酸，以预防胎儿的神经管畸形如脊柱裂。

计划怀孕的夫妇会适当调整他们的生活方式以增加受孕概率，例如女性戒烟酒和咖啡因，甚至减轻压力，男性也被建议戒烟酒，因为烟酒可能影响精子质量。

社会发展使很多女性生育延迟。女性的年龄（太年轻或太年老）和孩子们的间隔（太近或太远）都可能影响母亲和孩子的健康。

时间轴

医学发展的飞跃集中在 20 世纪后半叶。在此之前有著名的首例剖宫产——起源于古时的印度、罗马和希腊；17 世纪产钳的使用以帮助产程；1895 年听诊器的使用；1930 年起抗生素的使用，这些都极大程度地降低了产妇的死亡率。

1952 年　Apgar 评分
出生后 5 分钟内进行的检查，评价新生儿的"外观、脉搏、皱眉、活动度、呼吸"，或者新生儿的皮肤颜色、心率、反射、肌张力和呼吸。这项评分提示新生儿是否需要医疗帮助。

1960 年　女性避孕药
避孕药使得女性能前所未有地控制自身的生育力，同时减少意外怀孕。

1966 年　实时超声
这项革命性的扫描可以观察到胎儿的活动和生命迹象。

1973 年　超声测量
测量技术可以了解子宫内胎儿的孕周、大小和体重。

1975 年　家用妊娠测试被采用
试纸可在柜台购买，并快速给予结果。

1950　1955　1960　1965　1970　1975

1959 年　胎儿超声
高频声波第一次被用以测量胎儿头部，反映胎儿大小和生长情况。

1962 年　足跟采血检查
新生儿血检以筛查罕见疾病，如苯丙酮尿症，此病可通过早期诊治而改善。

1968 年　胎心监护
现在可通过电子监护胎儿心率来分辨胎儿在产程中是否有缺氧。

1975 年　超声诊断脊柱裂
第一例超声诊断神经管畸形从而终止妊娠。

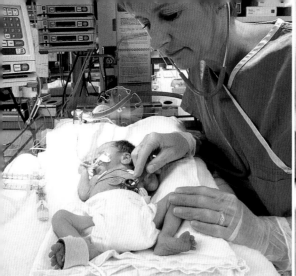 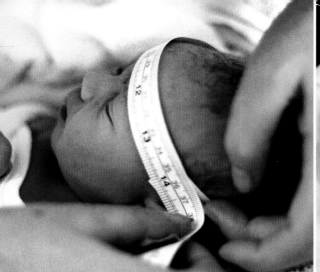 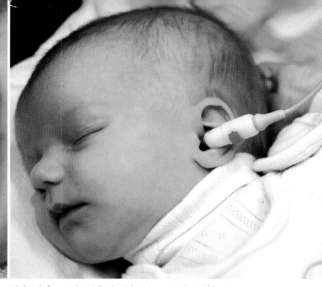

早产儿 现在有更高的存活率，归功于特别新生儿科的专业护理。

新生儿测量 使健康专家能够评价宝宝在何种正常范围内。

听力测试 以便早期发现问题，因为听觉问题影响语言发展。

孕期护理进展

在现代社会，产前阶段的孕期保健得到了飞速发展。在许多国家，孕妇都能得到常规医疗保健。随着医疗技术的飞速发展，例如听诊器的发明，以及最近几年超声的出现，使我们可以看到和听到胎儿，有助于健康专家评定对特殊妊娠给予特别护理。

定期对母体健康情况进行监护可影响未出世孩子。例如定期尿检以发现尿路感染，因其可能导致早产。血检以发现性传播疾病，未经治疗的性传播疾病会在子宫内感染胎儿或出生后对新生儿造成不良影响。血检还可以发现母亲贫血或妊娠期糖尿病，随后就可以得到处理。血压监测可以预警子痫前期的发生。

一些异常情况可以通过超声或羊水穿刺（取胎儿周围的羊水以检查染色体异常）来检测。在一些可能有遗传疾病高危因素的病例中，需要做遗传检测。新技术还可以使具有遗传疾病的人选择健康的胚胎进行胚胎移植。

围产期保健进展

围产期是指孕 28 周到产后 4 周，这个窗口期对母婴健康至关重要。在上个世纪，医学进展如抗生素的发明、卫生状况的改善降低了孕妇的死亡率。

现在分娩及分娩结局变得更为安全。分娩本身也可得到帮助——可以引产、助产（如产钳），还可以进行剖宫产。在很多国家，母亲可以得到多种形式的分娩镇痛，胎儿在产程中持续胎心监护以发现胎儿的危险迹象。

产后保健发展

出生后立即对新生儿进行身体检测以评估其是否需要医疗干预。药物和疫苗使新生儿的存活和健康得到了极大的改善。现代医学技术使早产儿较过去有更高的存活率。

母亲和宝宝通常被监护至产后 6 个月。健康专家会检查母婴生理健康（宝宝体重、喂养指导、给予常规预防免疫）和心理健康（是否有产后抑郁症和巨大压力的征象，并在必要时给予指导和支持）。

1978 年　第一例试管婴儿宝宝
Louise Brown, 在英国诞生，成为第一例试管婴儿宝宝（IVF）。

1989 年　针对遗传疾病的胚胎筛查
第一例胚胎筛选以避免基因疾病。

1991 年　ICSI
这种形式的 IVF，直接将精子植入卵子，给不育男性带来希望。

1992 年　唐氏综合征筛查
首次有关超声下唐氏综合征胎儿颈项皮肤厚度（颈后区域）的报道，这是颈后透明带测定的基础。

1980　1985　1990　1995　2000　2005　2010

1990 年　胎儿多普勒
电脑技术的发展意味着高分辨率的图像成为现实，可以使用多普勒测定动态变化，例如胎儿胎盘的血流。

1991 年　髋关节检查
检查新生儿髋部是否为"弹簧"关节或进行性发育不良。早期治疗可以避免以后的终身残疾。

2004 年　首例卵巢移植宝宝
在癌症手术前冷冻卵巢组织使一名妇女在 7 年后获得宝宝。这项进展在将来可能为女性延迟生育而不增加不孕危险开启希望之门。

影像技术

能够看、听、监测子宫内的胎儿是20世纪最有深远意义的医学进展之一。通过健康专家监测胎儿胎盘的健康、评估妊娠的进展，使得孕前护理得到了革命性的变化。

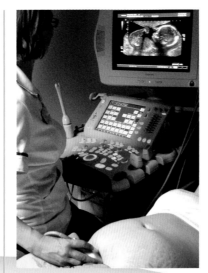

超声的历史

数十年前，监测胎儿生长和胎位的唯一方法是触诊孕妇的腹部。从20世纪40年代以来，科学家研究使用高频声波透视人体，第二次世界大战是使超声应用于产科领域的催化剂。格拉斯哥大学的伊恩·唐纳德受到他在英国皇家空军经历的启发，利用声呐原理（被使用于声波探测 U 型潜水艇），和他的产科同事约翰·麦维卡尔以及工程师汤姆·布朗一起发明了第一台超声仪，可形成临床二维图像。1958年该团队发表论文显示他们使用超声发现了100个患者的腹部肿瘤。不久他们改进了这项技术来测量子宫内的胎儿，此后这成为一个常规的检测。

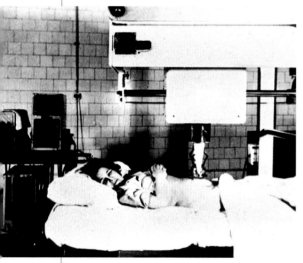

超声仪器
这台机器于1963年制造，是第一代商业超声机器之一。患者躺在机器下面，探头在上方纵横移动。

使用传感器
耦合剂涂布在孕妇腹部，传感器在同一部位以轻微压力移动。

声波图像
声波通过母体腹部被胎儿身体以及其他结构如胎盘、羊膜囊反射回来。

超声如何工作

超声发射 2 ～ 18 MHz 的高频微波。被称为传感器的手控探头压在皮肤上，内含晶体以传导声波。传感器还包括一个扩音器来记录发射至固体物质如器官和骨骼上的回声，这些回声被电脑处理成实时二维图像，这个安全无痛的器械被广泛用于常规产检。一个类似的仪器被称为多普勒超声，可以观察动态物质如胎儿胎盘的血流。最近的技术发展形成了超声三维图像。

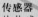

扩音器
收集反射波，其参数和方向被内部结构转换

接触点
传感器和腹部之间的耦合剂帮助消除气泡

传感器
给传感器内的压电晶体提供电能，使其机械结构变形、扩大、收缩或发射微波

声波
用于影像的频率人类听不见，它对胎儿和母体不具有人类所知的有害影响

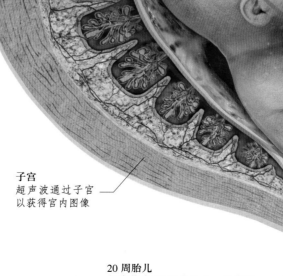

子宫
超声波通过子宫以获得宫内图像

20 周胎儿
超声筛查20周的胎儿，异常图像提示胎儿潜在异常

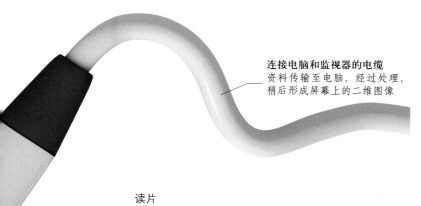

连接电脑和监视器的电缆
资料传输至电脑，经过处理，稍后形成屏幕上的二维图像

读片
在二维图像中显示具有对比度的黑白灰区域。这与声波通过身体时遇到的结构形状以及这些结构产生的反射一致。当超声波被固体结构如骨骼肌肉反弹，就产生了白色或浅灰色的图像。但在柔软或空腔区域，如眼睛或心室，就表现为黑色。

显示为白色
在图像上胎儿骨骼是白色的，因为它将声波反射回来

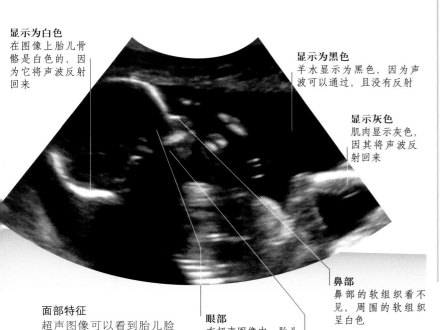

显示为黑色
羊水显示为黑色，因为声波可以通过，且没有反射

显示灰色
肌肉显示灰色，因其将声波反射回来

鼻部
鼻部的软组织看不见，周围的软组织呈白色

面部特征
超声图像可以看到胎儿脸部。即使通过二维图像也可以显示胎儿特征如脸部形状以了解胎儿外观。

眼部
在超声图像中，胎儿的软组织是黑色的，而眼眶的骨骼组织形成白色的轮廓

口腔
看起来是黑色的

两个头部
白色的轮廓显示了双胎的两个头部，这个图像不能显示其为同卵双胎还是双卵双胎

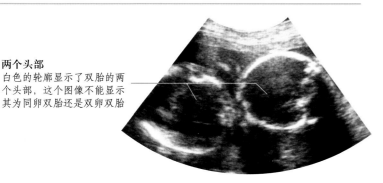

扫描图像能告诉我们什么
扫描图像显示妊娠的基本信息，胎儿的性别、大小、胎龄、在子宫内的位置、胎盘的位置以及是否多胎妊娠。图像能预警潜在异常如前置胎盘（胎盘位于宫颈——胎儿的出口）或胎儿胎盘的生长问题。筛查畸形也是超声的重要功能。

声波图像
通过移动传感器，超声发射声波以显示特别的图像来提供有用的信息。

三维图像

最近几年，更精细的胎儿三维图像出现了。通过现代电脑技术，将一系列连续二维图像整合或切割成三维图像。一些父母将三维扫描图像当成纪念品购买。但是许多医学组织不建议这样的纪念扫描图像，因为他们担心万一超声图像出人意料地显示胎儿异常，没有医学背景的父母将得不到适当的支持。

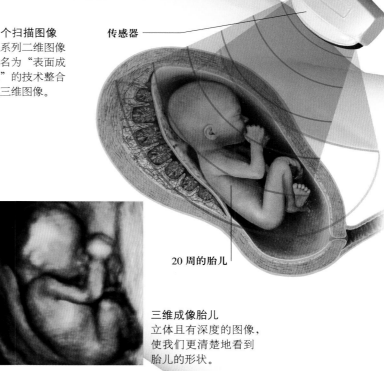

多个扫描图像
一系列二维图像被名为"表面成像"的技术整合成三维图像。

传感器

20 周的胎儿

三维成像胎儿
立体且有深度的图像，使我们更清楚地看到胎儿的形状。

观察胎儿体内

还有一些其他的成像技术可以在孕前或妊娠期看清人体内部。腹腔镜——一种手术器械，可以通过医生检查输卵管、卵巢和子宫来研究生育。胎儿镜可以看到胎儿，采集胎儿组织标本，甚至进行胎儿手术，纤维镜通过宫颈或腹部手术进入体内以完成此操作。也可以对孕妇进行 MRI 扫描来解决疑问，但早孕期不建议。

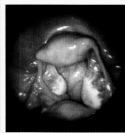

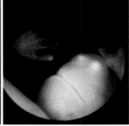

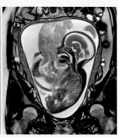

腹腔镜视野
在腹部做一切口将带有摄像头和光源的软管放入体内，生殖系统就被投影在屏幕上。

胎儿镜
内镜放入子宫内，以检查胎儿明确诊断，或取皮肤标本例如检查遗传疾病。

MRI 图像
强大的磁场和放射波形成精确的图像。只有在确认有必要时才对妊娠妇女扫描。

走进宫内

现代技术，尤其是新的影像技术的应用，给观察新生命在子宫内的发育情况提供了全新的窗口。现在，从观察、摄影，甚至到详细录制胎儿在宫内的情况都已经成为可能。

很难相信，仅 50 年前，想要检查胎儿宫内的发育，除了依赖对孕妇的腹部触诊外，别无他法。想要看见胎儿揉眼睛或者伸舌头更是天方夜谭。20 世纪 50 年代后期，产科超声影像技术的发展为这一系列想法在技术上的可能性打开了大门。而今，产科超声影像在许多国家已成为了常规检查，且更详细的扫描也成为可能。孕早期的普通二维超声扫描常用来确定妊娠日期，而之后孕 20 周左右的扫描则可筛查各类先天性疾病如脊柱裂或唇腭裂等。应用三维超声（包括本章所提供的大部分影像图片）或磁共振成像（MRI）技术可提供更为详细的影像，应用多普勒超声可记录到胎盘内血流等动态影像。所有这些技术的联合应用，可为孕期监测和筛查提供强有力的保障，也使准父母们有机会见到未出世的宝宝。

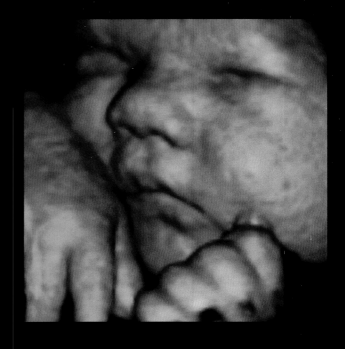
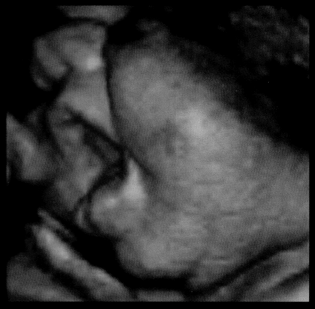
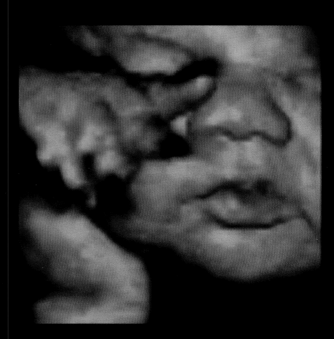

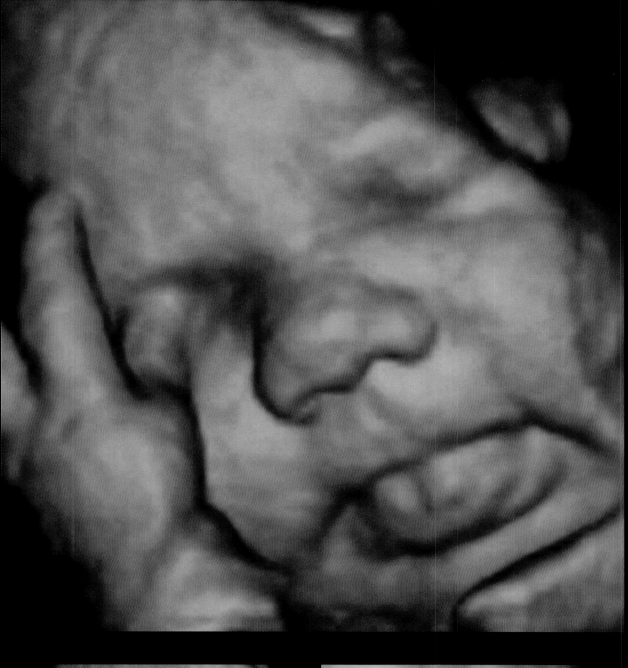

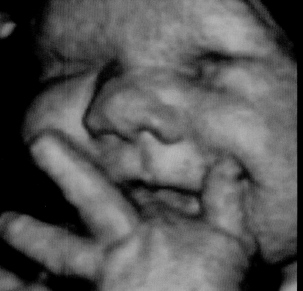

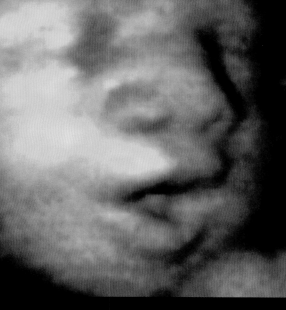

表情

左面的三维超声图片显示了一个孕 38 周胎儿的面部表情：揉眼睛、抹脸、张嘴和伸舌头。这些影像的获取有赖于计算机强大的性能，可将二维的平面图像数字化叠加整合成能清晰显示出手指甲及面部特征等细微情况的三维照片。在孕早期，胎儿面部发育非常快，至孕 7 周时小鼻孔逐渐可见、眼晶状体形成，但直到孕中期时面部才有了人类的外观。到 16 周时，眼睛已经移到了面前部，耳朵也基本移到正常的位置。胎儿面部肌肉也已经发育，从而在影像中可看见胎儿的面部表情，如皱眉或微笑等。

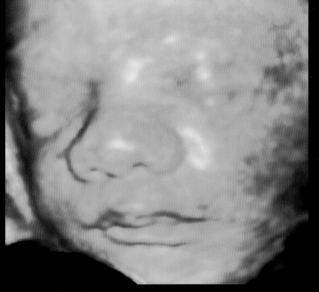

孕 8 个月胎儿面部正面观

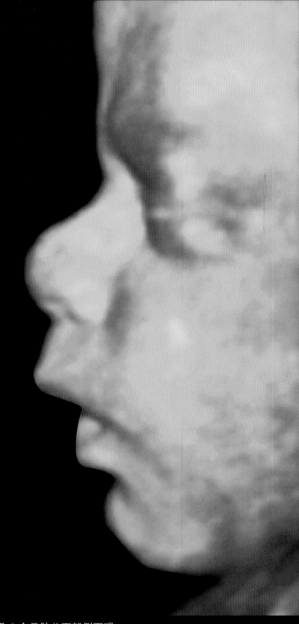

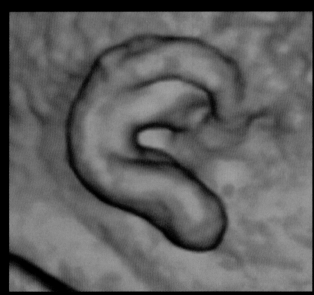

孕 39 周时耳朵图像

孕 9 个月胎儿面部侧面观

头面部

头面部在早孕期即开始发育，不过最初的发育是相对缓慢的。约孕 6 周时，眼芽和将会发育成耳朵的通道在头部两侧开始发育。到第 10 周时，头部已变圆，颈部开始发育。在这一阶段，胎儿"头重脚轻"：如 11 周时，胎头比例为身长的一半。孕中期是胎儿头面部的快速发育期。当为保护眼睛而闭合的双眼移到面前部时，双耳也移到其固有位置上，面部肌肉发育。到 22 周，可见胎儿的眉毛；而到 26 周时则长出眼睫毛。到 27 周，眼睛可以睁开，头发开始生长。当宝宝出生时，尽管头部仍为身体长度的 1/4，但其比例已经非常匀称了。

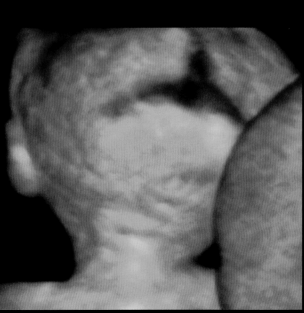

后囟门

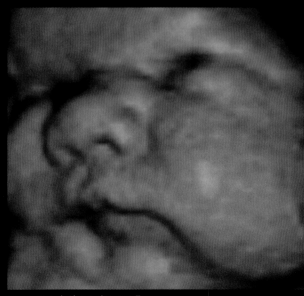

孕 27 周左右胎儿面部正面观

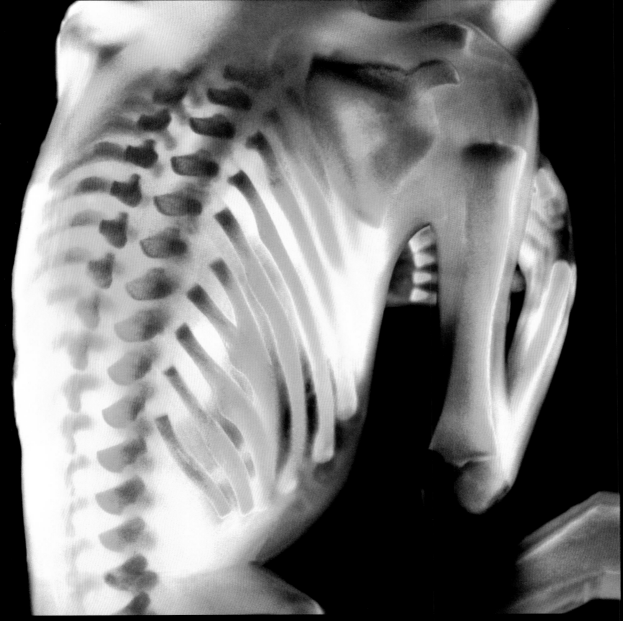

孕 16 周的骨骼

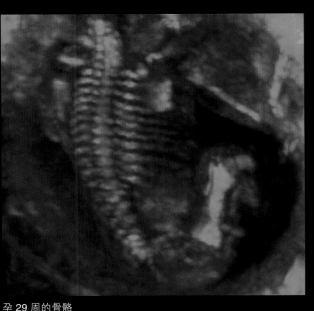

孕 29 周的骨骼

孕 12 周时的骨化情况

胎儿的骨骼

胎儿骨骼发育开始于孕早期，而至出生后很长时间这一过程仍未完成。上图为孕 16 周的胎儿影像图。在 16 周前，将会发展成骨骼的组织已经就位——例如在头部周围或在臂（腿）和手指内，这些组织随后骨化成骨。这一骨化过程有两种方式，如果有膜的话（如胎头周围）则骨骼在膜上生长并形成骨板，在其他部位（如肢体、肋骨和脊椎）则软骨从中心向外逐渐骨化成骨。右下图显示了孕 12 周胎儿的骨化情况，颅骨、臂、胸廓呈红色。到孕 29 周（左下图），虽然骨骼依然很软，但骨的构架已基本完成。

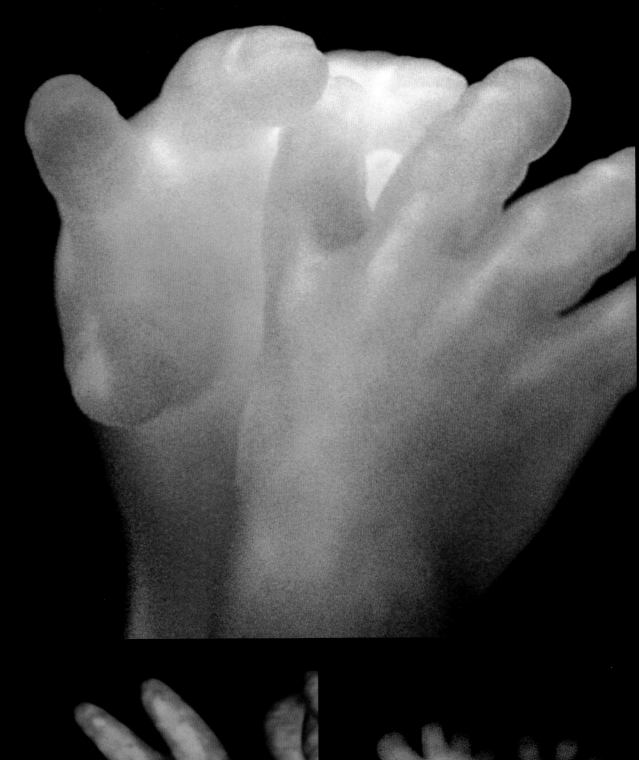

上下肢

上下肢在孕 6 周起由微小的肢芽渐发育而成。肢体最初呈桨状，后渐变长，且在数周内手指开始形成。脚趾在 9 周时出现。右下图显示了孕 10 周胎儿的脚趾。孕 9 周时，手臂骨骼形成并在肘部可以弯曲。孕 14 周时手臂长度可能已达到宝宝出生时的状态。更细微的结构如指纹和脚印在孕 23 周左右开始形成。到 25 周时，手已完全发育，胎儿可用手来进行宫内探索。手指甲和脚趾甲在孕中期末和孕晚期初生长；本页大图显示了孕 23 周胎儿发育良好的双手。随着妊娠持续，肢体进一步发育，孕晚期胎儿可非常活跃地在宫内拳打脚踢。

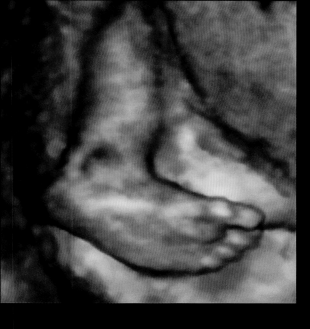

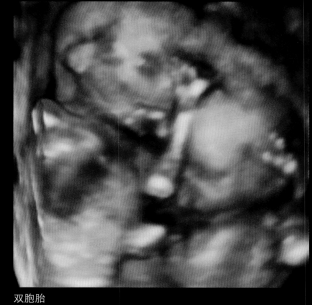

双胞胎

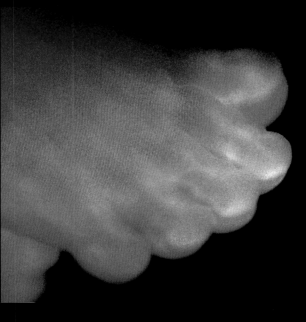

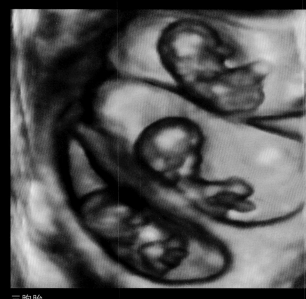

三胞胎

多胎妊娠

右侧一列图从上往下依次分别显示了双胞胎、三胞胎、四胞胎的三维超声图像。在三胎图像中，每个胎儿周围均明显可见各自独立的羊膜囊。在每个羊膜囊之间可见到小部分的胎盘形成"V"形，这提示每个胎儿均拥有独立的胎盘。应用这种现代影像技术，医生不仅仅可以发现孕妇是否为多胎妊娠，还可以获得更多关于妊娠状况的有用信息。多胎妊娠相比单胎妊娠风险更高，超声可以显示以下信息：如是否胎儿共用一个胎盘或一个羊膜囊、每一个胎儿生长情况如何以及是否其中任一胎儿存在特定的风险。这些信息可帮助医生做出决定，如是否需要尽早引产等。

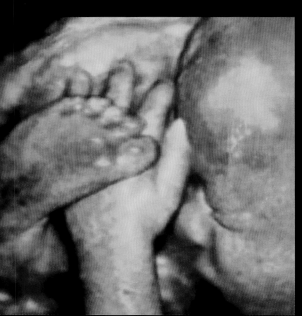

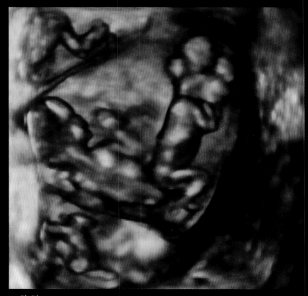

四胞胎

从细胞到胎儿

从胚胎到胎儿、再到出生，这一旅程开始于孕早期的快速发育，随后是孕中期的大规模生长，最后是孕晚期为出生进行的准备。怀孕后，胚胎分裂成一个生长的细胞团，并于第6天种植于子宫内膜。细胞分化为三个胚层，并形成胎儿主要的身体系统。到孕5周时，脊髓开始形成，肢芽开始生长，器官开始发育。从孕10周起，这个葡萄大小的胚胎成为一个"胎儿"。到12周，胎儿完全形成。其身体在孕中期快速生长，头部与躯体的比例渐协调。到14周，性别明显可辨。在孕中期的最后几周，大脑快速生长。到30周，胎儿变得丰满。在分娩的预备阶段，母体抗体进入胎儿的血液，胎儿眼睛睁开，性器官成熟，肺开始练习扩张。

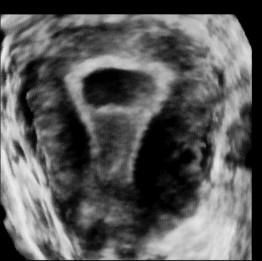

未孕子宫

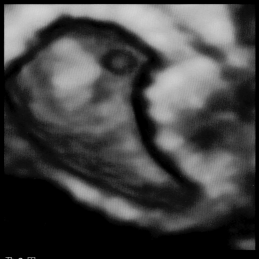

孕 6 周

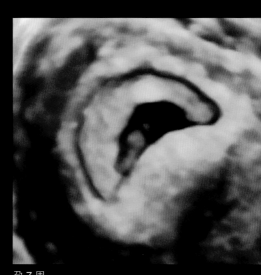

孕 7 周

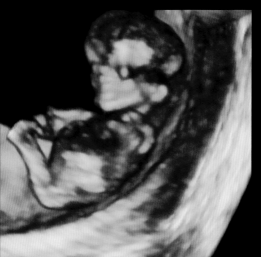

孕 11 周

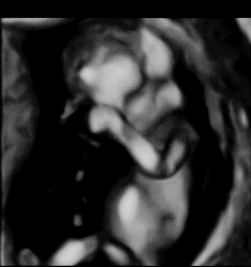

孕 12 周

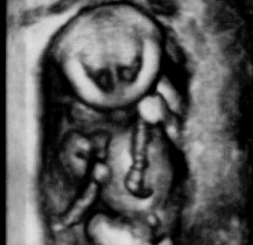

孕 13 周

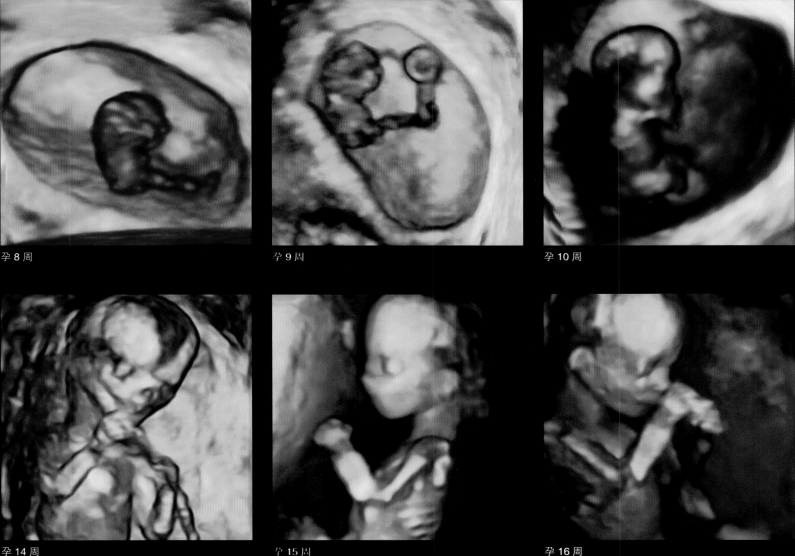

孕 8 周

孕 9 周

孕 10 周

孕 14 周

孕 15 周

孕 16 周

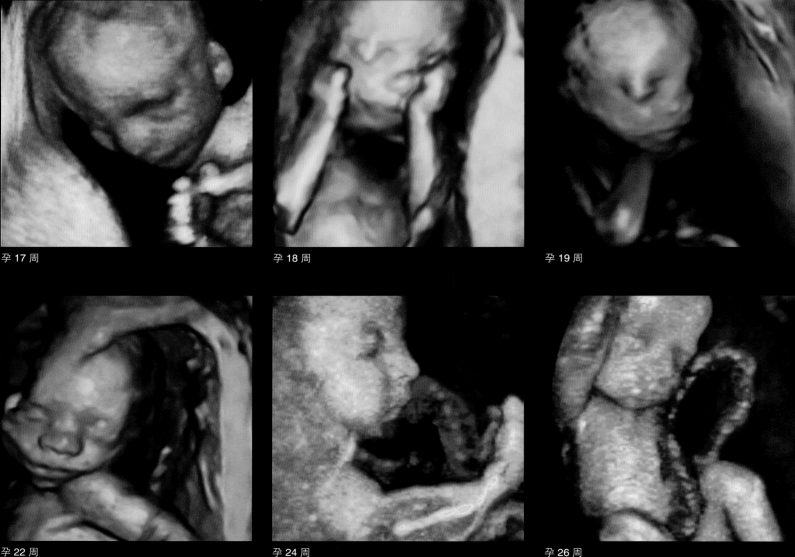

孕 17 周　　　　　　孕 18 周　　　　　　孕 19 周

孕 22 周　　　　　　孕 24 周　　　　　　孕 26 周

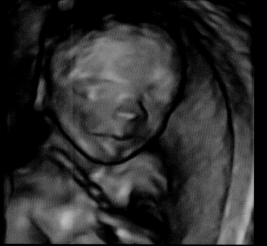

孕 20 周

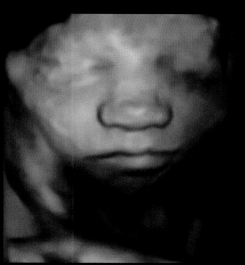

孕 28 周

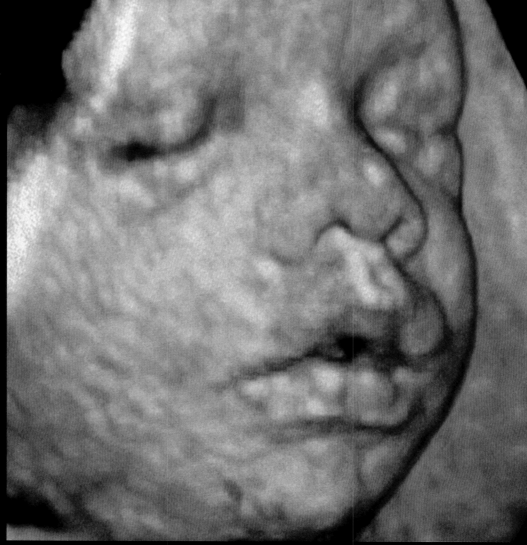

孕 30 周

男性和女性生殖系统可以分别生成和存储精子和卵子，并使他们相结合获得新生命。女性生殖系统还可以在妊娠 9 个月期间孕育并保护子宫内的新生命，并在出生后通过分泌乳汁继续提供营养。所有这些过程的发生均由复杂的激素相互作用从而激发青春期生殖系统发育，并持续整个生殖期。

解剖

人体系统

人类的身体可分为多个系统，每个系统由多个器官和组织构成，协同工作，执行一项或几项特定的功能。在妊娠期间，许多系统发生了大小、结构甚至功能的改变，从而适应胎儿生长的需要。其中一些改变是非常明显的，比如快速增大的子宫及乳房。其他的改变，如血容量的明显增加则更为微妙，这也是保证胎儿健康和妊娠成功的基础。

生殖系统

男女性生殖器官生成精子和卵子来创造新生命。卵巢分泌的激素可使子宫容易让受精卵着床。一旦女性怀孕，其生殖系统就会发生急剧的改变：子宫增大从而适应胎儿的生长，胎盘发育从而连接母胎循环，乳房改变从而准备哺乳。

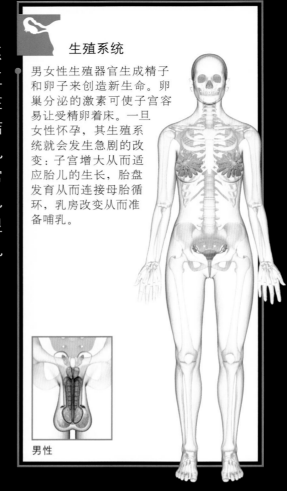

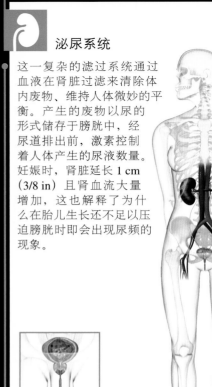

男性

泌尿系统

这一复杂的滤过系统通过血液在肾脏过滤来清除体内废物、维持人体微妙的平衡。产生的废物以尿的形式储存于膀胱中，经尿道排出前，激素控制着人体产生的尿液数量。妊娠时，肾脏延长 1 cm（3/8 in）且肾血流大量增加，这也解释了为什么在胎儿生长还不足以压迫膀胱时即会出现尿频的现象。

男性

呼吸系统

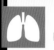

肌性横膈的收缩和舒张可将空气经由鼻腔和气管吸入肺部并呼出。在肺部，空气中的氧气弥散入血液而二氧化碳从血液扩散入肺后呼出体外。这一气体交换对人体所有组织至关重要。妊娠期间，氧耗量缓慢增加，至足月时增加 20%。而孕妇的呼吸频率从 12 ～ 15 次 / 分增加到约 18 次 / 分。分娩期间体能消耗增加时，氧耗量可快速增加 60%。

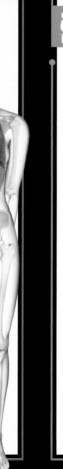

心血管系统

心脏持续工作，将血液泵入全身血管系统（动脉、微动脉、毛细血管、微静脉及静脉），供给组织及器官。妊娠期间，循环血量最高可增加 50% 以满足胎儿生长的全部需求。泵出更多血液需要心脏增加额外的工作，因此心脏收缩更频繁也更有力，心率加速最高可达 15 次 / 分。

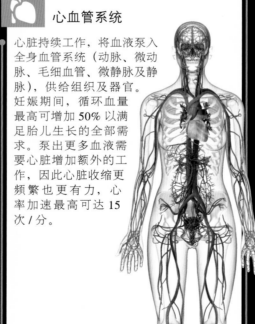

淋巴和免疫系统

淋巴系统将过量的组织液转回血液。骨盆腔内增大的子宫可压迫血管，导致组织内液体积聚，通常表现为下肢和足部的水肿。免疫系统可保护躯体抵御感染和外来入侵。孕妇易患感冒及其他常见的感染，不过这可能是由于黏膜血流增加的原因。

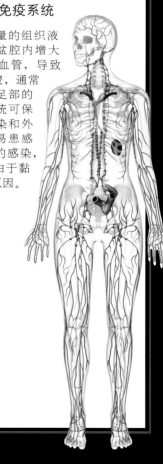

神经系统

脑、脊髓及周围神经系统持续调控着机体的活动并作出反应。妊娠期间，女性激素孕酮直接影响大脑呼吸中枢，增加其对二氧化碳的敏感性，孕妇呼吸变快以排出更多的二氧化碳。一些神经系统的症状如坐骨神经痛也更容易在妊娠期间发生。

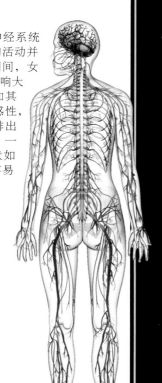

消化系统

消化系统本质上就是一根从嘴巴到肛门（包括食管、胃和肠道）的长管，它可以分解食物供机体吸收营养，并排出废物。而辅助器官如肝脏、胰腺和胆囊，则提供生化上的帮助。妊娠期间，激素的变化使肠道蠕动减慢，食物和废弃物通过肠道的时间延长，易导致便秘发生。食管和胃之间的贲门越发松弛，引起胃灼热感。

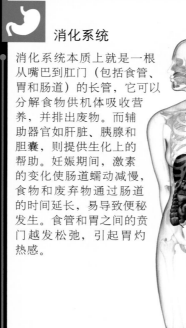
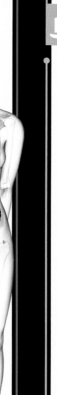

内分泌系统

该系统的腺体产生大量的激素来维持机体的平衡。许多激素的变化发生在妊娠的特定阶段。例如，一部分垂体释放催产素来启动分娩，另一部分垂体释放催乳素来促进泌乳。胎盘不仅仅用来连接胎儿和母体的血液循环，其自身也承担了内分泌腺体的功能——产生雌激素和孕酮来维持妊娠。

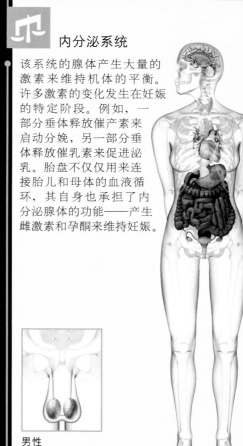

男性

骨骼系统

各种骨骼组成了机体的移动骨架。妊娠期间，孕酮和松弛素增加了关节的松弛度，最终可在分娩时使骨盆容纳较大的胎头通过；而肠道对钙的吸收能力是非妊娠期的两倍。分娩后，母乳可临时性"提取"母亲骨骼中额外的钙，来满足婴儿的生长需求。

肌肉系统

肌肉可使骨骼运动。通过韧带和肌腱的连接，肌肉可使机体保持直立姿势。妊娠期间，由于胎儿体重的增加，可导致孕妇姿态的改变，其后背的肌肉、韧带和关节均承受了更大的拉力。而且，许多孕妇注意到其腹部肌肉的分离，这可使腹部隆起。这些分离的肌肉在分娩后的数周常可恢复。

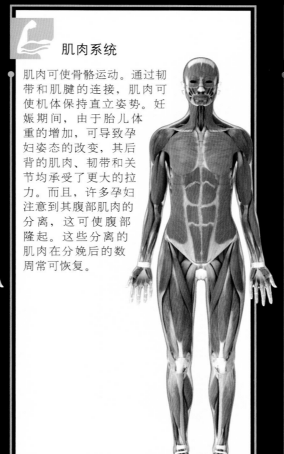

皮肤、头发和指甲

皮肤是人体最大的器官，面积超过 $2\ m^2$（$21.5\ ft^2$），可帮助调节体温并形成保护屏障。妊娠期间，皮肤、头发和指（趾）甲通常显得更健康；由于脱发减少，头发显得更浓密且有光泽；指（趾）甲光滑且不易碎；皮肤色素改变，如面部黑斑（黄褐斑）和腹部纵行暗线（黑中线）也会产生。

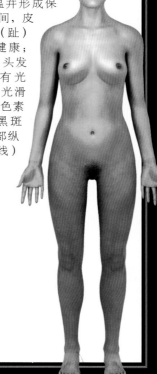

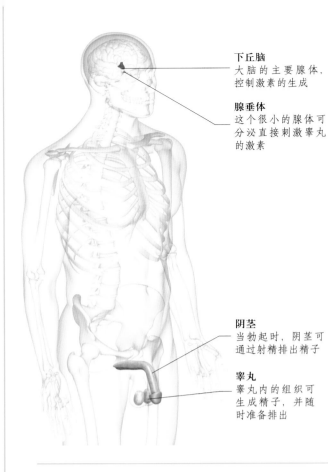

下丘脑
大脑的主要腺体，控制激素的生成

腺垂体
这个很小的腺体可分泌直接刺激睾丸的激素

阴茎
当勃起时，阴茎可通过射精排出精子

睾丸
睾丸内的组织可生成精子，并随时准备排出

男性生殖系统

阴茎和睾丸作为男性生殖系统的关键部分，在其他腺体和组织协同作用下，产生并排出精子，精子同卵子结合后创造出一个新生命。男性生殖系统在受精后 6 周开始发育。

生殖器官

男性生殖系统由阴茎、一对位于阴囊内的睾丸、一些腺体和连接上述器官的管道组成。一旦精子在睾丸内生成，它们将被输送到附睾进一步成熟并短暂储存。随后它们继续行程，经过输精管、射精管后进入尿道，尿道全程均在阴茎内走行。阴茎内的海绵体组织含有丰富的血管网，在性兴奋时可充满血液（见第 64 ~ 65 页），这种充血导致阴茎勃起并准备将精子射入阴道顶端（见第 66 ~ 67 页）。

男性生殖系统的器官定位
阴茎和睾丸位于体腔外。睾丸内精子的生发过程由腺垂体分泌的激素控制，而腺垂体则接受下丘脑的调控。

精子工厂

睾丸曲细精管内产生大量精子，此过程称为精子发生（见第 32 ~ 33 页）。发育中的精子受到保护并由 Sertoli 细胞（曲细精管壁上的支持细胞）提供营养。当离开睾丸后，精子进入附睾，这里是精子成熟及临时储存的场所，储存时间可长达 4 周。分泌的精液中含有大量精子细胞，通常每毫升（0.03 fl oz）精液中含有约 1 亿个精子。每次性兴奋阴茎勃起时，有 3 ~ 5 ml（0.1 ~ 0.17 fl oz）精液通过尿道排出体外。

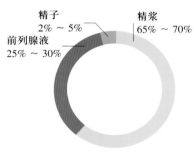

精子 2% ~ 5%
前列腺液 25% ~ 30%
精浆 65% ~ 70%

精液成分
精液中精子只占很小的比例，绝大部分为乳白色液体，主要由前列腺及精囊产生。

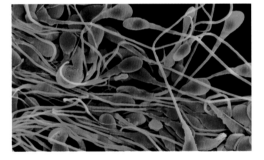

精子近距离观
在这张含有许多精子的显微图片中，精子的基本结构可以清晰显示。每一个精子均由一个携带男性一半遗传信息的头部和一根细长的尾部组成。

睾酮

睾酮作为最重要的男性激素，可激活生殖器官的发育，以及青春期的一些变化如声音的低沉和快速的发育（见第 31 页）。睾酮对于精子的生成是必需的。正如女性的激素生成和卵子发育一样，男性的睾酮及精子生成也是由腺垂体分泌的激素（促卵泡激素和黄体生成素）控制的，而腺垂体的激素分泌则由下丘脑调节。睾酮由位于睾丸曲细精管间的 Leydig 细胞产生。

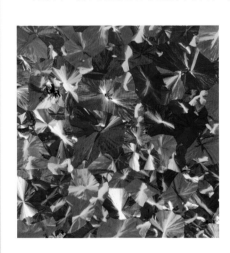

睾酮晶体结构
在体外，睾酮可形成结晶并在显微镜下显示。胎儿期，睾酮可使睾丸下沉，在男孩出生前已经进入阴囊。出生后至青春期前，睾酮浓度处于非常低的水平。

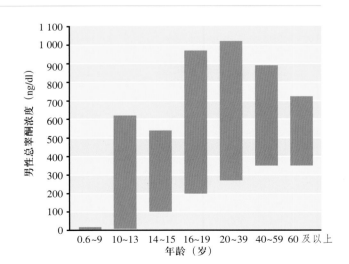

男性总睾酮浓度（ng/dl）

年龄（岁）：0.6~9　10~13　14~15　16~19　20~39　40~59　60 及以上

一生中睾酮的生成
男性在他们的一生中产生大量的睾酮，从青春期直至 60 岁后。睾酮的峰值出现在 20 ~ 40 岁的年轻男性中。

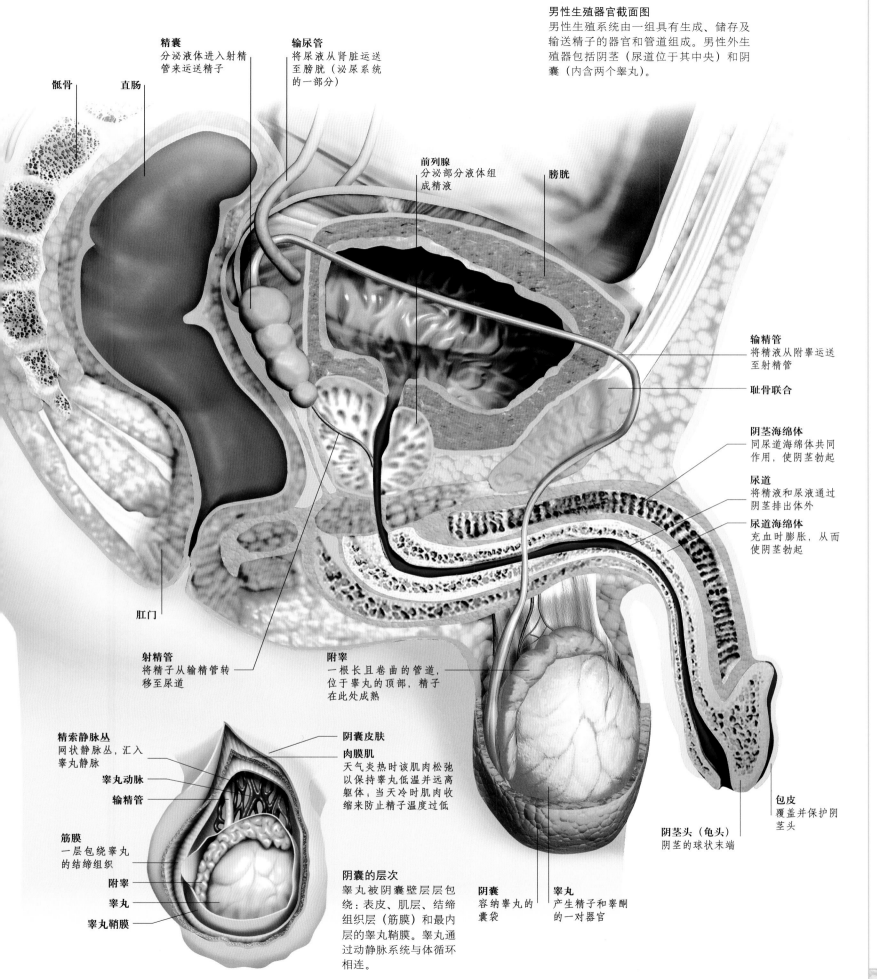

骶骨

直肠

精囊
分泌液体进入射精管来运送精子

输尿管
将尿液从肾脏运送至膀胱（泌尿系统的一部分）

前列腺
分泌部分液体组成精液

膀胱

男性生殖器官截面图
男性生殖系统由一组具有生成、储存及输送精子的器官和管道组成。男性外生殖器包括阴茎（尿道位于其中央）和阴囊（内含两个睾丸）。

输精管
将精液从附睾运送至射精管

耻骨联合

阴茎海绵体
同尿道海绵体共同作用，使阴茎勃起

尿道
将精液和尿液通过阴茎排出体外

尿道海绵体
充血时膨胀，从而使阴茎勃起

肛门

射精管
将精子从输精管转移至尿道

附睾
一根长且卷曲的管道，位于睾丸的顶部，精子在此处成熟

精索静脉丛
网状静脉丛，汇入睾丸静脉

睾丸动脉

输精管

筋膜
一层包绕睾丸的结缔组织

附睾

睾丸

睾丸鞘膜

阴囊皮肤

肉膜肌
天气炎热时该肌肉松弛以保持睾丸低温并远离躯体；当天冷时肌肉收缩来防止精子温度过低

阴囊的层次
睾丸被阴囊壁层层包绕：表皮、肌层、结缔组织层（筋膜）和最内层的睾丸鞘膜。睾丸通过动静脉系统与体循环相连。

阴囊
容纳睾丸的囊袋

睾丸
产生精子和睾酮的一对器官

阴茎头（龟头）
阴茎的球状末端

包皮
覆盖并保护阴茎头

前列腺、阴茎和睾丸

前列腺、阴茎和睾丸生成并排出精子。前列腺位于下盆腔，阴茎和睾丸位于体腔外，他们通过一套非常长的管道系统相连接。

前列腺

前列腺横径约 4 cm（1.5 in），包绕在尿道自膀胱发出的起始部（尿道是将尿液运出膀胱的管道），能产生一种稠厚的乳液状碱性液体，占精液量的 20%，并可中和精液中其他组成液体的酸度。前列腺受到睾酮和神经的控制，当兴奋时，前列腺、精囊腺和输精管受到刺激分泌液体，这些液体同精子一起，在射精时从阴茎排出。

阴茎

阴茎为一根长柱状物，末端膨大称阴茎头。阴茎具有两个功能：射精和排尿。一个阴茎由三个可勃起的圆柱体组成：两个阴茎海绵体分列两侧，一个尿道海绵体环绕尿道全长。当兴奋时，这些圆柱体中的血管充盈，使阴茎勃起（见第 64 ~ 65 页）。阴茎平均长度约 9 cm（3.5 in），但当勃起时能达 19 cm（7.5 in）。射精是一个反射动作。

静脉

动脉

阴茎海绵体

尿道

尿道海绵体

阴茎横切面

男性生殖器官

男性生殖系统的这些器官和管道同泌尿系统紧密相连，而阴茎则兼具这两个系统的功能。膀胱底部的瓣膜在射精时保持闭合，因此尿液和精液不会相混合。

输尿管

膀胱

精囊
可分泌黄色液体，使精子能够悬浮于精液中

前列腺

阴茎球

尿道球腺
当兴奋时，释放碱性液体进入尿道

阴茎海绵体

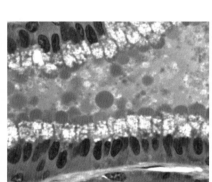

前列腺切面观
显微镜下可见前列腺组织内有大量分泌细胞，释放碱性液体，中和精液酸度，从而提高精子活力。

尿道海绵体

输精管
长约 45 cm（17.5 in），有 2 根，分别发自两侧的睾丸

睾丸

睾丸

成对的睾丸是男性生殖系统的能量源泉，可产生精子和强有力的激素——睾酮。睾丸长 4 ~ 5 cm（1.5 ~ 2 in），由许多圆锥体（睾丸小叶）组成，每个小叶均含有紧密盘曲的管道（曲细精管），精子在曲细精管中生成（见第 32 ~ 33 页）。睾丸坐落在左右阴囊中，此处温度较人体体温低 1 ~ 2 ℃（2 ~ 3.5°F），这是精子生成的最佳环境。Leydig 细胞聚集于曲细精管间，可分泌睾酮。

曲细精管
为长约 12 m（39 ft）的盘绕的小管，精子在此不断生成

附睾
长约 6 m（20 ft）的管道塞满了这个区域

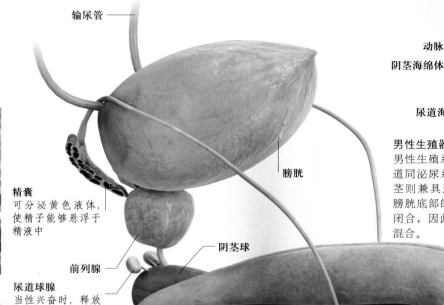

曲细精管切面观
这一放大的图片显示曲细精管中充满了不成熟的精子和 Sertoli 细胞；Leydig 细胞（绿褐色染色）位于曲细精管之间。

睾丸小叶
结缔组织小隔将睾丸分隔成约 250 个小房

阴茎头

男性青春期

由于睾酮的作用，男性进入青春期，在生理和情绪上发生着极大的变化。身体的外形和相貌发生变化，体内性器官逐渐成熟并能够产生精子。

生理变化

男孩的青春期通常开始于 12 ～ 15 岁，平均比女孩晚 2 年。这个阶段的生理变化非常显著：一部分同性器官本身相关，最明显的是外生殖器的增大；另一些则似乎与生殖器无关，但所有变化都是体内睾酮水平的急剧上升引起的。青春期伴随一个生长的最后冲刺期，亦称青春期突长，男孩的这一阶段较女孩迟 2 年发生，这就给男孩在达到成年最终身高前有更多的发育时间。

为何男孩的声音嘶哑

睾酮对喉头的软骨部分和声带均产生影响。声带长度和厚度增长 60%，因此振动频率较低，使声音听起来更低沉。同时，喉头倾斜并开始突出，形成喉结。

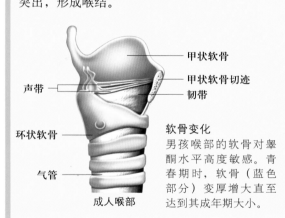

甲状软骨
甲状软骨切迹
声带
韧带
环状软骨
气管

成人喉部

软骨变化
男孩喉部的软骨对睾酮水平高度敏感。青春期时，软骨（蓝色部分）变厚增大直至达到其成年期大小。

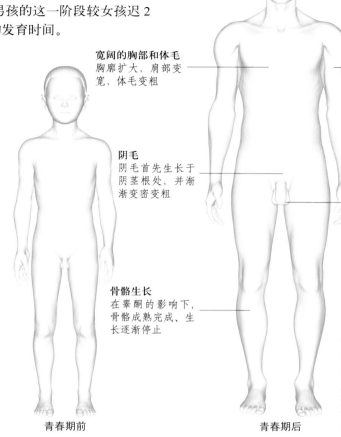

身高
由于男性青春期开始晚，男性身高比女性高

胡须
青春期起，嘴唇上方、两颊和下巴处开始有胡须生长，需要剃除

宽阔的胸部和体毛
胸廓扩大，肩部变宽，体毛变粗

健壮的身体
睾酮可促使全身肌肉的生长

阴毛
阴毛首先生长于阴茎根处，并渐渐变密变粗

增大的外生殖器
阴茎和睾丸增大，两侧睾丸位置高低常不一致

骨骼生长
在睾酮的影响下，骨骼成熟完成、生长逐渐停止

青春期生理发育
睾酮水平的急剧上升导致了一系列生理变化的发生，预示着青春期的开始。伴随着生殖器发育，第二性征如胡须和阴毛也随之生长。

青春期前　　　　青春期后

激素变化

从 10 岁起，男孩的下丘脑开始分泌促性腺激素释放激素（GnRH），使腺垂体释放促卵泡激素（FSH）和黄体生成素（LH）控制睾丸。FSH 以及少量的 LH 可促进精子的生成，但 LH 还可以刺激睾酮的分泌。高水平的睾酮可使身体极速生长并产生其他青春期变化。一旦在青春期后稳定下来，体内睾酮水平则受到系统的负反馈调节。

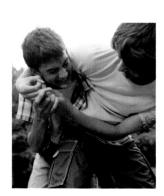

少年和攻击性
有人提出这一观点，即少年期睾酮水平的剧增同其攻击性提高相关。

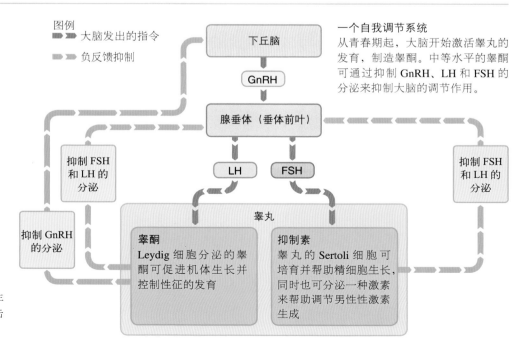

图例
大脑发出的指令
负反馈抑制

下丘脑 → GnRH → **腺垂体（垂体前叶）** → LH　FSH → **睾丸**

抑制 FSH 和 LH 的分泌
抑制 GnRH 的分泌
抑制 FSH 和 LH 的分泌

睾丸
睾酮 Leydig 细胞分泌的睾酮可促进机体生长并控制性征的发育
抑制素 睾丸的 Sertoli 细胞可培育并帮助精细胞生长，同时也可分泌一种激素来帮助调节男性性激素生成

一个自我调节系统
从青春期起，大脑开始激活睾丸的发育，制造睾酮。中等水平的睾酮可通过抑制 GnRH、LH 和 FSH 的分泌来抑制大脑的调节作用。

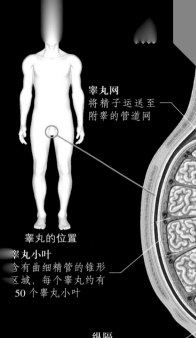

睾丸网
将精子运送至
附睾的管道网

睾丸的位置

睾丸小叶
含有曲细精管的锥形
区域，每个睾丸约有
50 个睾丸小叶

纵隔
分隔睾丸小叶
的纤维纵隔

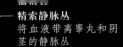

精索静脉丛
将血液带离睾丸和阴
茎的静脉丛

附睾

睾丸切面观

Sertoli 细胞核

紧密连接
该连接的开闭可
使发育中的精子
移向管腔

细胞质间桥
同时期发育的
细胞间的恒定
的连接

基底膜
曲细精管的外缘

精原细胞
为未成熟的细胞，可分
化成精母细胞，或不断
复制产生更多的精原细
胞做储备

1 **精原细胞**
这些未成熟细胞紧贴
曲细精管的基底膜，是精
子发生的第一级细胞。

精子发生
睾丸的曲细精管内，精子的一生
从一个未成熟的精原细胞开始
了。从外层的基底膜移入管腔，
精原细胞经历了几次细胞分裂最
终形成一个成熟的精子。

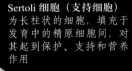

Sertoli 细胞（支持细胞）
为长柱状的细胞，填充于
发育中的精原细胞间，对
其起到保护、支持和营养
作用

2 **初级精母细胞**
精原细胞分裂产生的细胞，
称为初级精母细胞，自基底膜开
始其发育之旅，逐渐移向曲细精
管管腔——它们的最终目的地。

精子如何生成

成熟精子的生成（精子发生）是自青春期起的一个持续过程。
每天大约有 1.25 亿精子生成，并能储存长达 4 周。

在睾丸的曲细精管内，精子从未成熟细胞（精原细胞）持续发育成越来越成
熟的形态，直到能拥有使卵子受精开始新生命的能力。精子生成的最佳温度
需低于体温，因此睾丸位于体外的阴囊内。精子发生是一个渐变的过程，全
程需要约 74 天。精子发育开始于曲
细精管的外侧缘，历经细胞分裂后，移
入管腔中。

曲细精管
这些长约 12 m（39 ft）
的小管充填于每个睾
丸的小叶中

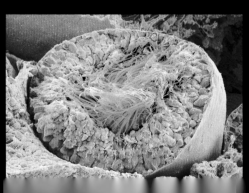

无数的精子
这张电镜照片显示一个睾丸内的曲细精
管——精子发生场所，其中充满了精子

精子可能是人体最小的细胞，但它们可前向运动并携带形成新生命必需的一半的遗传信息。精子头部包含细胞核及其前端的顶体（内含可帮助精子穿透卵子的酶）。中段含有线粒体，可为精子漫长的旅程提供能量。尾部含有的线性组织可使之产生鞭子样摆动，从而使精子前向运动。

初级精母细胞

次级精母细胞

3 次级精母细胞
初级精母细胞经过一种特殊的细胞分裂（减数分裂，见第 51 页），染色体数目减半。生成的次级精母细胞只有 23 条染色体。减数分裂对形成一个可以使卵子受精获得正确数目染色体的精子极为重要。

早期精细胞

晚期精细胞

4 精细胞
次级精母细胞快速发育成精细胞，并开始形成一个浓缩了 DNA 的顶体精子，以及一个轮廓分明的颈部、中段和尾部。这时的精子已近完全成熟，被运送至附睾并在此继续成熟并获得动力。

精子

轴丝
帮助精子尾部产生鞭子样摆动

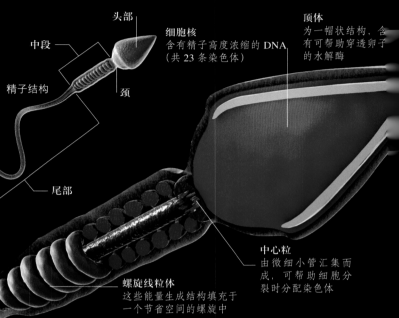

头部

中段

精子结构

颈

尾部

细胞核
含有精子高度浓缩的 DNA（共 23 条染色体）

顶体
为一帽状结构，含有可帮助穿透卵子的水解酶

中心粒
由微细小管汇集而成，可帮助细胞分裂时分配染色体

螺旋线粒体
这些能量生成结构填充于一个节省空间的螺旋中

曲细精管腔

精液分析

这项检测为评估夫妇生育问题的重要内容。一些项目是常规检测的。

精液特征	正常值范围
精子计数	每次射精＞4 000 万
精液量	＞ 2 ml
精子形态	正常形态结构的精子比例＞ 70%
精子活力	正常前向运动的精子比例＞ 60%
精液 pH	7.2 ～ 8.0
白细胞数	无（出现提示有感染）

异常精子

异常精子各不相同，如有两个头部、两个尾部或者尾部很短。形态异常的精子可能不能正常运动或使卵子受精。在最正常的精液样本中，也能见到一些异常精子。然而，如果异常数过高，可能也会影响生育。

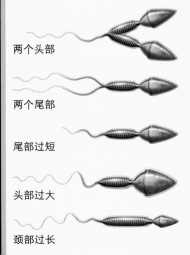

两个头部

两个尾部

尾部过短

头部过大

颈部过长

女性生殖系统

女性生殖系统的器官和管道彼此相连，为孕育胎儿提供一切所需的营养物质。一旦婴儿出生，该系统还可提供最好的营养素——乳汁。

生殖器官

子宫、阴道、卵巢和输卵管共同作用创造出新生命。勃起的阴茎通过阴道将精子射入宫颈口。卵子储存于卵巢内并在此成熟。每个月会有一个卵子（偶有两个卵子）排出，经由一侧输卵管到达其目的地——子宫。如果这枚卵子在途中与精子相结合，则可发育成胚胎（后进一步发育成胎儿）并在子宫内生长。妊娠子宫在未来的 9 个月增大至原来大小的几倍。卵巢也产生作用于这一生殖过程的重要激素。

下丘脑
大脑的主要腺体，可引起并控制激素分泌

腺垂体
这个微小结构可分泌激素，调节卵巢功能

乳腺
乳腺由各小叶组成，体内激素的变化可使乳腺生成乳汁

卵巢
每个月均有卵子在此发育并排出

输卵管
这条输送管道将成熟的卵子从卵巢推送至子宫

子宫
每个月，子宫内膜均准备好接受胚胎的植入，但如果没有受孕则内膜脱落

阴道
这条弹性管道具有伸展性，以容纳分娩时胎儿通过

女性生殖系统器官分布
主要的生殖器官位于盆腔内，其活性和乳腺一样，均受到大脑特定区域的调控。

生殖期

出生时，女婴的卵巢即已含有一两百万个不成熟的卵细胞，不过这一数目逐渐减少，到青春期时仅剩下约 40 万个。通常每个月仅有一个卵子成熟并被排出。尽管新的技术可延长女性的生育时间，但女性的生育期是有限的。通常，女性生育年龄始于青春期，止于绝经期（50 岁左右）；而男性的生育能力则可延续更久。

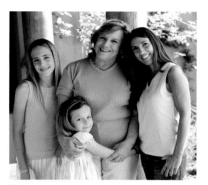

怀孕
从青春期直至绝经期，成熟的卵子从卵巢不断排出。女性的生殖能力从 27 岁起逐渐减退，而 35 岁后则开始快速衰退。

性激素

性激素主要由卵巢产生，包括雌激素和孕酮。这两种激素作用可导致青春期的性成熟和生理改变（见第 43 页），形成规律的月经周期（见第 44 ~ 45 页）以及维持生育能力。雌激素和孕酮的产生受到位于颅底部的腺垂体分泌的黄体生成素（LH）和促卵泡激素（FSH）的调控，而腺垂体则受下丘脑的调控。性激素还可以影响情绪：由于激素的波动，在月经周期的不同时期，女性的情绪也随之变化。另外，尽管血浆男性性激素浓度非常低，但睾酮在女性体内也发挥作用。

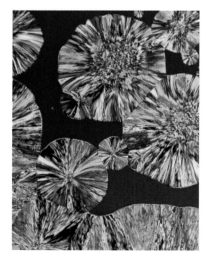

孕酮晶体
这一高倍放大的彩色显微图片显示了孕酮晶体结构。这种激素帮助子宫内膜为妊娠做好准备——内膜增厚及血供增加。

女性体内性激素的作用

女性雌激素和孕酮对月经周期起着关键性作用，同时还有很多其他生理作用。男性性激素睾酮在女性体内也有少量存在。

激素	作用
雌激素	雌激素可促进性器官的生长和青春期生理改变——第二性征的出现。雌激素可促进卵子的发育、刺激子宫内膜生长、使宫颈黏液变得稀薄从而使精子更易穿透。排卵前雌激素水平达到峰值
孕酮	孕酮每月可帮助子宫内膜为妊娠的发生和维持以及哺乳乳汁产生做好准备。一旦没有受孕，孕酮水平下降、月经来潮
睾酮	尽管血循环中水平非常低，睾酮仍然对女性机体产生影响。它对青春期突长和儿童生长期末生长板的闭合均有作用

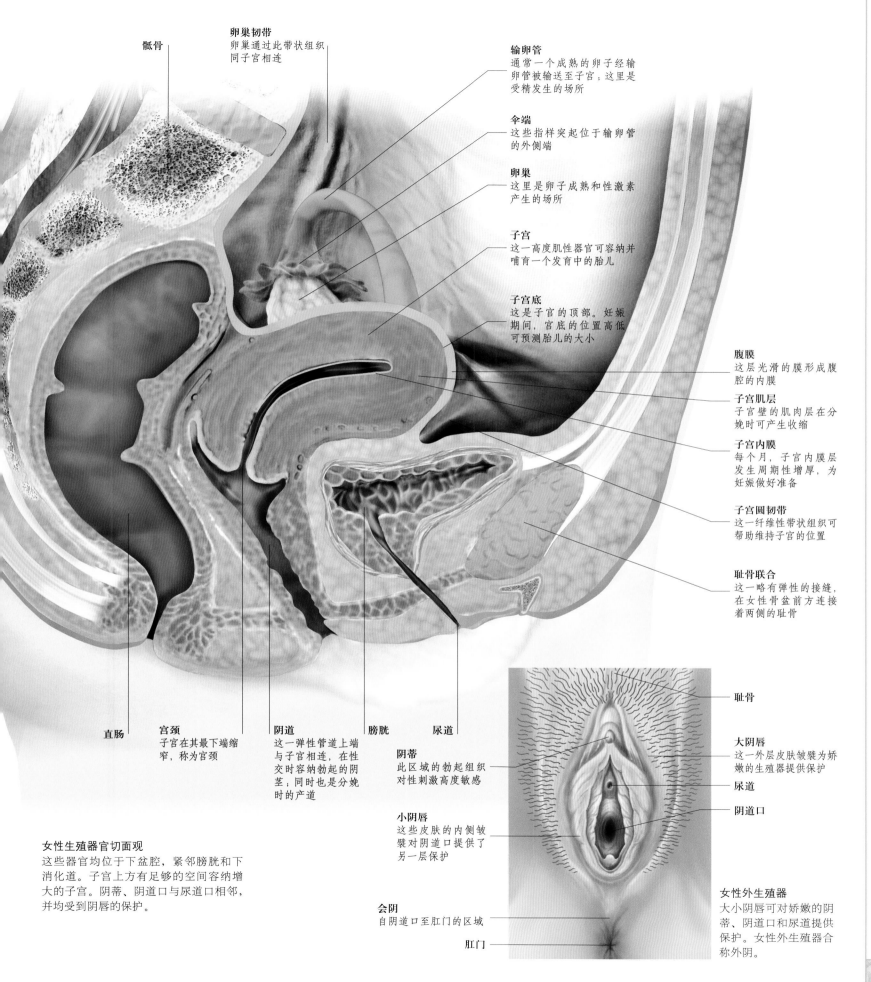

骶骨

卵巢韧带
卵巢通过此带状组织
同子宫相连

输卵管
通常一个成熟的卵子经输
卵管被输送至子宫；这里是
受精发生的场所

伞端
这些指样突起位于输卵管
的外侧端

卵巢
这里是卵子成熟和性激素
产生的场所

子宫
这一高度肌性器官可容纳并
哺育一个发育中的胎儿

子宫底
这是子宫的顶部。妊娠
期间，宫底的位置高低
可预测胎儿的大小

腹膜
这层光滑的膜形成腹
腔的内膜

子宫肌层
子宫壁的肌肉层在分
娩时可产生收缩

子宫内膜
每个月，子宫内膜层
发生周期性增厚，为
妊娠做好准备

子宫圆韧带
这一纤维性带状组织可
帮助维持子宫的位置

耻骨联合
这一略有弹性的接缝，
在女性骨盆前方连接
着两侧的耻骨

直肠

宫颈
子宫在其最下端缩
窄，称为宫颈

阴道
这一弹性管道上端
与子宫相连，在性
交时容纳勃起的阴
茎；同时也是分娩
时的产道

膀胱

尿道

阴蒂
此区域的勃起组织
对性刺激高度敏感

小阴唇
这些皮肤的内侧皱
襞对阴道口提供了
另一层保护

女性生殖器官切面观
这些器官均位于下盆腔，紧邻膀胱和下
消化道。子宫上方有足够的空间容纳增
大的子宫。阴蒂、阴道口与尿道口相邻，
并均受到阴唇的保护。

会阴
自阴道口至肛门的区域

肛门

耻骨

大阴唇
这一外层皮肤皱襞为娇
嫩的生殖器提供保护

尿道

阴道口

女性外生殖器
大小阴唇可对娇嫩的阴
蒂、阴道口和尿道提供
保护。女性外生殖器合
称外阴。

卵巢和输卵管

卵子在卵巢生成并储存，直至成熟后排卵。成熟的卵子经由一侧输卵管进入子宫。如果在途中成功受孕，受精卵可着床于子宫壁，妊娠开始。

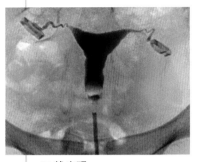

X 线表现
图中显示，从阴道注入显影剂，可清晰显示子宫、卵巢和输卵管。

卵巢

卵巢均为成对生长，分别位于盆腔两侧，提供成熟的卵子，如果能同精子结合，可形成新的生命。卵巢还能生成雌激素和孕酮，可控制性发育（见第 43 页）和月经周期（见第 44 ~ 45 页）。卵巢大小类似杏仁，但却含有成千上万枚不成熟的卵子。自青春期起，卵子及其卵泡即开始周期性发育并从卵巢排出。卵子一旦排出，可进入一侧输卵管。而排卵后的卵泡残留于卵巢内，并生成激素来维持妊娠。

壶腹部
这一长管状结构是受精的最佳场所

卵巢髓质
卵巢的中央部分，含有血管和神经

始基卵泡
出生时即存在的、最早期的不成熟卵泡

初级卵泡
开始发育时的卵泡称为初级卵泡

次级卵泡
初级卵泡进一步发育成为次级卵泡

卵巢固有韧带
为连接子宫和卵巢的索带

子宫
这一肌性器官可容纳发育中的胚胎（后成为胎儿）

血管

卵巢皮质
此处可发现不同阶段的卵泡

黄体
由排卵后的卵泡形成黄体，可生成雌、孕激素

排卵前卵泡
排卵前的成熟卵泡

雌激素的一生
在女性一生的不同阶段，雌激素的类型不一样。在育龄期，雌二醇占主导地位。

0 岁

脂肪细胞和脂肪组织可生成少量的雌二醇

绝经期后，卵巢分泌雌酮

图示
■ 雌二醇
■ 雌三醇
■ 雌酮

自青春期至绝经期，卵泡均生成雌二醇

妊娠胎盘可生成雌三醇

80
50
40
12
16

雌激素家族
雌激素是一组结构相近的化学物质，包括雌二醇、雌三醇和雌酮，三者均大量产生。在女性生命的不同阶段，激素的水平差异明显，但最主要的雌二醇在整个育龄期内（青春期至绝经期）起着主导作用。雌激素主要由卵巢生成，小部分由肾上腺及脂肪细胞产生。明显超重者体内有较高的雌激素水平，可影响卵巢功能及受孕能力。

卵巢及输卵管内部结构
成熟的卵子从卵巢表面释放，排入盆腔，并被输卵管伞端的指样突起拾捡。卵子沿着输卵管腔[约 12 cm（4.5 in）]推送入子宫。

输卵管

输卵管位于子宫两侧，将成熟的卵子从卵巢运送至子宫。输卵管的结构特征可帮助静止的卵子到达其目的地——伞端捕获卵子后，肌性管壁的收缩和管壁内层纤毛的摆动将卵子推向子宫。输卵管分三个主要部分：最外层的漏斗部（也称伞部）、壶腹部（通常的受精部位）和最内侧的峡部。每一部分的直径和微细结构均不相同。例如：峡部管壁的肌层极厚，收缩时可将卵子推进宫腔。一旦受精，受精卵通过输卵管时分裂，进入宫腔后已准备好着床。

输卵管
输卵管腔内壁由许多褶皱组成，外层由一层平滑肌包绕管腔

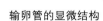

上皮
表面高度褶皱，内充满纤毛细胞和分泌细胞

内腔
输卵管内迂曲的管腔

肌壁
为环绕输卵管的平滑肌层

浆膜
输卵管壁外侧的腹膜

输卵管的显微结构
显微镜下显示了输卵管壶腹部的横截面；管壁的不同层次结构均清晰可见。

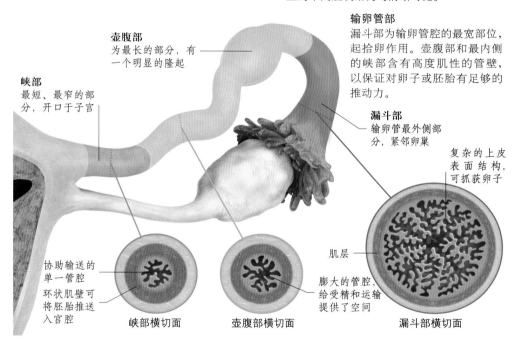

壶腹部
为最长的部分，有一个明显的隆起

峡部
最短、最窄的部分，开口于子宫

伞部
这一纤细的指样突起将卵子拾入输卵管内

输卵管部
漏斗部为输卵管腔的最宽部位，起拾卵作用。壶腹部和最内侧的峡部含有高度肌性的管壁，以保证对卵子或胚胎有足够的推动力。

漏斗部
输卵管最外侧部分，紧邻卵巢

复杂的上皮表面结构，可抓获卵子

肌层

膨大的管腔，给受精和运输提供了空间

协助输送的单一管腔

环状肌壁可将胚胎推送入宫腔

峡部横切面   壶腹部横切面   漏斗部横切面

输卵管是如何输送卵子的

自卵子离开卵巢那刻起，输卵管开始工作，先将卵子运送至管腔中 1/3 段，为精子穿透做准备，即等待受精，然后移向宫腔。输卵管外侧端伞部的活动联合纤毛的摆动可产生气流，将卵子拾起进入到输卵管壶腹部。一旦卵子进入输卵管，平滑肌的收缩波和纤毛的运动可将其运送至宫腔。

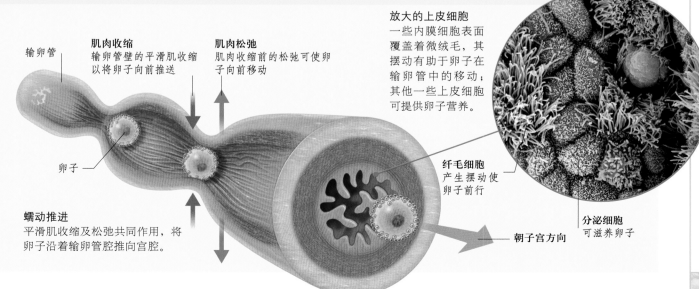

肌肉收缩
输卵管壁的平滑肌收缩以将卵子向前推送

肌肉松弛
肌肉收缩前的松弛可使卵子向前移动

放大的上皮细胞
一些内膜细胞表面覆盖着微绒毛，其摆动有助于卵子在输卵管中的移动；其他一些上皮细胞可提供卵子营养。

输卵管

卵子

蠕动推进
平滑肌收缩及松弛共同作用，将卵子沿着输卵管腔推向宫腔。

纤毛细胞
产生摆动使卵子前行

分泌细胞
可滋养卵子

朝子宫方向

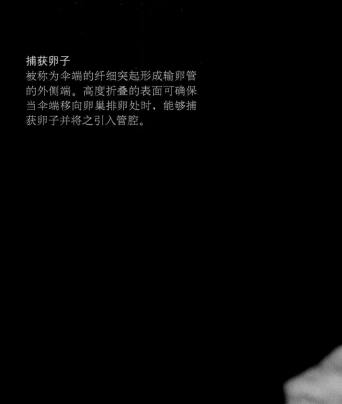

捕获卵子

被称为伞端的纤细突起形成输卵管的外侧端。高度折叠的表面可确保当伞端移向卵巢排卵处时，能够捕获卵子并将之引入管腔。

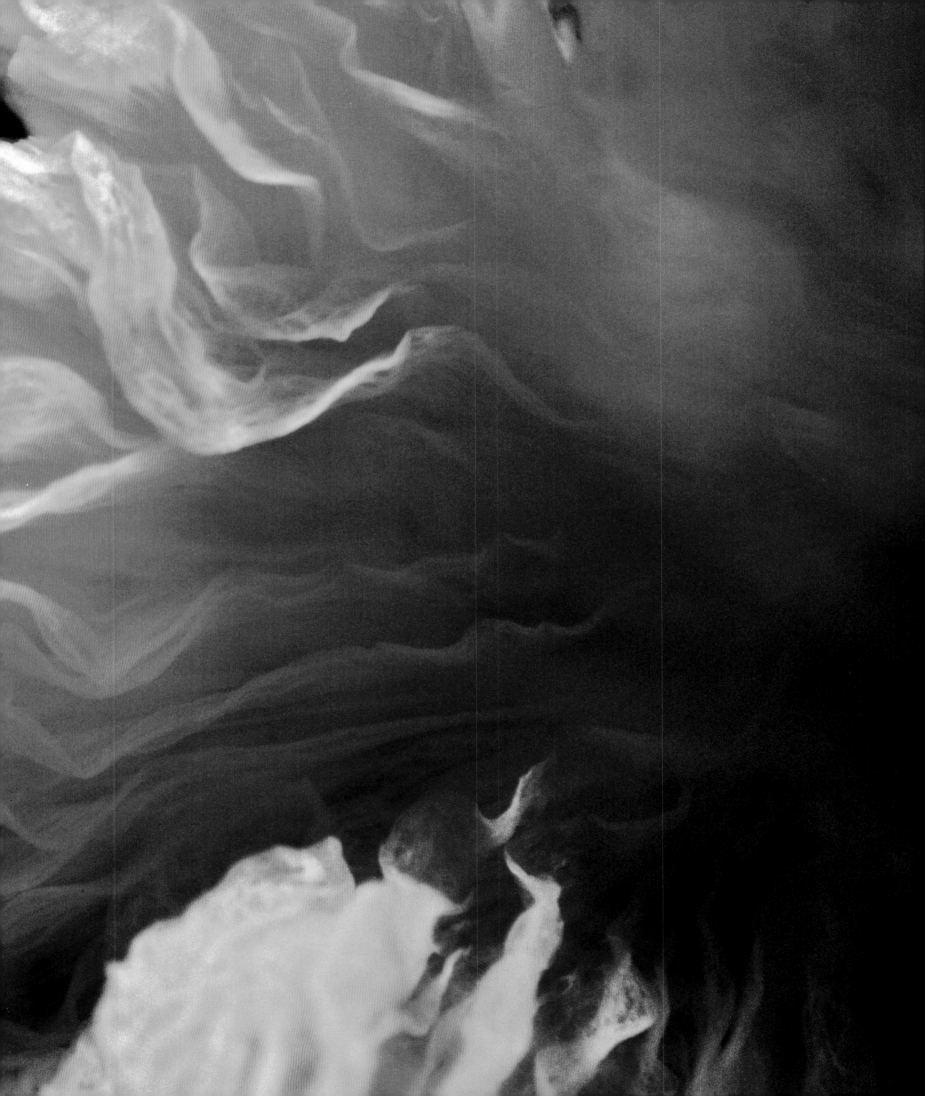

子宫、宫颈和阴道

每一个月子宫内膜都会发生结构改变，为受精卵的到来做准备。在妊娠期间，子宫就是胎儿的家，而宫颈及阴道则是胎儿通向外部世界的出口。

女性生殖道内部观
子宫位于女性生殖道的中心区域，其两侧上角分别连接两侧输卵管，下端出口处由子宫颈同阴道相连。

子宫

子宫作为一个高度肌性的器官，是受精卵种植的场所。妊娠期间，随着胎儿的发育，子宫增大许多倍。子宫壁由三层结构组成：由外向内依次为子宫外膜、肌层和内膜层。子宫内膜每月均会增厚以准备迎接受精卵的到来，如果没能成功受孕，则内膜脱落，月经来潮。子宫可分为三个部分：顶部呈圆顶状的宫底、宫体和宫颈。

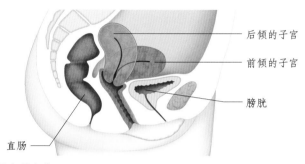

子宫的方位
子宫的角度可以变化，但绝大部分女性呈前倾位，约 20% 子宫后倾。

- 后倾的子宫
- 前倾的子宫
- 膀胱
- 直肠

可增大的子宫

主要由肌肉构成的子宫壁，赋予了子宫惊人的扩增能力，以容纳逐步生长的胎儿。宫底高度（宫高）的测量可以作为胎儿发育的一个监测指标。宫高的尺寸常同妊娠周数相关联，所以非常方便。

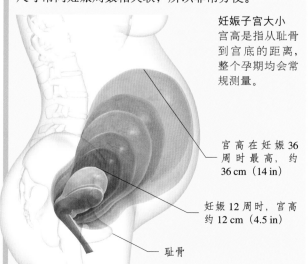

妊娠子宫大小
宫高是指从耻骨到宫底的距离，整个孕期均会常规测量。

- 宫高在妊娠 36 周时最高，约 36 cm（14 in）
- 妊娠 12 周时，宫高约 12 cm（4.5 in）
- 耻骨

子宫内层

子宫内层，即子宫内膜，包含功能层和基底层；功能层每个周期均增厚，直至激素水平骤降后该层脱落，月经来潮。月经结束后，从基底层再生出功能层。内膜血供非常独特：基底层内为直小动脉，而功能层内为螺旋小动脉。体内大部分的动脉渐分支，形成细动脉和毛细血管，再汇入小静脉和静脉。螺旋小动脉也是这样同静脉相连的，不过这些动脉还可以通过分流支直接同静脉相连。当激素水平下降时，子宫内膜收缩导致螺旋小动脉进一步卷曲至分流支血流停止，进而血流明显减少。功能层内血供中断，该层组织坏死，毛细血管丛和"静脉湖"破裂，以上这些变化导致月经血排出。

- 子宫腔
- **子宫内膜** 为子宫最内层结构
- **子宫肌层** 子宫中层的肌性结构
- **子宫外膜** 子宫的最外层结构

功能层
可高度再生的一层组织，内有特殊的血管

基底层
这层始终存在的结构有助于每个周期功能层的重建

直小动脉
仅供给基底层

分流支
是螺旋小动脉和"静脉湖"的连接处，当子宫内膜开始收缩时发挥作用

子宫内膜腺体
在月经周期中，可分泌黏液和其他物质

毛细血管网
仅含有单层细胞壁的血管网络，使动静脉相连接

螺旋小动脉
由于生长较其周围组织快，因此在月经开始前螺旋小动脉极度卷曲、排列致密

静脉湖
在月经开始、血管破裂前，血液储存于此

子宫内膜的结构

子宫内膜层表面的细胞薄层称为内皮层，其复杂的结构有助于解释为何内膜有能力每月周期性地脱落和再生。子宫内膜的血管非常独特：具有基底层的直小动脉和功能层的螺旋小动脉（当功能层生长时螺旋小动脉可弯曲）。

宫颈

子宫的颈部，常称之为宫颈，通过外口开口于阴道，从而将子宫和阴道相连。沿着宫颈管盘绕迂曲的表面，分布着极具功能性的上皮细胞，它们分泌黏液阻碍着精子的通过，月经周期的不同时期，宫颈黏液的性质和成分均不相同。因此在月经周期的绝大部分阶段，黏液对精子相当"敌视"，而在排卵期间则变得非常友好（见第 44～45 页）。精子通常能存活 24 小时，在排卵期间，宫颈黏液就像一个储水库，并能延长精子的寿命。妊娠期间，黏液栓可堵塞宫颈管，保护着胎儿远离外界环境。

宫底
子宫的顶端部分

输卵管
是特殊的运输管道，可将从卵巢排出的卵子输送至子宫

宫颈内口
宫颈管同子宫相接的内界

宫颈管
前后均有一个纵向的嵴，从嵴处发出大量的皱襞

宫颈的分泌上皮
宫颈的上皮内含有可分泌宫颈黏液的柱状细胞。月经周期中激素的变化可影响这一分泌反应。

盘绕的黏膜面
宫颈管折叠的黏膜面，给性交后进入阴道的精子在通过宫颈管时起到生物阀门作用

柱状上皮
柱状上皮内的细胞可分泌黏液及各种化学物质

阴道穹
是阴道的最深处，延伸至宫颈内形成陷凹

宫颈管腔
管道中央的空间

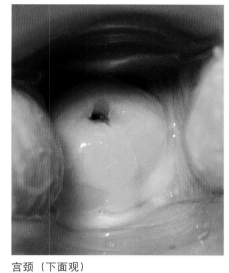

宫颈（下面观）
这一宫颈的图像显示了宫颈外口。从未阴道分娩过的女性，外口紧紧闭合；而阴道分娩的女性，外口略松。图片中的黏液呈白色水样状。

宫颈黏液特性

宫颈黏液的分泌量随着月经周期激素的波动而发生周期性变化。宫颈黏液可以作为是否为易受孕时期的一个标志（见第 79 页）。

亲精子的黏液	疏精子的黏液
大量分泌	少量生成
更具伸展性和弹性	缺乏伸展性和弹性
含水量更多，因此更稀薄	含水量少，更为稠厚
偏碱性（pH 更高）	偏酸性（pH 更低）
具有链状结构	呈球状结构
没有抗精子抗体	含有抗精子抗体

宫颈外口
宫颈的外边界，同阴道相连

阴道

这一有弹性的肌性管道连接着子宫和外阴。性交时接纳阴茎，分娩时作为产道可极度伸展。阴道还是月经血及组织排出的通道。阴道壁由外层膜、中层肌肉层和内层充满皱襞的上皮层构成。阴道黏膜表面自身无分泌作用，而是由宫颈的分泌液润滑。阴道内含有自然菌，可以创造极度酸性的环境，这可以帮助机体抵抗病原菌的侵袭。

皱襞

阴道
具有弹性的肌性管道，上连宫颈，下接外阴；突起的嵴形成阴道的横行皱襞

阴道皱襞
阴道内壁的嵴称为皱襞。大量的皱襞使阴道壁具有极大的弹性，在性交和分娩时可伸展扩大。

乳房

乳房的功能同生殖器官功能紧密相连。青春期乳房开始发育，妊娠期间和分娩后乳房进一步适应性改变，分泌乳汁以哺育新生儿。

乳房组织

乳房由腺体组织、脂肪和一些帮助维持乳腺外形的支持组织所组成。乳房组织被分为各个小叶，内含成簇的乳腺细胞称为腺泡。从腺泡发出的微细小管汇合成主输乳管，开口于乳头。妊娠期间，高水平的雌孕激素使腺体和输乳管道为哺乳做好准备（见第174～175页）。女性乳房的外形是由自身的基因、乳腺内脂肪组织的数量和肌肉张力所决定的。

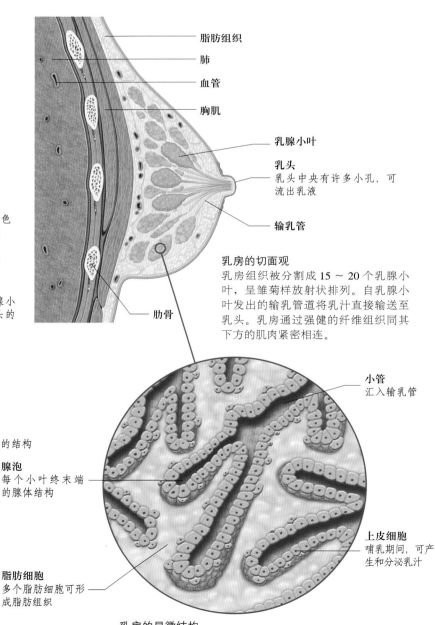

乳晕
乳头周围含有色素的圆形区域

乳头
位于乳晕中央

输乳管
将乳液从乳腺小叶输送至乳头的管道

乳腺小叶
含有生乳细胞的结构

脂肪组织

肺

血管

胸肌

乳腺小叶

乳头
乳头中央有许多小孔，可流出乳液

输乳管

肋骨

乳房的切面观
乳房组织被分割成15～20个乳腺小叶，呈雏菊样放射状排列。自乳腺小叶发出的输乳管道将乳汁直接输送至乳头。乳房通过强健的纤维组织同其下方的肌肉紧密相连。

小管
汇入输乳管

腺泡
每个小叶终末端的腺体结构

脂肪细胞
多个脂肪细胞可形成脂肪组织

上皮细胞
哺乳期间，可产生和分泌乳汁

乳房的显微结构
乳房组织的放大图片显示了内含生乳细胞的腺泡被包埋于脂肪组织内。乳液通过小导管引流出来。

乳房的特性

乳房是一个富含腺体的器官，大小形态不一，但都含有相似量的生乳组织。乳晕环绕的乳头内含有肌肉，使乳头在受到刺激时挺立。输乳管将乳腺小叶中的乳汁引流至乳头。

女性青春期

这是女性一生的重要阶段，性器官发育，生理特征变化显著。女孩的青春期开始于 10 ~ 14 岁，常持续 3 ~ 4 年。

青春期生理变化

青春期变化按特定顺序依次发生。乳房初长，即早期的乳房发育，为青春期最早出现的生理变化，该阶段被称为乳房幼芽期，表现为乳头及其周围小范围区域从胸壁突起（见右侧图片）。接下来的 6 个月内，阴毛开始生长，随后是腋毛生长。渐渐地，乳房开始肿胀，阴毛及腋毛更加浓密，生殖器发育。子宫也逐渐增大，月经初潮来临。当这些变化发生时，女孩长得更高，臀部及骨盆变宽，身体轮廓发生变化。一般男孩青春期迟于女孩 2 年开始。

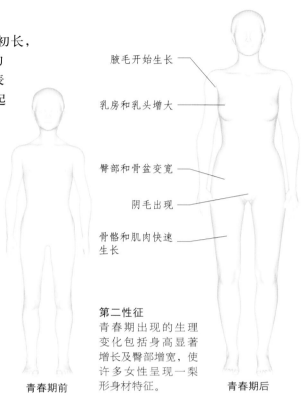

腋毛开始生长

乳房和乳头增大

臀部和骨盆变宽

阴毛出现

骨骼和肌肉快速生长

第二性征
青春期出现的生理变化包括身高显著增长及臀部增宽，使许多女性呈现一梨形身材特征。

青春期前　　青春期后

乳房发育

青春期乳房改变共分五个阶段。首先为乳房初长期，该阶段乳头略突起。其次为乳房幼芽期，乳房在乳晕下发育，使乳头及周围组织从胸壁突起。第三阶段中，乳晕扩大，伴随着乳房组织进一步发育。第四阶段，乳头和乳晕的变化使它们从乳房其余部分中明显突起。在发育的最后阶段，乳房柔滑的轮廓成形。

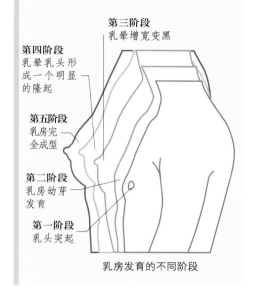

第三阶段
乳晕增宽变黑

第四阶段
乳晕乳头形成一个明显的隆起

第五阶段
乳房完全成型

第二阶段
乳房幼芽发育

第一阶段
乳头突起

乳房发育的不同阶段

激素控制

青春期的开始起因于下丘脑促性腺激素释放激素（GnRH）的分泌。这一激素刺激腺垂体释放两种激素——促卵泡激素（FSH）和黄体生成素（LH）。FSH 和 LH 可刺激卵巢生成两种激素：雌激素和孕激素。它们作用于机体，使之出现青春期的巨大变化以及后续每月的月经周期（见第 44 ~ 45 页）。激素的释放受到负反馈系统的控制：当卵巢激素水平升高时，刺激其释放的上层激素水平则下降。

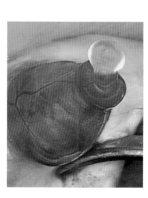

近排卵期
位于颅底部的微小的腺垂体释放 LH，后者可刺激卵泡破裂，每月释放出一枚成熟的卵子。

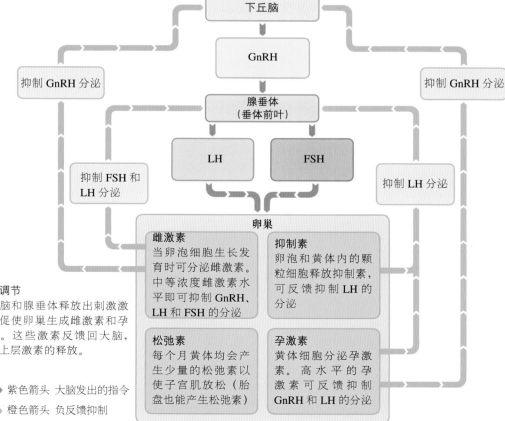

下丘脑

GnRH

抑制 GnRH 分泌　　　　抑制 GnRH 分泌

腺垂体（垂体前叶）

LH　　FSH

抑制 FSH 和 LH 分泌　　　　抑制 LH 分泌

卵巢

雌激素
当卵泡细胞生长发育时可分泌雌激素。中等浓度雌激素水平即可抑制 GnRH、LH 和 FSH 的分泌

抑制素
卵泡和黄体内的颗粒细胞释放抑制素，可反馈抑制 LH 的分泌

松弛素
每个月黄体均会产生少量的松弛素以使子宫肌放松（胎盘也能产生松弛素）

孕激素
黄体细胞分泌孕激素。高水平的孕激素可反馈抑制 GnRH 和 LH 的分泌

自我调节
下丘脑和腺垂体释放出刺激激素，促使卵巢生成雌激素和孕激素。这些激素反馈回大脑，调节上层激素的释放。

图例
▶▶ 紫色箭头 大脑发出的指令
▶▶ 橙色箭头 负反馈抑制

女性生殖周期

卵子的发育从不间断，但每月仅能释放一枚。为了使可能到来的受精卵顺利着床，每个月激素均会发生周期性波动，子宫内膜发生周期性变化。

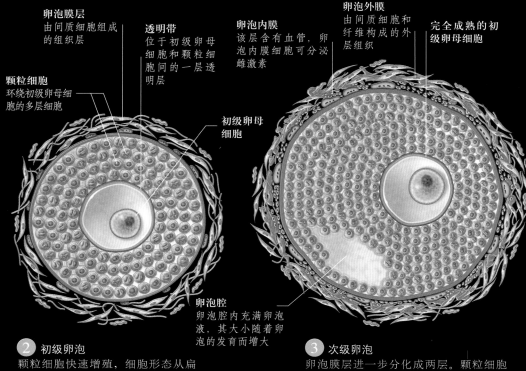

卵巢

卵巢的位置

卵泡是怎样成熟并释放卵子的

卵泡需经过 28 周的发育，才能形成成熟卵泡，释放卵子。从出生至青春期，卵泡内的未成熟卵子始终处于一个静止期。一旦达到性成熟，含有卵子的卵泡历经一步步明确的发育阶段逐渐成熟：从原始卵泡起，历经初级卵泡、次级卵泡，最后发育成三级卵泡。最终，一个成熟的卵子被排出（称为排卵），排卵后的卵泡壁形成血体，并逐渐发育成黄体。女性一生中仅有 400 个左右的卵子成熟并排出，其余的大部分卵子均凋亡退化。

卵泡膜层
由间质细胞组成的组织层

透明带
位于初级卵母细胞和颗粒细胞间的一层透明层

卵泡内膜
该层含有血管，卵泡内膜细胞可分泌雌激素

卵泡外膜
由间质细胞和纤维构成的外层组织

完全成熟的初级卵母细胞

颗粒细胞
环绕初级卵母细胞的多层细胞

初级卵母细胞

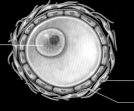

初级卵母细胞
处于卵泡的发育停滞期

间质细胞
位于卵泡外缘的间质细胞镶嵌于纤维中

颗粒细胞
环绕并支持初级卵母细胞生长发育的一层扁平细胞

① 原始卵泡
青春期后以及绝经期前的每个月，促性腺激素（FSH 和 LH）刺激卵巢内的一些原始卵泡发育。

② 初级卵泡
颗粒细胞快速增殖，细胞形态从扁平变为立方形。FSH 受体增加，卵母细胞和卵泡快速发育。

卵泡腔
卵泡腔内充满卵泡液，其大小随着卵泡的发育而增大

③ 次级卵泡
卵泡膜层进一步分化成两层。颗粒细胞开始分泌卵泡液，汇集形成卵泡腔。同一时期内有许多卵泡发育，但不是所有的卵泡都能顺利成熟的。

| 1 | 1 | 2 | 3 | 4 | 5 | 6 | 7 | 8 | 9 | 10 | 11 | 12 | 13 | 14 |

周

月经周期中的天数

月经周期

为期 28 天的月经周期开始于子宫内膜的脱落。内膜脱落可引起血液经由阴道流出，即为月经来潮，一般持续数日。此后，子宫内膜开始重新增厚，为可能到来的受精卵着床做准备。子宫内膜最适宜着床的时期称"受孕窗"，从排卵前 5 天开始计算，共 1 周左右。如果卵子未能受精，子宫内膜脱落，进入下一周期。四种激素——FSH、LH、雌激素和孕激素可触发并控制这一月经周期。前半周期成为卵泡期，而排卵后的后半周期成为黄体期。

激素
每个月，FSH 的增加可促使卵泡成熟，而后出现的 LH 峰值可促使卵子排出。雌激素的峰值略早于排卵，然后孕激素水平开始上升，导致子宫内膜进一步增厚。

图例
—— 促卵泡激素（FSH）
—— 黄体生成素（LH）
—— 雌激素
—— 孕激素

子宫内膜
雌孕激素共同作用，使子宫内膜增厚（约 6 mm，即 1/4 in），为胚胎着床做好准备。一旦受精失败，其功能层脱落，进入下一周期，重建功能层。

子宫内膜的功能层，在月经期间脱落

功能层再生，为胚胎着床提供最佳的环境

周期中的天数

| 1 | 2 | 3 | 4 | 5 | 6 | 7 | 8 |

周期的不同时期

卵泡期

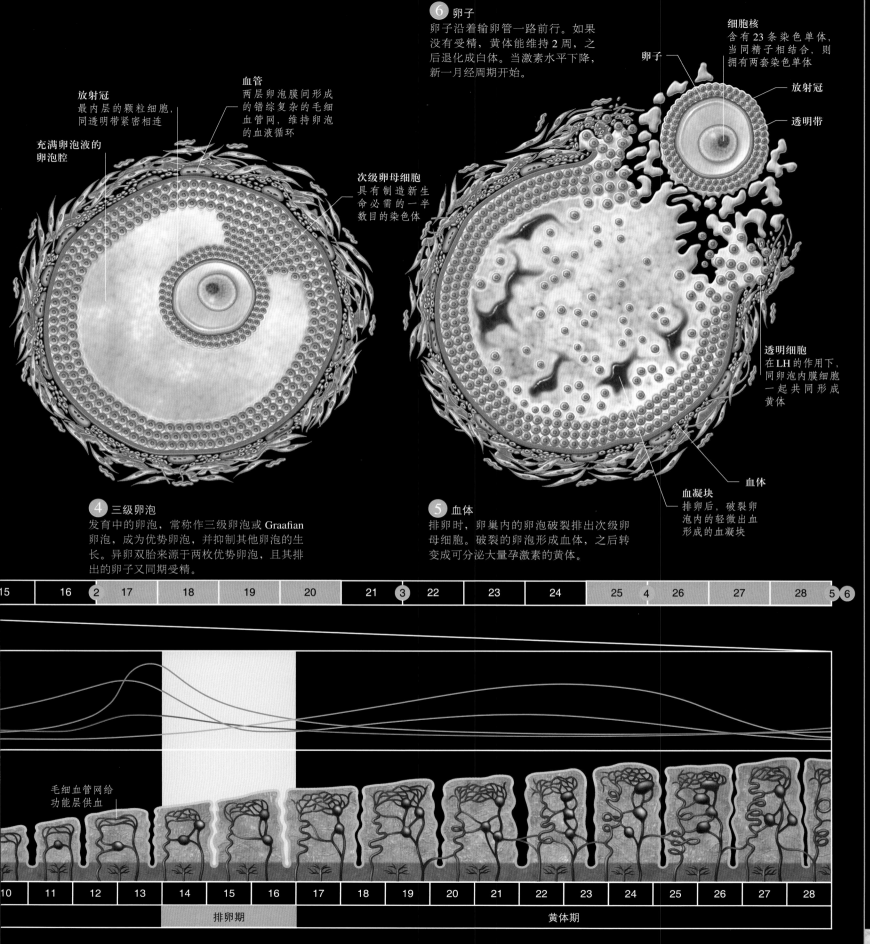

⑥ 卵子

卵子沿着输卵管一路前行。如果没有受精，黄体能维持 2 周，之后退化成白体。当激素水平下降，新一月经周期开始。

细胞核
含有 23 条染色单体，当同精子相结合，则拥有两套染色单体

卵子

放射冠

透明带

放射冠
最内层的颗粒细胞，同透明带紧密相连

血管
两层卵泡膜间形成的错综复杂的毛细血管网，维持卵泡的血液循环

充满卵泡液的卵泡腔

次级卵母细胞
具有制造新生命必需的一半数目的染色体

透明细胞
在 LH 的作用下，同卵泡内膜细胞一起共同形成黄体

血体

血凝块
排卵后，破裂卵泡内的轻微出血形成的血凝块

④ 三级卵泡

发育中的卵泡，常称作三级卵泡或 Graafian 卵泡，成为优势卵泡，并抑制其他卵泡的生长。异卵双胎来源于两枚优势卵泡，且其排出的卵子又同期受精。

⑤ 血体

排卵时，卵巢内的卵泡破裂排出次级卵母细胞。破裂的卵泡形成血体，之后转变成可分泌大量孕激素的黄体。

15	16	2	17	18	19	20	21	3	22	23	24	25	4	26	27	28	5	6

毛细血管网给功能层供血

10	11	12	13	14	15	16	17	18	19	20	21	22	23	24	25	26	27	28

排卵期　　　　　　　　　　　　　　黄体期

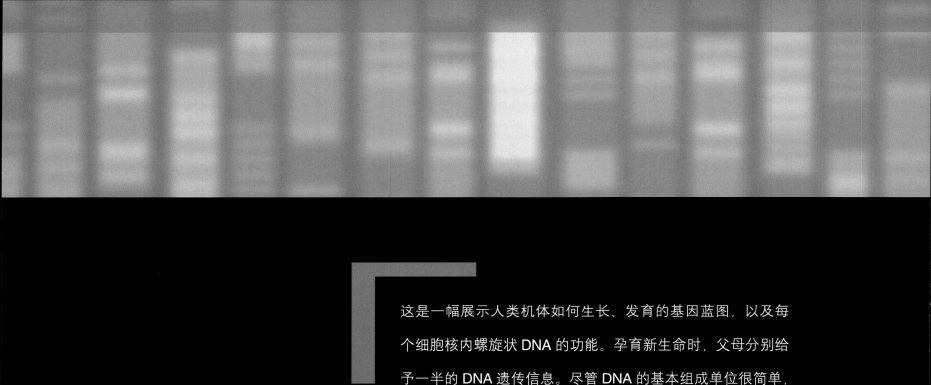

这是一幅展示人类机体如何生长、发育的基因蓝图，以及每个细胞核内螺旋状 DNA 的功能。孕育新生命时，父母分别给予一半的 DNA 遗传信息。尽管 DNA 的基本组成单位很简单，

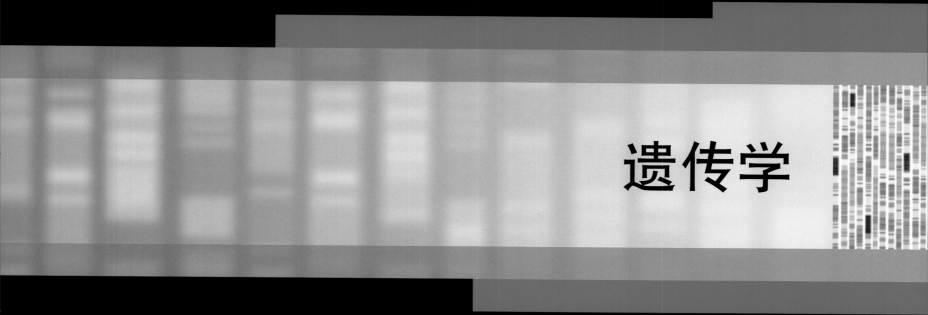

遗传学

所有生命的存在，包括人类在内，均归功于一些化学基本组成成分构成的复杂结构，其包含的编码信息是构建机体、维持生存以及创造新生命所必需的。

DNA、基因和染色体

人体的结构和功能均归功于最基本的化学单位——脱氧核糖核酸（即 DNA）的功能。编码于一个 DNA 分子结构内的是基因，进而编织成染色体。组成 DNA 的基本单位称核苷酸，只有四种不同的类型——腺嘌呤（A）、鸟嘌呤（G）、胞嘧啶（C）和胸腺嘧啶（T），这些基本结构组成了遗传密码。基本上一个基因就是一段可编码蛋白质的 DNA 序列。如果基因是必须被读取的细胞指令码，那蛋白质就是细胞的执行者，开展维持细胞功能的重要工作。酶由蛋白质组成，管理着人体内每一个化学反应。

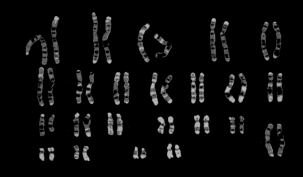

染色体核型图
高级生物体内的 DNA 组成染色体，整套的染色体称为染色体核型图。左侧为光学显微镜下显示的人类女性的一套染色体，共 46 条，排列成 23 对（XX 染色体位于右下角）。

基因的结构
一个基因含有几个区域。含有可合成蛋白质的遗传密码的区域称外显子，两段外显子间的非编码片段称内含子。控制转录和翻译的蛋白质（见第 50 页）均需同调控序列相连接。

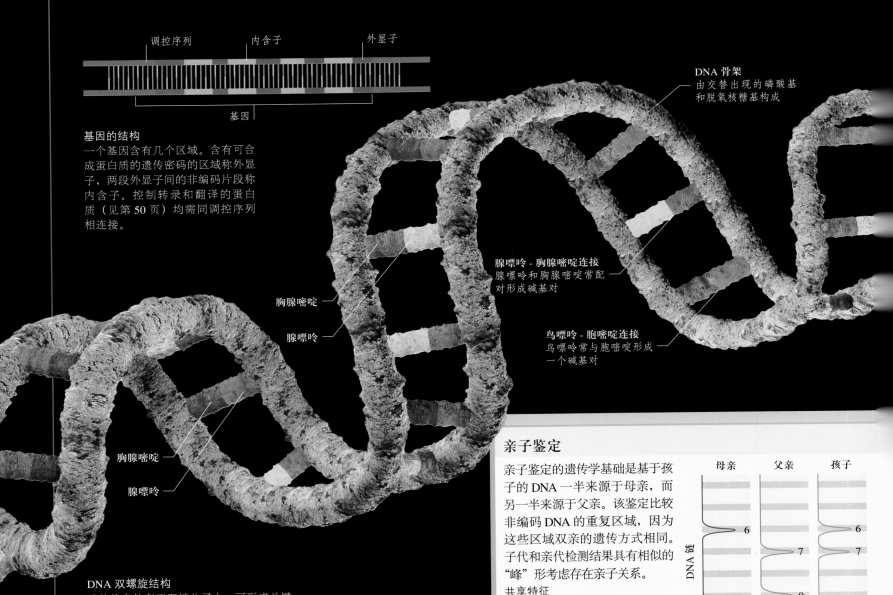

调控序列　　内含子　　外显子

基因

DNA 骨架
由交替出现的磷酸基和脱氧核糖基构成

腺嘌呤 - 胸腺嘧啶连接
腺嘌呤和胸腺嘧啶常配对形成碱基对

鸟嘌呤 - 胞嘧啶连接
鸟嘌呤常与胞嘧啶形成一个碱基对

胸腺嘧啶

腺嘌呤

胸腺嘧啶

腺嘌呤

DNA 双螺旋结构
遗传信息储存于双链分子中。可形成关键密码的互补碱基对，通过微弱的连接维持两条 DNA 链相连，但当碱基序列被读取时极易分离。直到需要时，DNA 一直呈网状凝缩于细胞核中，称染色质。

亲子鉴定

亲子鉴定的遗传学基础是基于孩子的 DNA 一半来源于母亲，而另一半来源于父亲。该鉴定比较非编码 DNA 的重复区域，因为这些区域双亲的遗传方式相同。子代和亲代检测结果具有相似的"峰"形考虑存在亲子关系。

共享特征
孩子 DNA 检测的结果应该是父母亲的检测峰值的组合。出现不明的峰值图形提示父亲可能另有其人。

母亲　　父亲　　孩子

6　　　　6
7　　　7
9
9.3

DNA 链

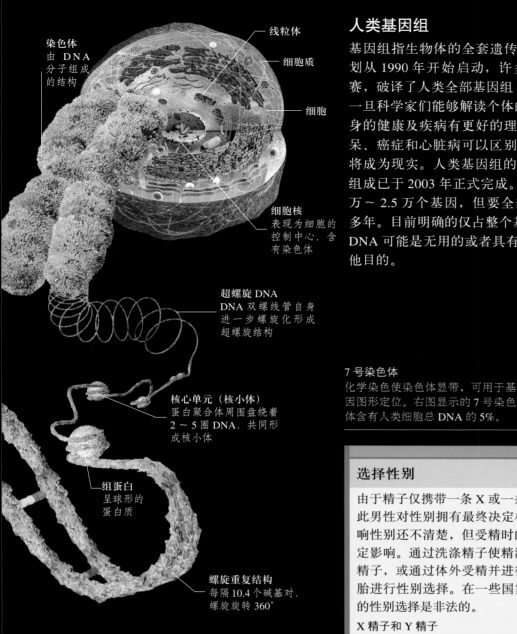

染色体
由 DNA
分子组成
的结构

线粒体

细胞质

细胞

细胞核
表现为细胞的
控制中心，含
有染色体

超螺旋 DNA
DNA 双螺线管自身
进一步螺旋化形成
超螺旋结构

核心单元（核小体）
蛋白聚合体周围盘绕着
2 ～ 5 圈 DNA，共同形
成核小体

组蛋白
呈球形的
蛋白质

螺旋重复结构
每隔 10.4 个碱基对，
螺旋旋转 360°

人类基因组

基因组指生物体的全套遗传编码。人类基因组计划从 1990 年开始启动，许多科学家小组相互竞赛，破译了人类全部基因组 30 亿个碱基对，期望一旦科学家们能够解读个体的 DNA，使人类对自身的健康及疾病有更好的理解。疾病如早老性痴呆、癌症和心脏病可以区别应对，个体化用药也将成为现实。人类基因组的最初草案——人类的组成已于 2003 年正式完成。科学家认为人类有 2 万 ～ 2.5 万个基因，但要全部检测完成还需要许多年。目前明确的仅占整个基因组的 5%，其余的 DNA 可能是无用的或者具有除编码蛋白质外的其他目的。

DFNA5
编码 DFNA5 蛋白，被认为对内耳中耳蜗功能的正常发挥非常重要。耳蜗是获得正常听力的一个重要结构

DDC
可在大脑和神经系统中生成一种酶，这是大脑神经递质多巴胺和 5- 羟色胺产生的关键酶

KRIT1
作用不明，但在血管及其相关结构（包括血脑屏障）的发育和形成中起作用

OPN1SW
在视网膜细胞中具有活性，是色觉所必需的区域，使眼睛可以感受到光谱中的蓝紫色端

SHH
在胚胎中生成一种称之为"超音鼠"的蛋白质，对大脑、脊髓系统、肢体和眼睛的形成起作用

7 号染色体
化学染色使染色体显带，可用于基因图形定位。右图显示的 7 号染色体含有人类细胞总 DNA 的 5%。

选择性别

由于精子仅携带一条 X 或一条 Y 染色体，因此男性对性别拥有最终决定权。如何自然影响性别还不清楚，但受精时的状况可能有一定影响。通过洗涤精子使精液富含所期望的精子，或通过体外受精并进行植入前选择胚胎进行性别选择。在一些国家，非医疗因素的性别选择是非法的。

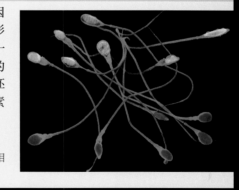

X 精子和 Y 精子
这张电镜照片用颜色标注，显示精液中含有几乎相等数量的 X 精子和 Y 精子。

性别决定

是什么决定了男女性别呢？性别由特殊的性染色体所决定，即 X 和 Y 染色体。X 染色体比 Y 染色体长许多，同时也携带了更多的基因。这两条染色体成对排列，有时称为 23 号染色体。女性性染色体为一对 X，即 XX。男性性染色体则 X、Y 各一条，即 XY。这些染色体上的基因启动和关闭过程，决定性别是男性还是女性。例如，Y 染色体上的决定性基因 SRY 使胎儿发育为男性，Y 染色体上的其他基因可能涉及男性生育能力。由于女性有两条 X 染色体，其中一条常在胚胎早期随机失活。

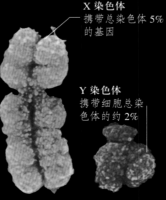

X 染色体
携带总染色体 5% 的基因

Y 染色体
携带细胞总染色体的约 2%

性染色体
23 号染色体由两条 XX（女性）或一条 X 一条 Y（男性）组成。X 染色体含有多达 1 400 个基因，相比较而言，Y 染色体只有 70 ～ 200 个基因。

性染色体 母亲 父亲 Y 染色体

X X X Y

X X X Y X X X Y

女儿 儿子 女儿 儿子

男孩还是女孩
胎儿的性别由父亲的精子决定。如果是 Y 精子同卵子受精，则后代为男孩；如果 X 精子同卵子受精则生女孩。母亲给孩子提供其 X 染色体的其中一条。

生命分子 － 遗传学

49

DNA 是如何工作的

DNA 是协调机体细胞运转的主要分子，其中一项重要功能就是自我复制以制造新的体细胞和生殖细胞，这使得 DNA 得以一直延续下去。

细胞膜
当细胞开始分裂时细胞膜的分离

纺锤丝
连接每条染色体的中心

转录和翻译

在基因蓝图被解读之前，DNA 指令首先被转录成可编码的形式。来源于 DNA 的信息通过转录形成一种中间型分子，称为信使 RNA（mRNA）。mRNA 从核内移向蛋白质装配单元（即核糖体）。以 mRNA 作为模板链，将蛋白质的亚单位——氨基酸装配成蛋白质链的过程称为翻译。翻译由密码子控制，每个密码子的长度固定，均为 mRNA 上的 3 个碱基。

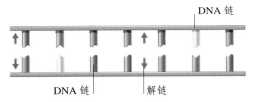

DNA 链

DNA 链　　解链

1 解链
酶的作用是将两条 DNA 链解开，其中一条单链可作为生成 mRNA 分子的模板，后者在这一过程中临时发挥作用。

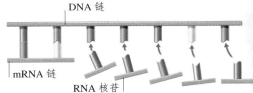

DNA 链

mRNA 链

RNA 核苷

2 转录
遵循碱基互补配对原则，mRNA 的核苷插入模板 DNA 编码碱基相对应的位置（如腺嘌呤和胸腺嘧啶相连），合成一条与遗传密码相同的 mRNA 长链。

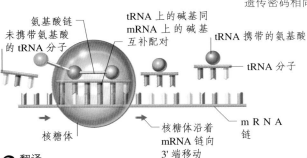

氨基酸链
未携带氨基酸的 tRNA 分子

tRNA 上的碱基同 mRNA 上的碱基互补配对

tRNA 携带的氨基酸

tRNA 分子

核糖体　　核糖体沿着 mRNA 链向 3′ 端移动　　mRNA 链

3 翻译
在核外的核糖体上，小 tRNA（转运 RNA）按着 mRNA 上每个密码子的编码，将氨基酸按顺序聚集组装成一条蛋白质链，完成遗传信息的翻译。

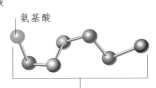

氨基酸

蛋白质（多个氨基酸组成的链）

4 合成蛋白质
氨基酸相互连接合成一条蛋白质链。它们的序列决定了蛋白质独特的三维结构，这就决定了该类蛋白质的功能。

中心体
由中空的管道组成，在细胞分裂前已完成复制

细胞器
细胞质内特殊的结构，细胞分裂时牵拉分离

新细胞的生成
细胞随时在发生分裂，因此基因组的正确复制及分离至关重要。平均每个细胞一生中可至少分裂 50 次。

有丝分裂

人体为了各种需要不断生成新细胞：取代自然衰老或已达细胞寿命的旧细胞；增加细胞数目来完成特定的任务，例如当感染时需要产生更多的免疫细胞来对抗；或为了满足肌肉组织的增强或儿童身高生长的需要。为制造这些新细胞，细胞必须正确地自我复制，这就意味着要极度精确地复制基因信息。这一过程被称为有丝分裂，通过有丝分裂，细胞生成了第二套完全相同的染色体，使 DNA 总量暂时增加一倍。仅在细胞分裂前，两组染色体在着丝粒处发生纵裂，非常均等地分配到两个子细胞中，使每个子细胞均含有同亲代细胞完全相同的染色体数。

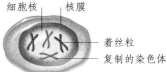

细胞核　核膜

着丝粒
复制的染色体

1 准备（细胞间期）
在有丝分裂前，亲代细胞生长并通过生成成对的染色体来复制其遗传物质。

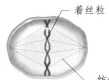

着丝粒

纺锤丝

2 排列
细胞核消失，成对的染色体（染色单体）排列在支架样的纺锤体上。

单条染色体

3 分离
纺锤体的两极将染色单体向相反的方向分离，亲代细胞染色体数目翻倍。

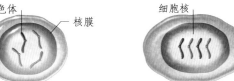

单条染色体　　核膜

4 分裂
细胞膜自细胞中部向内凹入，形成新的子代细胞。每个子代细胞平等地分享了亲代细胞的染色体，储存于两个独立的细胞核内。

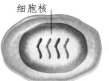

细胞核

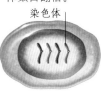

染色体

5 新细胞（子代细胞）
两个各由一整套 46 条染色体组成的完全相同的细胞生成。细胞核内的染色体逐渐分散形成染色质，直到再次分裂。

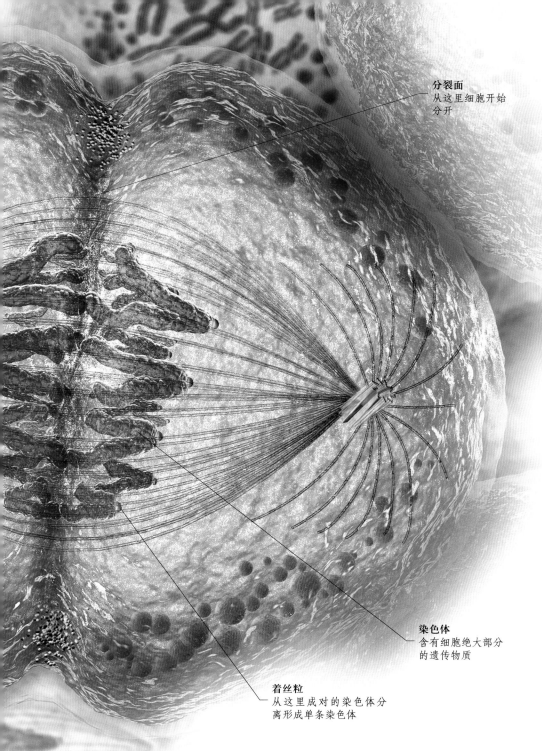

分裂面
从这里细胞开始
分开

染色体
含有细胞绝大部分
的遗传物质

着丝粒
从这里成对的染色体分
离形成单条染色体

减数分裂

用于生成生殖细胞（卵子和精子）的一种特殊的细胞分裂。每个人均从父母处遗传到一半的 DNA，因此生殖细胞内仅含有体细胞一半的 DNA。卵子和精子细胞均含有 23 条染色体，受精形成胚胎后则拥有整套 46 条染色体。生殖细胞具有特殊性，其遗传自父母亲的染色体远不是父母的完全相同的拷贝。相反，染色体上的基因通过遗传重组，产生遗传多样性。

1 准备
亲代细胞在睾丸或卵巢内生长，细胞大小翻倍并形成双倍染色体以复制其遗传物质。

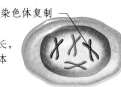

染色体复制

2 配对
母源和父源染色体的完全相同的拷贝（称同源染色体）相互配对，在重组期间互相交叉，并可能发生基因或染色体片段的交换。

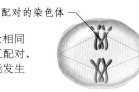

配对的染色体

3 第一次分裂
配对的染色体（姐妹染色单体）随后被拉开，当亲代细胞分裂时，形成两个子细胞。

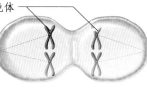

配对的染色体

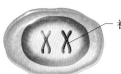

被复制的染色体

4 两个子代
从遗传学角度来说，这一子代细胞同亲代细胞并不完全相同。每一个细胞均有一套 46 条染色体，需要减半以生成生殖细胞。

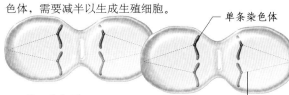

单条染色体

纺锤体

5 第二次分裂
细胞核消失，纺锤体再次出现并将姐妹染色单体拉向两极，并分裂成四个子细胞。这一阶段遗传物质没有复制。

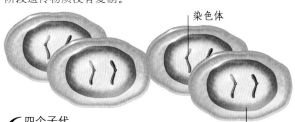

染色体

6 四个子代
四个具有 23 条染色体的子代细胞形成。每一个细胞都具有基因独特性，包含了来自源染色体基因的随机组合（见左图）。

细胞核

基因重组

在减数分裂的配对期，基因发生了随机组合，这一过程称为基因重组。每个细胞拥有两套染色体，分别来自于父亲和母亲。在重组期间，成对的染色体相互靠近，形成交叉，DNA 片段交换，这一过程称为"互换"。

染色体互换
一对染色体交换极少量的基因，或者整臂交换，保证了生殖细胞的基因组合的多样性。

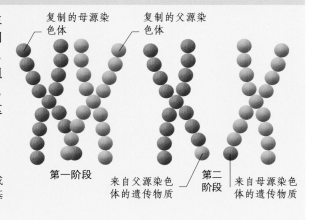

复制的母源染色体

复制的父源染色体

第一阶段

来自父源染色体的遗传物质

第二阶段

来自母源染色体的遗传物质

遗传模式

你的鼻子怎样才能和叔公的鼻子长得相像呢？或者你如何能拥有表亲们奇特的幽默感呢？基因遗传模式可帮助我们了解这些。

家系谱

尽管 DNA 在逐代传递时可随机分配，但还是有许多规则和基本的计算方法来了解亲缘关系。每个人的遗传物质均来自于双亲（各占一半），而父母则遗传自祖父母。这就意味着每个个体均分享到了其祖父母各 1/4 的基因。尽管每个后代之间有差异，但他们近半的基因是共有的。同卵双胎间具有最相近的遗传关系，其基因 100% 相同。相比较而言，亲堂（表）兄弟姐妹间仅拥有 12.5% 相同的基因。

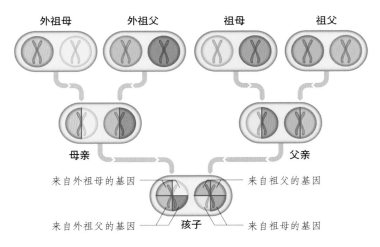

共享基因
共享基因被对半分开，遗传给下一代。每个人均遗传到父母亲各一半的基因，并再将这些基因的半数信息遗传给他们的孩子。

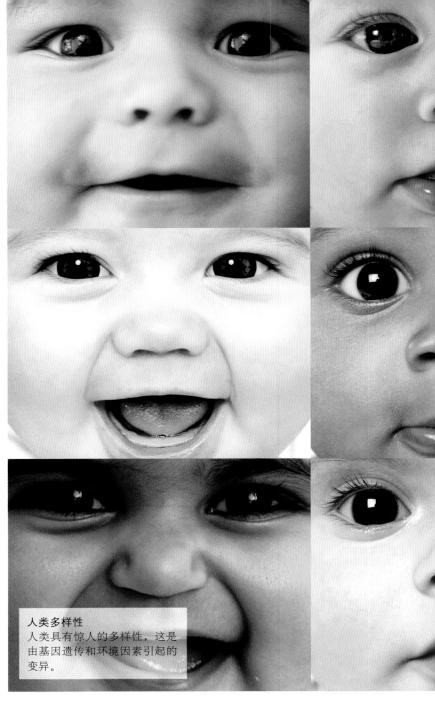

人类多样性
人类具有惊人的多样性，这是由基因遗传和环境因素引起的变异。

单基因和多基因遗传

基因由不同的等位基因组成，对于每一个特定的基因而言，一对等位基因分别遗传自父母。子代的基因表达依赖于等位基因的组合，即是否由其自身控制性状或要联合其他基因才能表现出性状。最简单的遗传方式是一个基因决定一种性状，比如一些疾病如 Huntingdon 舞蹈病，是单基因遗传的。一个等位基因可为显性或隐性的。当来自父母双方的等位基因配对时，如一条为显性，另一条为隐性，则表现出显性基因的性状——也就是说，只需要一条显性基因就能发挥作用。隐性基因的性状仅当父母双方均提供隐性等位基因时才能显现。但是许多性状，如眼睛的颜色，则由多个基因决定，因此尽管其仍符合单基因遗传规律，但结果更难预测。

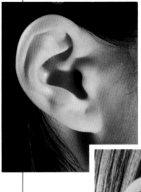

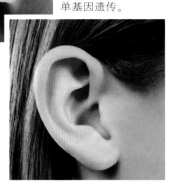

耳垂的有无
尽管近来一些科学家提出决定有无耳垂的遗传机制更为复杂，但目前仍认为，这是单基因遗传。

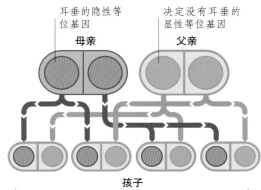

显性及隐性基因
该图显示了在耳垂外形的遗传中可能存在的基因组合。如要表现出该基因的隐性性状，必须要有两条隐性等位基因。这张表中的每一个孩子都表现出没有耳垂，但是均携带了有耳垂的隐性基因，因此他们的部分子女可能会有耳垂。

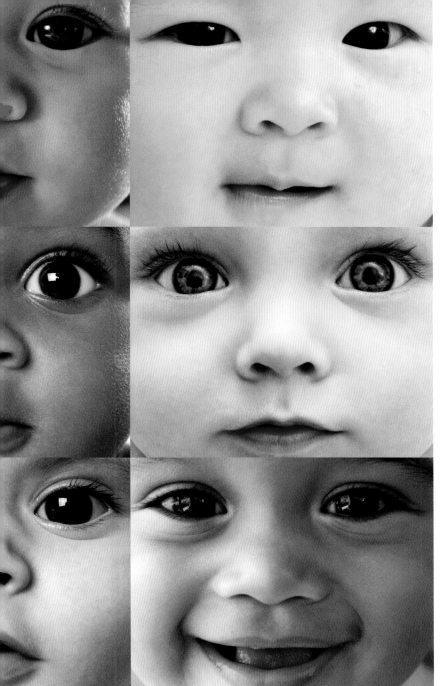

性连锁遗传

在性染色体 X 和 Y 上，有一些与生殖功能无关的基因。如何遗传给下一代，决定于这些基因位于哪种染色体上，以及等位基因是显性还是隐性的。例如，男性的性染色体为 XY，仅含有一条 X 染色体，任何 X 连锁基因只会传给女儿，而不会传给儿子。如果这个等位基因是隐性的，则女儿是携带者；反之如果是显性的，女儿则表现出该基因的显性性状。女性拥有两条 X 染色体，且在每一个细胞中总有一条 X 染色体是随机失活的。不过她们极少会显现 X 连锁隐性遗传病，因为该等位基因的正常拷贝在其他的细胞中通常是有活性的。

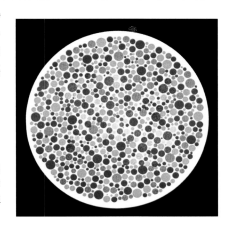

色盲
这幅隐含了绿色数字 74 的红色图片是色盲的经典测试。色盲是一种 X 连锁隐性疾病，因此男性较女性更常发病。

基因和环境

人类拥有的许多性状会受到基因和环境间相互转化的影响，这种转化非常复杂而且多变，也称为"先天与后天学说"。像个性、智力、身高这些性状是有延续性的，不过上述表现除了依赖父母的遗传外，还受到外部环境的影响如家教、社会经济状况、营养、生理环境和情感环境。许多疾病，如抑郁、心脏病、精神分裂症和癌症的发生，可能有遗传和环境的双重因素。因此，遗传学可决定一些人对某种环境易感，然后正性或负性的环境因素可诱导出正性或负性的表现。既往对同卵双胎的研究旨在探索一些特定性状中哪些部分是可遗传的。

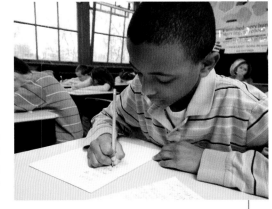

智力可遗传吗
人类 IQ 的差异约有半数可归因于遗传。但一个孩子的遗传潜力是否能完全发挥有赖于后天的培养。先天的不足在一个良好的环境中可得以弥补。

隔代遗传

近年来，科学家发现体内因环境因素发生的基因的开启和关闭也具有遗传性，称为表观遗传学。这就意味着我们祖父母受环境影响发生的基因表达的改变可以被遗传下来。例如，有研究提出，饥饿影响着一些特定基因的表达，可引起后代肥胖。

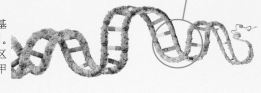

甲基
一种可黏附于 DNA 的碳氢化合物，大量的甲基可使基因沉默

基因的关闭
当大量甲基黏附于碱基上时，基因可以关闭。明显甲基化的 DNA 区域呈失活状态。这种甲基化模式可遗传。

特性形成的缘由

环境因素	相互影响	遗传
• 特定的语言（完全地）	• 身高	• 血型（完全地）
• 特定的宗教（完全地）	• 体重	• 眼睛颜色（完全地）
• 特定的文化（完全地）	• 智力	• 头发颜色（完全地）
• 对环境刺激如辐射的敏感性（环境因素占主导）	• 性格	• 特定的遗传病如 Huntingdon 舞蹈病（完全地）
	• 特定的多因素疾病如心脏病	• 秃头（遗传占主导）

遗传问题和研究

DNA 可非常精确地自我复制数百万次，不过有时也会发生一些错误。

遗传问题是怎样产生的

当 DNA 发生一次改变时（由于在一个细胞正常运行中发生的一个内部错误，或由于外部环境因素即诱变剂引起的变化），可在三个主要的水平上出现问题。第一级水平，指一个基因的一个改变影响了其编码的蛋白；第二级水平，指染色体数目发生了改变；第三级水平，指当数个基因发生改变加上环境因素的触发，可导致问题的发生。其实还有第四级，不过相较于其他三级而言非常少见，指影响到了线粒体 DNA。

基因水平
缺陷基因可遗传、在胚胎中自发突变或当长期暴露于诱变剂（如太阳紫外线、辐射、烟草）后积累突变。

染色体水平
在有丝分裂和减数分裂过程中，染色体分裂时可发生错误（见第 50 ～ 51 页），如染色体数目不正确的遗传。

线粒体水平
突变可发生于细胞线粒体 DNA，线粒体是提供细胞工作所需能量的结构。这里的 DNA 编码的蛋白质是保持线粒体正常工作所必需的。

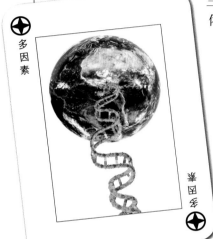

多因素水平
一些疾病受多个基因的突变和环境易感因素的影响。例如，阿尔茨海默病和乳腺癌的起源是多因素的。

突变

DNA 编码序列中发生的任何永久性的改变称为突变。突变可小至基因上的一个碱基，大至染色体上的一个片段。染色体突变所造成的影响，取决于结构性改变的大小和位置，以及是否有 DNA 的丢失。突变常发生在精子和卵子中，或胚胎发育早期。基因突变可遗传，也可在胚胎中自发产生。但最常见于体细胞 DNA 复制时，可在某些区域发生错误。当基因突变损害了一个基因的正常功能时，可产生负性影响。

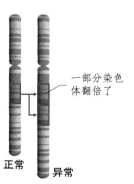
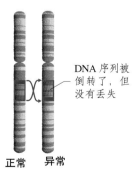

染色体可发生不同大小片段的缺失

缺失
一个染色体片段可发生断裂，其对功能的影响取决于遗传物质缺失的数量及其功能。

一部分染色体翻倍了

重复
染色体的一个片段可被错误复制不止一次。因此该片段可重复数倍。

DNA 序列被倒转了，但没有丢失

倒位
一条染色体内两处断裂，丢失的部分被重新插入，但方向错误。通常没有 DNA 的丢失。

基因突变的不同类型

基因突变可由特定的错误类型所引起。其对基因功能影响的方式取决于是否突变并如何改变 DNA 密码的读取，以及后续改变是否对该基因决定的蛋白质生成造成影响。

突变类型和定义	正确密码	错误密码
位移突变 DNA 以每三个相连的碱基为一个密码子被读取，并翻译成氨基酸。一次突变可移动该组碱基结构，这将改变氨基酸的排列	CAT CAT CAT CAT ↑ 三碱基结构	ATC ATC ATC ATC ↑ 碱基序列向右移动，CAT 变成了 ATC
缺失突变 基因上任何或大或小的 DNA 碱基丢失就是一次缺失突变	CAT CAT CAT	CAT CTC ATC ↑ "A" 被移除
插入突变 任何额外 DNA 的插入，从单个核苷到大片区域，均可能破坏基因的功能	CAT CAT CAT CAT	CAT CAT A**CA** TCA ↑ 插入 "A"
重复突变 这是插入突变的一种类型，其增加了一小段重复的 DNA 序列，可损害基因的功能	TAG GCC CAG GTA	TAG GCC CAG **CAG** ↑ 重复了一次 CAG 结构
错义突变 编码区碱基的置换，改变了编码序列，产生了另一种不同的氨基酸	CAT CAT CAT	CAT CAT C**C**T ↑ "C" 错误地替换了 "A"

遗传咨询

家族中有遗传病如囊性纤维化或一些癌症者，可求助于遗传咨询师，获得对他们自身患该病的风险以及对后代遗传风险的评估和建议。如果存在环境致病因素，遗传咨询师会对此提供指导，以预防疾病的发生。咨询师根据情况，适时对家庭成员进行检测，或有条件的话提供治疗方案。孕妇如果产前测试结果异常，可进行遗传咨询。患病或学习困难儿童的父母，如果怀疑子女存在遗传问题的，也可申请咨询评估。咨询师可给出胎儿携带可能致病基因概率的信息，告知孕妇妊娠期遗传检测结果的意义以及对该情况如何治疗、处理的初步方案。

疾病家系谱
为评估患某一种遗传病的风险，遗传咨询师要获得一份患者及其家庭成员健康和疾病史的详细信息，绘制一张家系图（如下图）。

图例
■ 癌症患者
□ 未患癌症者

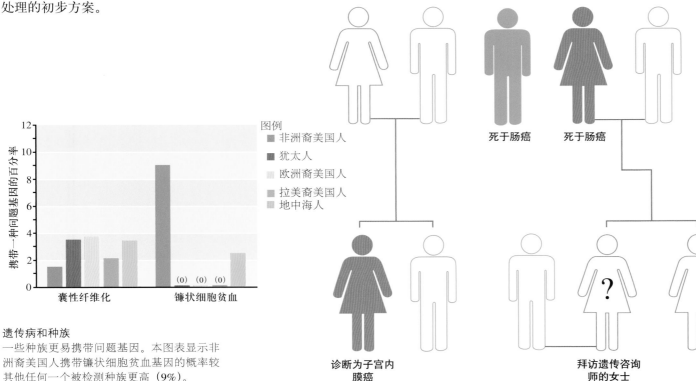

死于未知的癌症

死于肠癌　死于肠癌

诊断为子宫内膜癌

拜访遗传咨询师的女士

遗传病和种族
一些种族更易携带问题基因。本图表显示非洲裔美国人携带镰状细胞贫血基因的概率较其他任何一个被检测种族更高（9%）。

纵轴：携带一种问题基因的百分率

图例
■ 非洲裔美国人
■ 犹太人
▨ 欧洲裔美国人
▨ 拉美裔美国人
▨ 地中海人

横轴：囊性纤维化　镰状细胞贫血

遗传筛查与检测

遗传检测可早至妊娠期或婴儿期进行以发现那些可以在生命初期获得治疗的疾病（如苯丙酮尿症），或之后在出现临床症状前对疾病易感基因进行筛查（如乳腺癌 BRCA1 基因）。产前检测包括羊膜腔穿刺以获得含有胎儿游离漂浮细胞的羊水，这些细胞可用于染色体异常的检测，获得某些疾病信息如唐氏综合征。

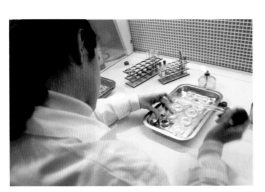

植入前检测
如果某种严重遗传疾病的风险很高，在一些国家，可在实验室内对受精的胚胎进行检测，并选择健康的胚胎进行移植。

"救星"兄弟

偶尔选择性地进行胚胎移植来制造一个"救星兄弟"，可用于治疗已出生但患有严重威胁生命的疾病（如再生障碍性贫血）的儿童。应用植入前遗传检测，可选择不患病的胚胎用于移植，将来可为其兄弟提供相匹配的组织。一旦这些孩子出生，脐带或骨髓内的干细胞可用于治疗其哥哥姐姐。

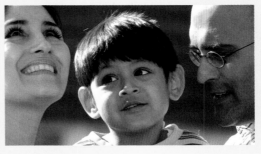

为了治疗而出生
2003 年，Zain Hoshmi 的父母（如图）在英国赢得了一次诉讼，得以尝试生育一个与 Zain 组织相容的同胞弟妹，来治愈他的 β-珠蛋白生成障碍性贫血（β-地中海贫血）。

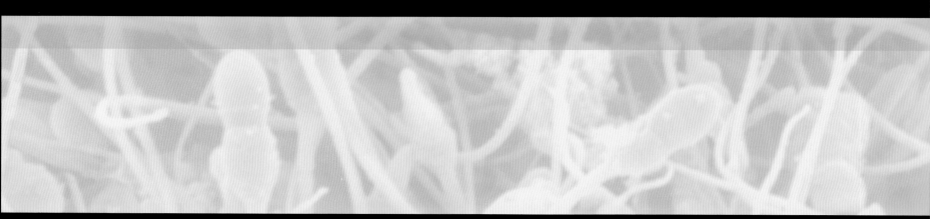

致使妊娠开始的因素比它们表现出来的更为复杂和科学。

对人类而言，性始于感官刺激和激素的相互作用。这种相互作用在神经系统、生殖器官和大脑之间持续的相互影响下会引起吸引、渴望、兴奋以及随之而来的性高潮。人类与大多数动物不同，因为性代表快乐而并不仅仅是生育。为避免这种快乐所导致的意外受孕，人类研发了各种避孕形式。

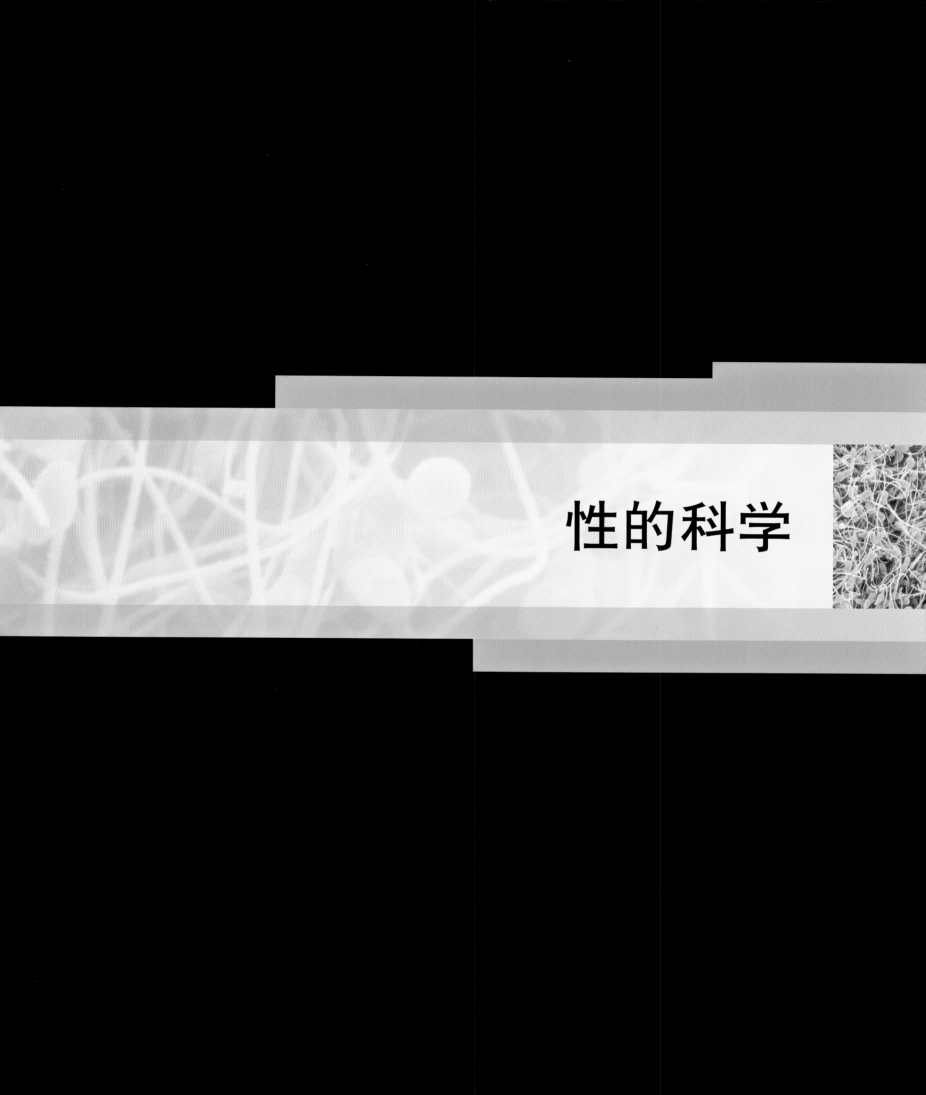

性的科学

性的进化

性用来区别雌雄，也意味着繁殖。性的进化同时包含着两种含义，即使种群适应他们的生存环境，也使他们自身的基因得到最大化地散播和生存。

什么是性

通过外生殖器官，人类的性别很容易辨认，但对于很多动物，性别仅能通过性染色体或性细胞（配子）大小来确定。女性通常有最大的性细胞（卵子），而男性的性细胞最小（精子）。然而在性器官进化的早期，相同大小的性细胞结合以产生下一代。之所以进化成不同大小是因为一些配子变得更小而具有速度更快的优势，这就意味着另一些配子必须增大以繁衍相同健康状态的后代。

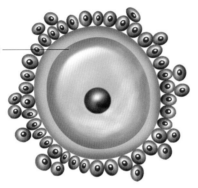

精子
细胞很小，具有游泳的能力

卵子
大且相对静止的细胞

性细胞的相对大小
一些物种例如酵母，依然通过与其一样大小的配子结合而繁殖。但是许多近期进化的生物，其雌性性细胞比雄性性细胞大得多。

性行为的原因

性行为最基本的原因是制造一个自身的全新基因复制品，即下一代，这是基因延续的唯一方式。许多动物只有在雌性的生育期才交配，然而人类，以及其他一些物种例如海豚，也为了快乐而发生性行为。这种特性在人类使得男女结合在一起，形成夫妻，这在过去尤为重要，因为当时仅靠一人照料孩子非常艰难。性激发下丘脑释放催产素，这一激素是夫妻结合的关键。

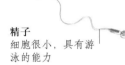

基因复制
后代是父母基因延续的方式，然而，每对父母仅能将他们50%的基因传给下一代。

为快乐而进行性行为
人类为快乐而进行性行为有很长的进化史。这一现象在文艺描述很常见，例如古希腊的色情场景。

精子竞争

只有雌性可以保证孩子是她自己的，雄性没有这种保证。为了确保有更多的概率使雌性卵子受孕，雄性必须保证自己的精子比其他竞争对手更健康。一些动物，包括某些蝴蝶，会产生两种精子，一种受精而另一种辅助它受精（辅助精子）。产生更多的精子也能帮助确保成功受孕。越复杂的物种产生精子越多，因此睾丸就越大。人类比某些类人猿如大猩猩复杂，因此男性的睾丸比雄性大猩猩大。

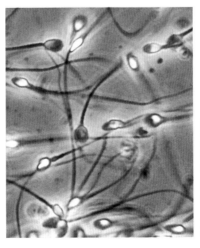

适者生存
正常情况下，每毫升人类精液中有1 500万个精子，精子都要彼此竞争唯一的受精机会，只有最健康的精子才会获胜。

雌雄同体

人类生来就有两种生殖器官，但只有极少数内分泌紊乱者才会同时具有男性和女性表现。然而他们不能使用两套生殖系统以繁殖。真正的雌雄同体同时具有雌性和雄性生殖器官，可以彼此之间受精。这对于某些独居动物如蛞蝓、蜗牛是进化上的优势，自体受精使成功繁殖的概率加倍。

无性繁殖

一些生物通过复制自身以无性繁殖。有很多不同的无性繁殖的方法（见右侧），但每种方式都跳过受精，比有性繁殖更快地繁衍后代。因此后代与父母的基因一致。无性繁殖不会因克服环境变化而发生基因变异，而这对于许多生物来说是一种成功的策略。这对于没有适应性更强的物种的竞争或生存在几乎没有变化的环境中的生物尤为适合。

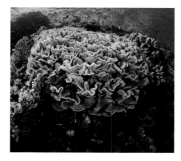

克隆
有些动物，如珊瑚，可以通过复制自身基因来繁殖（克隆），珊瑚也可以有性繁殖。

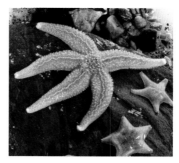

再生
这是指动物由父母身体中的碎片形成。海星可以通过这种方式生长，但海星的碎片必须包括身体中央的一部分。

优点和缺点

无性繁殖在单细胞生物中更常见，如细菌。但是许多植物、真菌和一些较大的动物如鞭尾蜥蜴也采用这种方式。

优点	• 无需寻找伴侣 • 能量可用于制造新的下一代 • 更快的繁殖方法 • 父母的基因不会因伴侣稀释
缺点	• 没有基因变异（坏基因持续存在） • 不能适应环境变化

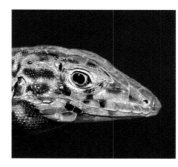

单性生殖
单性生殖是指下一代由未经雄性受精的雌性卵子发育而来，鞭尾蜥蜴就采用这种方式繁殖。

有性繁殖

雄性和雌性性细胞内的基因通过受精结合，称之为有性繁殖。穿透式性交并非必须：有些鱼类的性细胞在水中结合，位于雌性的体外。所有的性细胞是单倍体，这意味着他们有一半数目的染色体，然后结合形成完整的双倍体。有性繁殖产生的下一代具有巨大的基因变异，以适应环境变化。随着环境的变化，有利于适应新环境的基因个体生存下来，而不具备的则死亡。这意味着随着时间的推移，有性繁殖的生物更有能力进化。

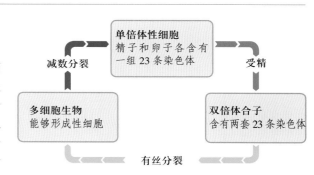

父母细胞的 46 条染色体通过减数分裂形成仅有 23 条染色体的单倍体性细胞。分别来自于父母的性细胞结合形成下一代的二倍体细胞，通过有丝分裂分开形成一个生物（见第 50 ～ 51 页）。

优点和缺点

有性生殖是现代生物中最主要的繁殖方式。在动物王国中，这种方式是基本的，但并非独有的。

优点	• 父母双方产生基因变异 • 种群更容易适应环境变化 • 基因病的概率更低
缺点	• 必须花时间来寻找伴侣 • 受精并非总能成功 • 父母只能遗传自身 50% 的基因

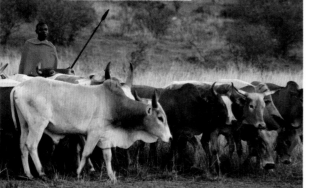

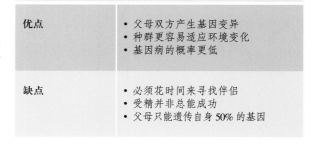

乳糖耐受
人类食用乳制品始于近期进化史。在早期社会中，一些人种有消化乳糖——牛奶中的糖分的基因。当他们开始饲养产乳类动物，这些人种蓬勃发展，乳糖耐受基因变得很普遍。在不普遍饲养产乳类动物的社会中，乳糖不耐受很普遍。

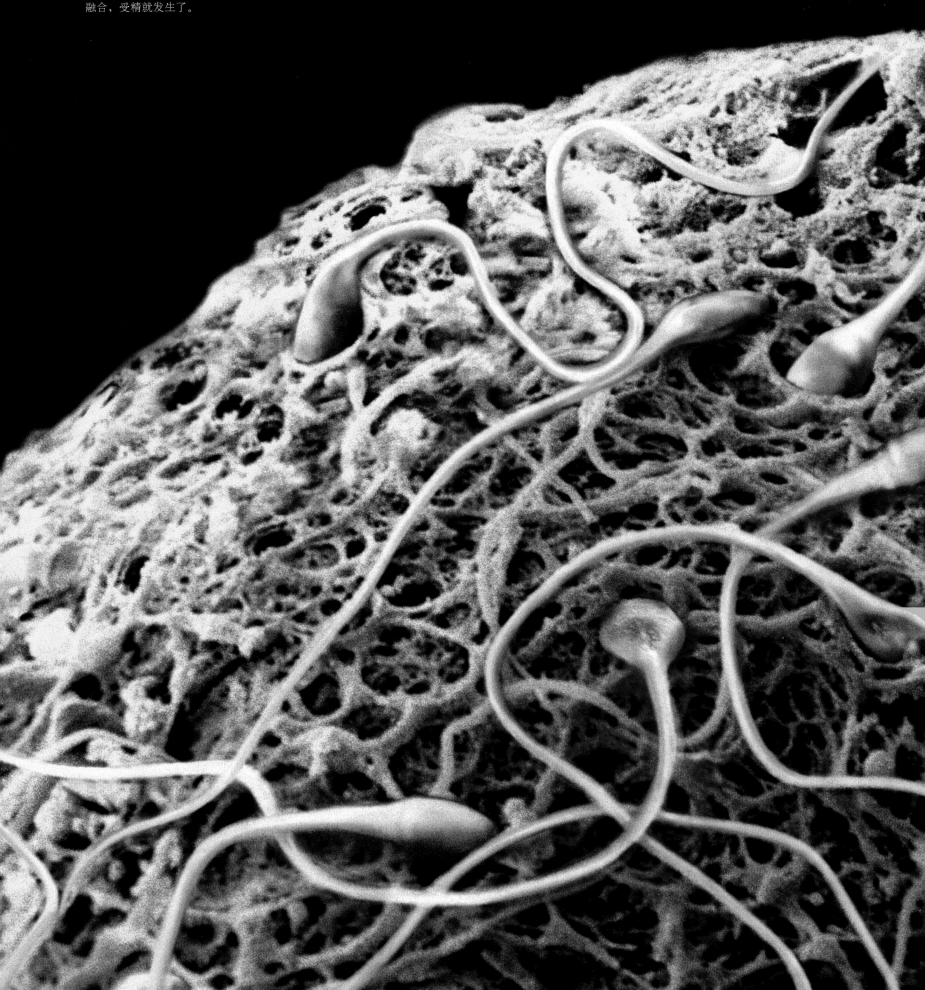

受精瞬间

这个电镜图片显示蝌蚪状的精子围绕在大得多的卵子周围。在输卵管中，精子头部穿透卵子，彼此核相融合，受精就发生了。

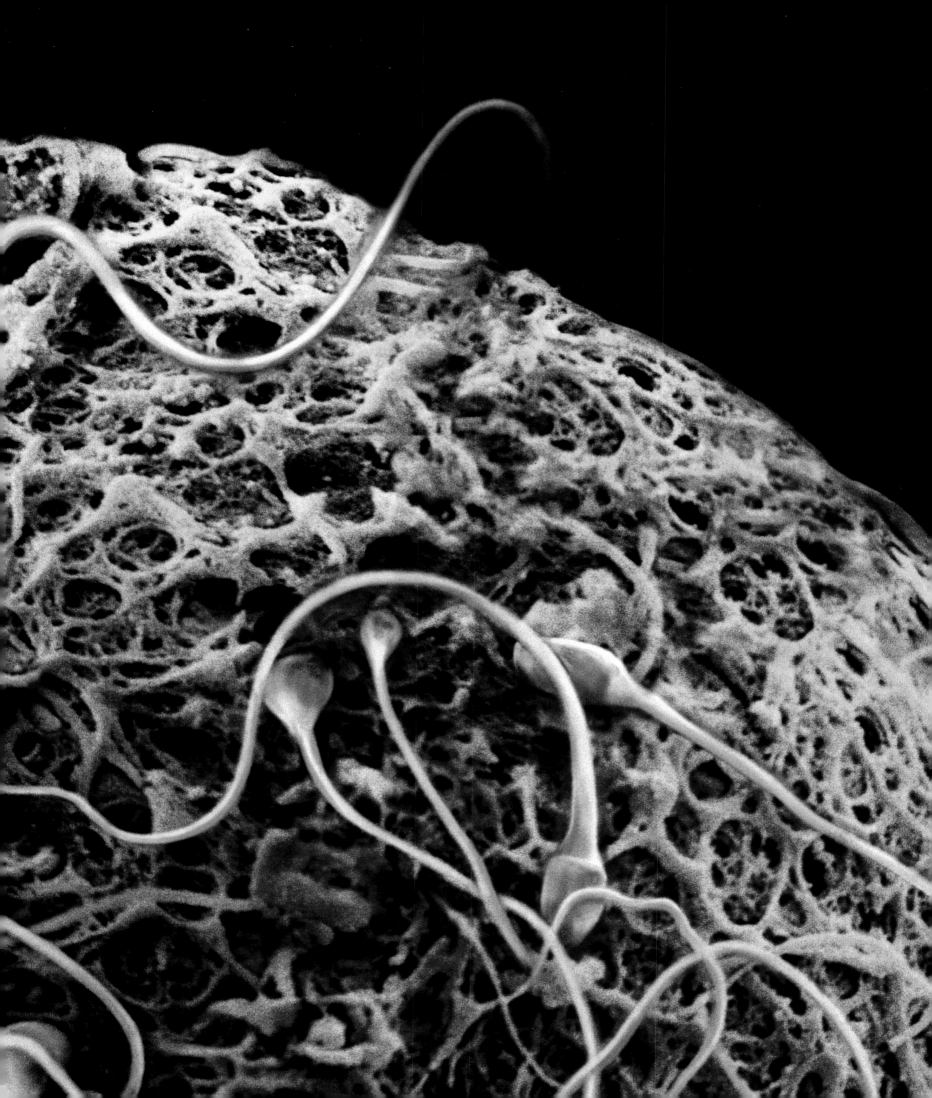

吸引力

性吸引通常被认为是难以解释的本能，然而许多互相影响的因素隐藏在这看似
神奇的化学反应背后。化学诱因（被称为信息素），加上激素影响、视觉诱因
以及其他尚未明确的因素，导致我们被他人所吸引。

生殖系统如何影响外表

动物生存的环境对他们交配系统的发育有巨大的影响，反过来也强烈地决定它们的外表。在能够维持许多动物生存的环境中，一大群雌性动物可能由一个雄性动物来保护。通常这些雄性动物比雌性动物大得多，而且长有武器如大的鹿角，通过这些来与其他雄性争斗以占有雌性。当环境不能维持大量动物时，而且打斗没有优势，一些雄性通过鲜艳的身体特性如彩色的羽毛来显示它们适宜交配。

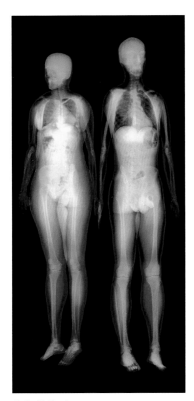

均衡的体型
在混杂的交配系统或对于那些长期配偶，如人类，雄性和雌性外表相似。

炫耀
如果一只雄孔雀尾巴上有比它的对手更多的眼睛状斑点，这对雌孔雀意味着这只雄性的基因健康，可以传递良好的基因。

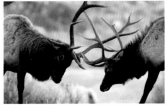

武器
雄性红鹿争夺与雌性交配的机会，如果一只竞争的雄鹿没有被对手的外表吓退，一场激烈的战斗随即发生。

正选型交配

正选型交配指的是生物选择与自己有类似特征配偶的倾向。人类在潜意识里这样选择自己的配偶——有相似的外表和智力的人通常可以成为伴侣。这项本能可能由进化而来，因为其促进长期稳定的关系。在人类早期进化史中，这是必需的，因为当父母都有能力照顾下一代时，他们才有更好的生存机会。

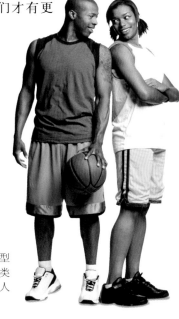

生理类似
最容易观察到正选型交配的是发现生理类似，如一对伴侣的人种或体重。

月经周期和交配选择

在月经周期中激素的波动会影响女性对男性魅力的评估。在她们最易受孕期（排卵期前后），女性易被拥有高度阳刚特征（这与其自身基因最为不同）的男性所吸引。这种吸引是潜意识的，被认为是由于这些男性会产生基因最健康的后代。然而，在月经周期的其他阶段，女性更青睐与其自身基因类似、阳刚特质较少但容易结成伴侣并能照顾后代的男性。这似乎意味着女性因此想将基因健康男性作为性伴侣，与愿意照顾后代的男性建立长期伴侣关系。

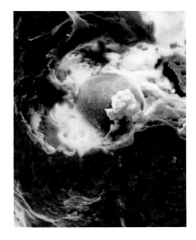

排卵和吸引力
使用伪色电镜扫描显示卵子（粉色）释放时排卵的瞬间。在这个时期，女性潜意识里被基因健康、适合孕育下一代的男性所吸引。

"隐蔽的"排卵期
一项研究显示大腿舞的舞者在排卵期时获得更多的小费。这暗示在排卵期时表现的微妙变化，使得男性能够分辨女性是否在生育周期。

（图表：纵轴 收入（美元）0–400，横轴 周期：月经期、排卵期、黄体期）

图例
—— 未服避孕药的女性
—— 服用避孕药的女性

避孕药的影响

口服避孕药通常抑制排卵，这意味着对女性而言在排卵期前后吸引不同基因男性的诱因被扰乱了。长期的影响还未知。然而，这可能会导致女性更容易和与自身基因类似的男性产生下一代，理论上导致下一代不够健康。这可能对关系稳定也有影响，因为当女性停药之后，她可能会用另一种方式看待她的伴侣。

信息素

信息素是指同一物种之间彼此联系所释放的化学物质。有些动物使用信息素来标志一片领土。蚂蚁们使用它们来设定轨迹以引导其他蚂蚁觅食或警示危险。信息素在交配中发挥作用。对于许多物种包括人类，它们标志着女性准备好交配。一项研究显示，男性更容易被排卵期女性的服饰所吸引。信息素也可能使人类被与其自身基因不同的潜在伴侣所吸引，这将导致任何潜在后代最大程度的基因多样性。

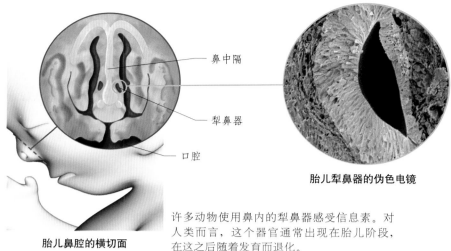

鼻中隔

犁鼻器

口腔

胎儿鼻腔的横切面

胎儿犁鼻器的伪色电镜

许多动物使用鼻内的犁鼻器感受信息素。对人类而言，这个器官通常出现在胎儿阶段，在这之后随着发育而退化。

脸部对称性

脸部特征被认为具有吸引力，对男性而言更有男子气，而女性则更有女人味。在潜意识里，脸部的对称性会影响所感受到的脸部男子气或女人味。脸部更加对称的人和脸部性别特征明显的人，被认为较少有的健康问题，因此脸部特征是向他人显示自身健康的一种方式。只有高质量的男性和女性才具有脸部对称性，这被认为是具有更为男子气或女性化的脸部特征。

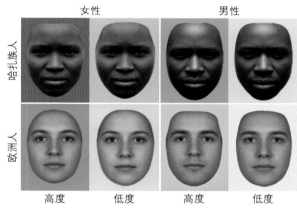

女性　　　　　　男性

哈扎族人

欧洲人

高度　　低度　　高度　　低度

高度和低度脸部对称性
这些由来自两个不同民族人群的照片合成的脸部，代表着各自民族的高度和低度的脸部对称性。

对称线
为了判断脸部是否对称，人类评估脸的中部到一些指示点如眼睛、脸部边缘、鼻部边缘的距离。

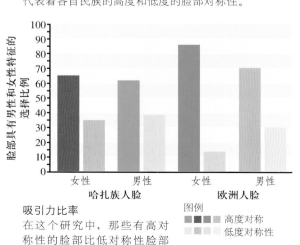

脸部具有男性和女性特征的选择比例

哈扎族人脸　　　欧洲人脸

女性　男性　　女性　男性

图例
高度对称
低度对称性

吸引力比率
在这个研究中，那些有高对称性的脸部比低对称性脸部更具有男子气或女人味。

欲望和兴奋

欲望和兴奋是性行为有意识的前奏。为了经历这些人类的本能需要大脑、神经网络以及激素之间复杂的互动，这是人体对感官刺激和生理刺激的协调。

什么触发欲望？

性欲通常受许多感官欲望诱因共同影响而触发。视觉、听觉、嗅觉，触觉甚至味觉都会触发欲望。刺激由外周神经系统感知并传递神经冲动至大脑的躯体感觉皮质，由此我们"体会"到这些感觉。作为反映想像力和思想，涉及大脑的几个区域，统称为边缘系统，它们对于欲望也有重要的作用。一旦感官和想像力受到刺激，由大脑的相关区域发出的冲动传递至下丘脑，在下丘脑经过处理后引起欲望和兴奋的感觉。

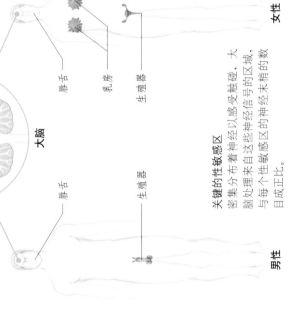

亲吻是一种高度有效诱发欲望的方式，涉及嘴唇和舌头（关键性感区）。亲吻需要身体的接触，并激活触觉，味觉，嗅觉。

欲望的波动

人的一生中欲望的水平始终处于波动状态。这种波动有很多原因，包括激素和心理因素。对于女性，欲望水平和心理因素。对于女性，欲望水平通常随着月经周期中短期激素水平变化而波动。雄激素同样与男性和女性的长期欲望有关。青春期后雄激素水平上升，欲望的感觉迅速增加。不过欲望随着年龄而下降。男性雄激素水平 35 岁左右到达高峰，随后缓慢下降；在女性所有的激素水平在绝经后迅速下降。

关键的性敏感区

密集分布着着神经以感受触碰，大脑处理来自这些神经信号的区域，与每个性敏感区的神经末梢的数目成正比。

大脑

躯体感觉皮质
人体的感觉系统，位于大脑的顶叶。

下丘脑
协同感官刺激，触发欲望和唤醒。

生殖区域
唇舌区域
乳房区域

女性
男性
唇舌
乳房
生殖器
唇舌
生殖器

图例
- 交感神经
- 副交感神经
- 阴部神经

性反应

对于男性和女性而言，兴奋由大脑和脊髓同传导的冲动所控制。神经信号同复杂的相互作用导致兴奋，并形成性高潮。为避免不合时宜的性兴奋，脑桥（位于脑干）通过交感神经释放抑制因子。

下丘脑
脑桥
脊髓

1 大脑信号
下丘脑释放冲动至脊髓诱发生殖器的性兴奋。快感稍后反馈至大脑，抑制因子由脑桥释放。

分泌

男性的雄激素由睾丸内的细胞分泌（光镜下呈粉色）；女性则由卵巢分泌激素。

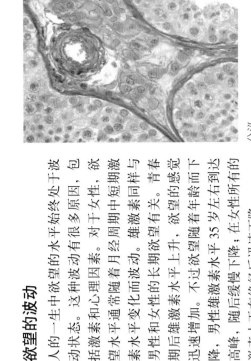

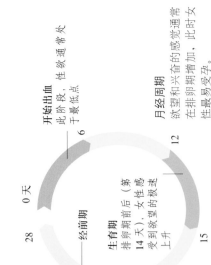

月经周期
欲望和兴奋的感觉通常在排卵期增加，此时女性最易受孕。

开始出血
此阶段，性欲通常处于最低点。

0 天
28
6
12
15

经前期
生育期
排卵期前后（第 14 天），女性感受到欲望的极速上升

兴奋途径

信号在大脑和生殖器之间通过感觉神经和交感神经系统的一部分，调节内部流程）来传导。下丘脑至生殖器官以信号来协调信号。它释放信号至脊髓与副交感神经相互作用，将感觉信号回馈脊髓，然后传递性快乐的信息。这些直接作用于感觉神经自生殖器官反馈性兴奋，包括勃起组织充血以及信号传递至大脑启动血流以达到性高潮。

感觉神经自大脑和脊髓诱发兴奋，副交感神经负责协调信号。副交感神经加速生殖器官的兴奋，即交感神经启动至临界点兴奋感。这将持续至到达临界点，即交感神经启动血流，使感觉神经启动高潮。

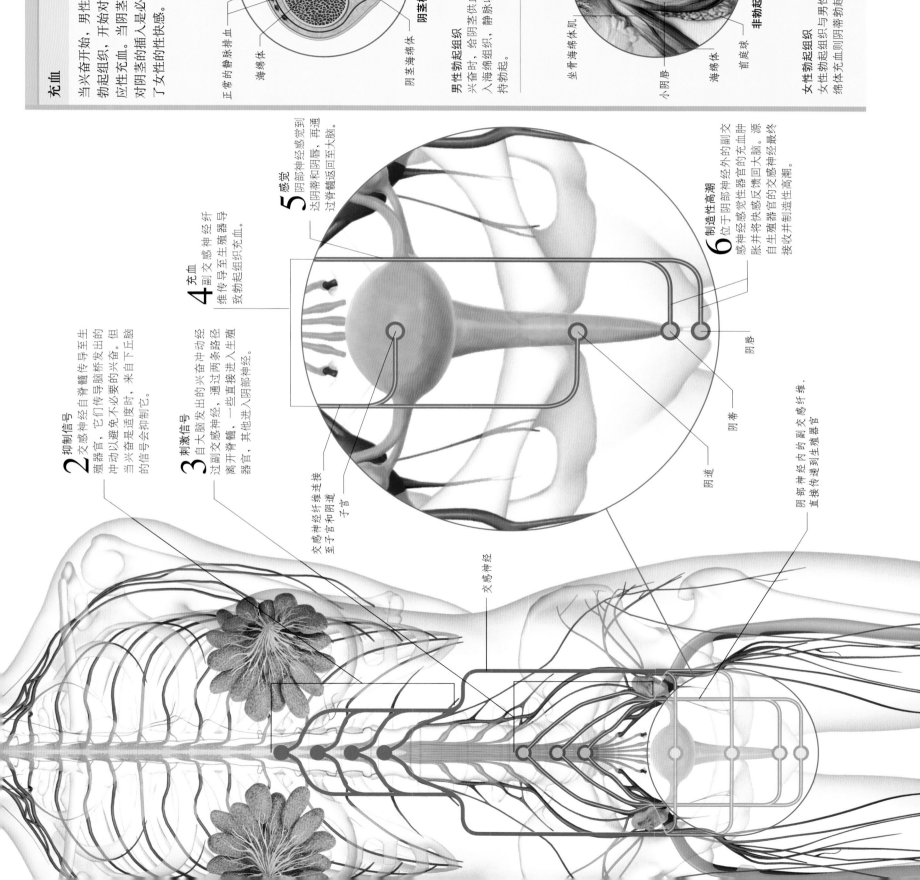

充血

当兴奋开始，男性阴茎和女性大阴唇、阴蒂中的勃起组织，开始对通过副交感神经的信号产生反应性充血。当阴茎充血，会变得直立而坚硬，这对阴茎的插入是必需的。阴唇和阴蒂的充血增加了女性的性快感。

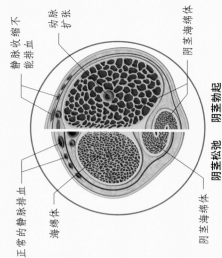

阴茎勃起

正常的静脉排血 —
海绵体 —
阴茎海绵体 —

静脉收缩不能排血
动脉扩张
阴茎海绵体

阴茎松弛

男性勃起组织

兴奋时，给阴茎供血的动脉扩张，使得大量血涌入海绵组织，静脉收缩避免血液离开阴茎，以维持勃起。

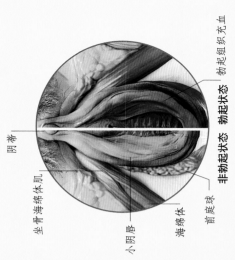

勃起状态 勃起组织充血

非勃起状态

阴蒂 —
坐骨海绵体肌 —
小阴唇 —
海绵体 —
前庭球 —

女性勃起组织

女性勃起组织与男性类似，但是体积小很多。当海绵体充血则阴蒂勃起，勃起时外阴也会充血。

---

5 感觉
阴部神经觉到达阴蒂和阴唇，再通过脊髓返回至大脑。

6 制造性高潮
位于子宫阴部神经外的副交感神经将感觉快感反馈给大脑。源自生殖器官的交感神经最终接收并制造性高潮。

4 充血
副交感神经纤维传导至生殖器组织，致勃起组织充血。

3 刺激信号
自大脑发出的兴奋冲动经过副交感神经，通过两条路径离开脊髓，一些直接进入生殖器官，其他进入阴部神经。

2 抑制信号
交感神经自脊髓传导至生殖器官，它们传导发出的兴奋冲动以避免不必要的兴奋。但当兴奋是适度时，来自下丘脑的信号会抑制它。

交感神经纤维连接至子宫和阴道

子宫和阴道

交感神经

阴道

阴蒂

阴唇

阴部神经内的副交感神经纤维直接传递到生殖器官

性行为

人类为了生育同时也为了生理快感和情感交融而性交。相反，对于大多数动物而言，性行为仅仅是生育的一种方式。

性交

性交通常指阴茎插入阴道，这要求阴茎勃起并足够润滑以便轻松无痛地进入阴道。阴道内腺体产生分泌物润滑阴道，男性生殖器的辅助性腺如尿道球腺帮助润滑男性尿道。阴茎头（龟头）包含成百上千的感觉神经末梢，当阴茎进出阴道时受到刺激，这个动作同时刺激阴蒂和阴道的神经末梢，性快感产生，通常最终形成性高潮——这个状态男性比女性更容易达到。

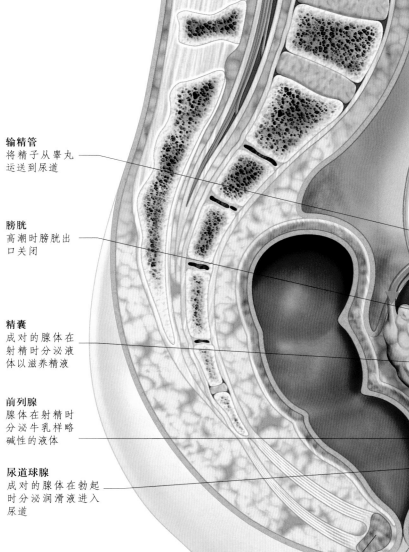

输精管
将精子从睾丸运送到尿道

膀胱
高潮时膀胱出口关闭

精囊
成对的腺体在射精时分泌液体以滋养精液

前列腺
腺体在射精时分泌牛乳样略碱性的液体

尿道球腺
成对的腺体在勃起时分泌润滑液进入尿道

会阴体肌
在高潮时收缩以关闭肛门避免排便

尿道
排尿和射精的双重管道，当性高潮时排尿的通道受阻

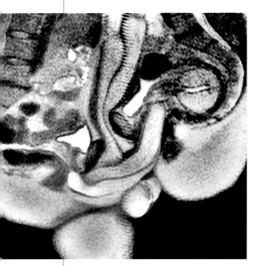

插入
这张拍摄于性交时的 MRI 扫描显示大部分阴茎在阴道外，当插入阴道时它会呈现出回旋镖的形状。

性交过程
性交时阴部神经末梢受刺激形成高潮，导致精液从男性到达女性生殖道。如果性交发生在排卵期就可能引起受孕。

性的阶段

对于男性和女性而言，性都有四个典型的阶段。第一阶段是兴奋，性欲的生理或精神刺激引起勃起，导致勃起组织的润滑和充血。第二阶段是平衡，这时勃起组织充血到达最大体积，勃起到顶点。这两个阶段持续时间不尽相同。第三阶段很短，此时性高潮发生。第四阶段是不应期，此时勃起组织松弛，男性在一段时间内无法重新勃起。

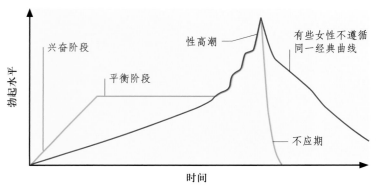

图例
— 经典曲线
— 每个女性的经典曲线各有不同

这个图片显示了性的四个阶段的典型曲线（绿色）。大多数人以类似的方式经过每一阶段，但是有些女性的性反应曲线（紫色）与典型曲线不尽相同。

爱的激素

催产素是下丘脑分泌进入血流的一种激素，被运送至乳房、子宫等一些器官。通过许多其他的行为，催产素对性表现、高潮、妊娠、分娩、哺乳甚至亲友关系产生影响。催产素被认为有助于男女之间在性行为之后形成稳定的伴侣关系（见第 58 页）。

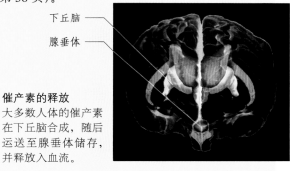

下丘脑

腺垂体

催产素的释放
大多数人体的催产素在下丘脑合成，随后运送至腺垂体储存，并释放入血流。

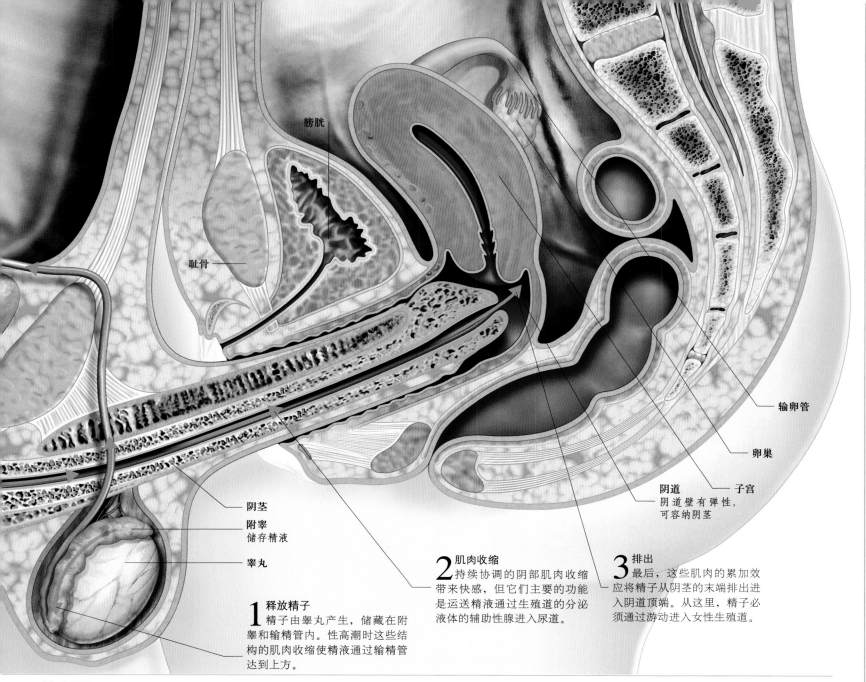

膀胱

耻骨

输卵管

卵巢

阴道
阴道壁有弹性，
可容纳阴茎

子宫

阴茎

附睾
储存精液

睾丸

1 释放精子
精子由睾丸产生，储藏在附睾和输精管内。性高潮时这些结构的肌肉收缩使精液通过输精管达到上方。

2 肌肉收缩
持续协调的阴部肌肉收缩带来快感，但它们主要的功能是运送精液通过生殖道的分泌液体的辅助性腺进入尿道。

3 排出
最后，这些肌肉的累加效应将精子从阴茎的末端排出进入阴道顶端。从这里，精子必须通过游动进入女性生殖道。

性高潮

性高潮是性快感激烈的顶点（见第64～65页），由后背下段脊髓骶骨区发出的交感神经激活引起。这些神经到达骨盆下段的肌肉引起节律性的收缩。交感神经同时也引起膀胱出口的肌肉关闭，在性高潮时不会造成刺激性的排尿。参与收缩的肌肉数量有所差异，但通常每次性高潮涉及10～15块肌肉。

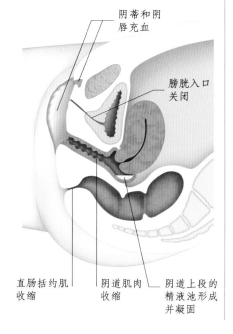

阴蒂和阴唇充血

膀胱入口关闭

直肠括约肌收缩

阴道肌肉收缩

阴道上段的精液池形成并凝固

女性性高潮时的精液状态
精液在阴道上段凝固，精子必须游过宫颈。性高潮的收缩可能有助于宫颈口扩张，使精子朝输卵管方向移动。

射精

男性骨盆下段的肌肉如骨盆底部的球海绵体肌节律性地收缩，将精液从生殖道排出。精液包括精子和体液，体液来自输精管，通过诸如精囊、前列腺、尿道球腺等附属性腺分泌。精液是碱性的，以此中和阴道的酸性使精子游动。高潮时的肌肉收缩使其喷射进入阴道顶端。精子每次仅能使一个卵子受精，他们激活的这个过程被称为精子获能（见第80页）。

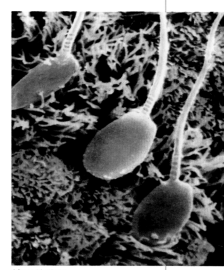

精子的旅程
这个伪色显微镜图片显示精子在女性生殖道内。黏膜细胞（紫色）分泌液体以包裹并保护精子。

生育控制

生育控制长期以来一直用以避免意外怀孕。今天，有一系列的方法可用来控制生育，大多数人都能找到适合自己的方法。

生育控制的重要性

对于许多人而言，生育控制仅仅意味着进行性行为而无需担心怀孕。然而生育控制是女性在全球范围内获得权力的因素之一，而且非常有利于性健康。在发展中国家，避免意外怀孕给予女性在家庭外受教育及工作的机会。

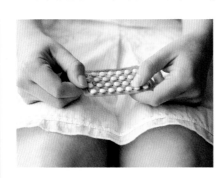

选择受孕时机
药物和其他方式控制生育使人类可以为快乐而进行性行为，并在时机适合时怀孕。

控制生育的方法

自然方法，例如已经使用几百年的性交中断和一些屏障法。现代方式开始被广泛使用始于 20 世纪 60 年代。主要被应用的有屏障法、激素法和宫内节育器（IUD）。这些所有的方法或是避免怀孕如避免卵子受孕，或是避免生育如避免受精卵植入子宫。

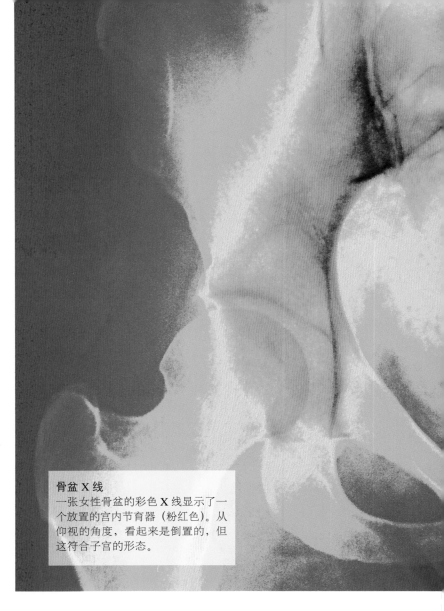

骨盆 X 线
一张女性骨盆的彩色 X 线显示了一个放置的宫内节育器（粉红色）。从仰视的角度，看起来是倒置的，但这符合子宫的形态。

屏障法

在精子和卵子之间形成物理屏障的方法称为屏障法。四种主要的方式为男用及女用避孕套、宫颈帽、隔膜。避孕套通常是一次性使用的，而帽和隔膜可以多次使用。它们都是通过阻止精子通过宫颈进入子宫而起到避孕效果。避孕套也可以避免性传播疾病。屏障法被广泛应用，因其价格便宜且容易使用，但不如其他方式可靠。在一年中，如果每次性生活都使用避孕套，女性仍有 2% 的机会怀孕。帽和隔膜的有效性更差，但配合使用杀精剂（一种可以杀死精子的凝胶）可以增加有效性。

密封圈以堵塞子宫入口

开放圈

男性避孕套
通常由乳胶制成，性交时男性避孕套套在阴茎上，使用后丢弃。

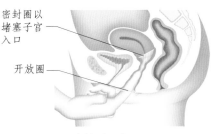

女性避孕套
薄的塑料或橡胶袋连接着两个有弹性的环，一个放入阴道深部，一个放在外部。

子宫　　隔膜

阴道壁

宫内节育器（IUD）

IUD 由医生或护士放置，可以放置几年以长期避孕。有两种主要形式：铜制节育器或节育器含孕激素，都是刺激子宫释放前列腺素，使其不适合精子和卵子。释放孕激素的宫内节育器可以使内膜变薄，增加宫颈黏液，抑制排卵。IUD 的作用主要是避孕，但也可以防止受精卵着床。

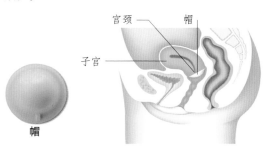

宫颈　　帽

子宫

帽

宫颈帽
橡胶制成的小的有弹性的帽，置于阴道顶部，牢固覆盖宫颈，堵住子宫入口。

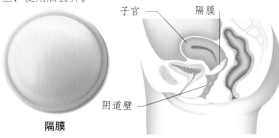

隔膜

隔膜
隔膜比帽大，形状为圆顶形，外圈有弹性环，放置在阴道壁，堵住子宫入口。

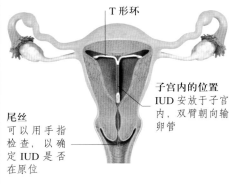

T 形环

子宫内的位置
IUD 安放于子宫内，双臂朝向输卵管

尾丝
可以用手指检查，以确定 IUD 是否在原位

IUD 放置
放置 IUD 前用小器械测量子宫大小，孕激素 IUD 较大，难以放入未生育妇女体内。

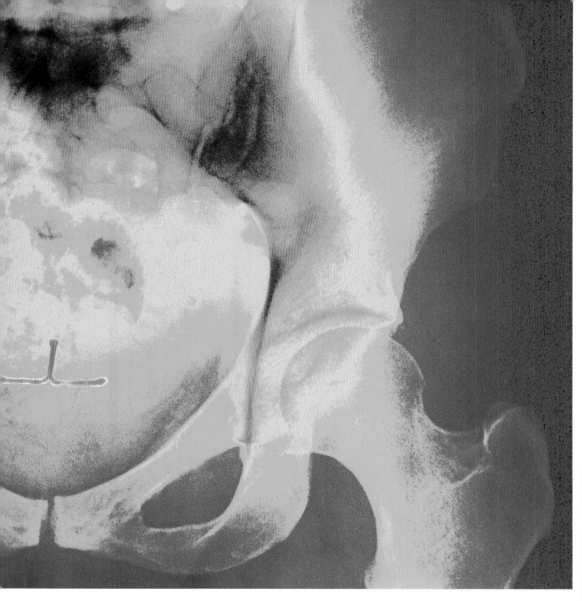

雌激素有很多种，都是卵巢对 FSH 和 LH 刺激产生反应而产生的。在所有的脊椎动物中，雌激素都与生育周期有关。雌激素也是结合避孕药和紧急避孕药的重要成分。避孕药中的雌激素大多数是合成的，但一些用于人类的雌激素是从妊娠马尿中提取的。

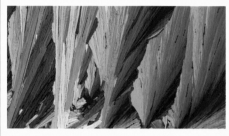

雌二醇
光镜下的雌二醇结晶。雌二醇是雌激素的一种，可以控制月经周期。

紧急避孕药
事后避孕药是一个术语，包括各种不同的用于无保护性生活后防止怀孕的药物。一些药品含有类似孕激素的激素，一些是雌孕激素结合的药片，还有些例如拮抗孕激素作用的米非司酮。尽管成分不同，但这些药物都是通过两种方式避免受孕：延迟排卵或使精子难以到达卵子。然而其主要的作用方式是延迟排卵，所以如果排卵已经发生，事后避孕药的效果较差。尽管效果更差，IUD 也可用于紧急避孕，因为它可以阻止受精卵着床。

激素方法
最有名的激素方法就是结合口服避孕药，其含有比人体正常水平高的雌孕激素。每个月，当雌孕激素的自然水平下降，脑垂体产生 FSH 和 LH 以触发排卵。药片中高水平的雌孕激素避免了这个过程。皮下埋植剂也可以通过在皮下释放稳定的激素以抑制排卵。单纯孕激素片可以抑制排卵但其成功率低于结合片，其主要的功能是增厚宫颈黏液以及避免精子到达输卵管。

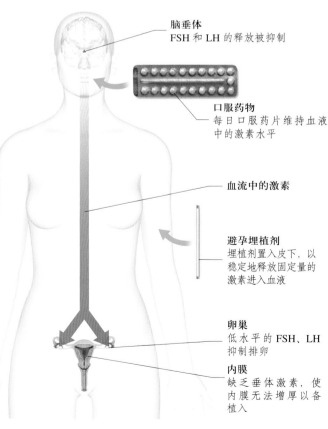

脑垂体
FSH 和 LH 的释放被抑制

口服药物
每日口服药片维持血液中的激素水平

血流中的激素

避孕埋植剂
埋植剂置入皮下，以稳定地释放固定量的激素进入血液

卵巢
低水平的 FSH、LH 抑制排卵

内膜
缺乏垂体激素，使内膜无法增厚以备植入

使用激素避孕
激素避孕有很多可以干扰月经周期的方法，使其适应个体需要。

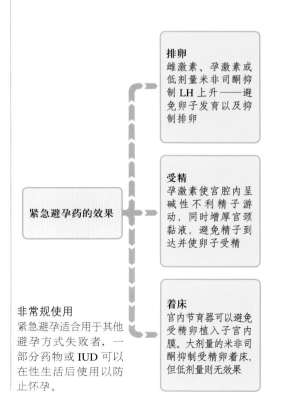

排卵
雌激素、孕激素或低剂量米非司酮抑制 LH 上升——避免卵子发育以及抑制排卵

受精
孕激素使宫腔内呈碱性不利精子游动，同时增厚宫颈黏液，避免精子到达并使卵子受精

紧急避孕药的效果

着床
宫内节育器可以避免受精卵植入子宫内膜。大剂量的米非司酮抑制受精卵着床，但低剂量则无效果

非常规使用
紧急避孕适用于其他避孕方式失败者，一部分药物或 IUD 可以在性生活后使用以防止怀孕。

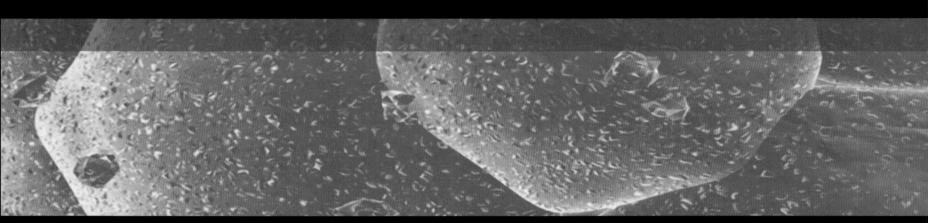

排卵时，女性卵巢内一个成熟卵泡破裂，排出一个卵子。当其在输卵管内向子宫游动的过程中遇到精子，则完成受精。经过一系列复杂的过程，受精卵首先变成一个细胞球，随时间的进展再发育成一个初具人形的胚胎，然后发育成一个可以活动的胎儿，最终发育成一个完全成熟的胎儿，做好了在母亲体外生存的准备。妊娠期间，母亲的身体发生了一系列的变化以养育生长中的胎儿。

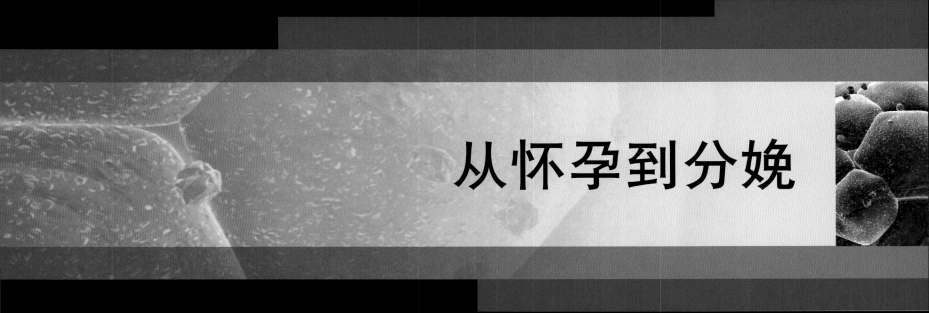
从怀孕到分娩

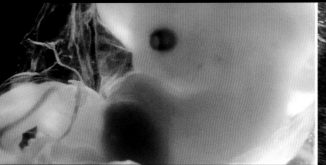

眼芽和肝脏 在8周大小的胎儿身上可以看到早期的眼睛。腹部黑色的区域是发育中的肝脏。

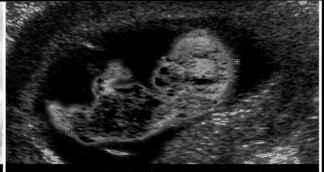

孕12周时的超声图像 超声扫描可以测量胎儿以帮助估计胎儿孕龄及了解其生长发育。

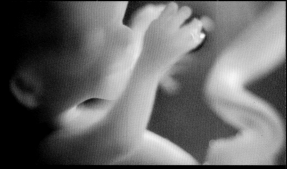

外耳及手指 到第12周时，在胎儿头的一侧可以看到很小的外耳，分开的手指和脚趾也已形成。

早孕期

第1～3个月 ｜ 第1～12周

在早孕期，单细胞的受精卵在子宫内着床，并发育成微小但能辨认出人形的胚胎，此时主要的器官已经发育。

早孕期是显著生长发育的阶段。单细胞受精卵快速分裂成为胚胎，然后发育成胎儿。虽然仍需经过许多生长及发育，但在早孕期末胎儿已初具人形，具有面部器官、感觉器官、肢体末端的手指和脚趾，甚至是牙蕾、指纹和脚趾甲。大脑、神经系统和肌肉均具有相应功能，胎儿可以做出无意识的反射动作，比如剧烈的活动、吞咽、打嗝、打呵欠和撒尿。

最初的人类发育阶段充满风险。在器官形成过程中，胚胎对包括药物、污染和感染在内的有害影响尤其敏感。早孕期是最可能发生先天性损害和妊娠丢失的时期。但在此孕期末，危险已经减小很多。虽然直到孕3个月才会表现出明显怀孕，但孕妇可能会注意到自己的腰围增加及其他一些早期症状，比如恶心。很多妇女在此孕期末才宣布自己怀孕。

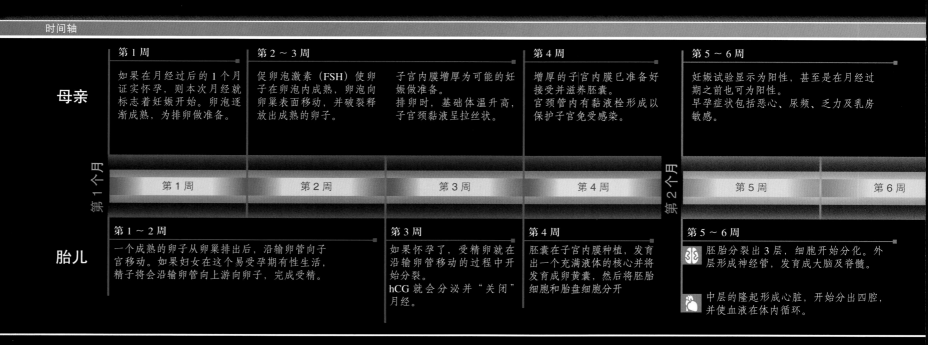

时间轴

	第1周	第2～3周		第4周	第5～6周
母亲	如果在月经过后的1个月证实怀孕，则本次月经就标志着妊娠开始。卵泡逐渐成熟，为排卵做准备。	促卵泡激素（FSH）使卵子在卵泡内成熟，卵泡向卵巢表面移动，并破裂释放出成熟的卵子。	子宫内膜增厚为可能的妊娠做准备。排卵时，基础体温升高，子宫颈黏液呈拉丝状。	增厚的子宫内膜已准备好接受并滋养胚囊。宫颈管内有黏液栓形成以保护子宫免受感染。	妊娠试验显示为阳性，甚至是在月经过期之前也可为阳性。早孕症状包括恶心、尿频、乏力及乳房敏感。

第1个月： 第1周 ｜ 第2周 ｜ 第3周 ｜ 第4周　　第2个月： 第5周 ｜ 第6周

	第1～2周		第3周	第4周	第5～6周
胎儿	一个成熟的卵子从卵巢排出后，沿输卵管向子宫移动。如果妇女在这个易受孕期有性生活，精子将会沿输卵管向上游向卵子，完成受精。		如果怀孕了，受精卵就在沿输卵管移动的过程中开始分裂。hCG就会分泌并"关闭"月经。	胚囊在子宫内膜种植，发育一个充满液体的核心并将发育成卵黄囊，然后将胚胎细胞和胎盘细胞分开	胚胎分裂出3层，细胞开始分化。外层形成神经管，发育成大脑及脊髓。中层的隆起形成心脏，开始分出四腔，并使血液在体内循环。

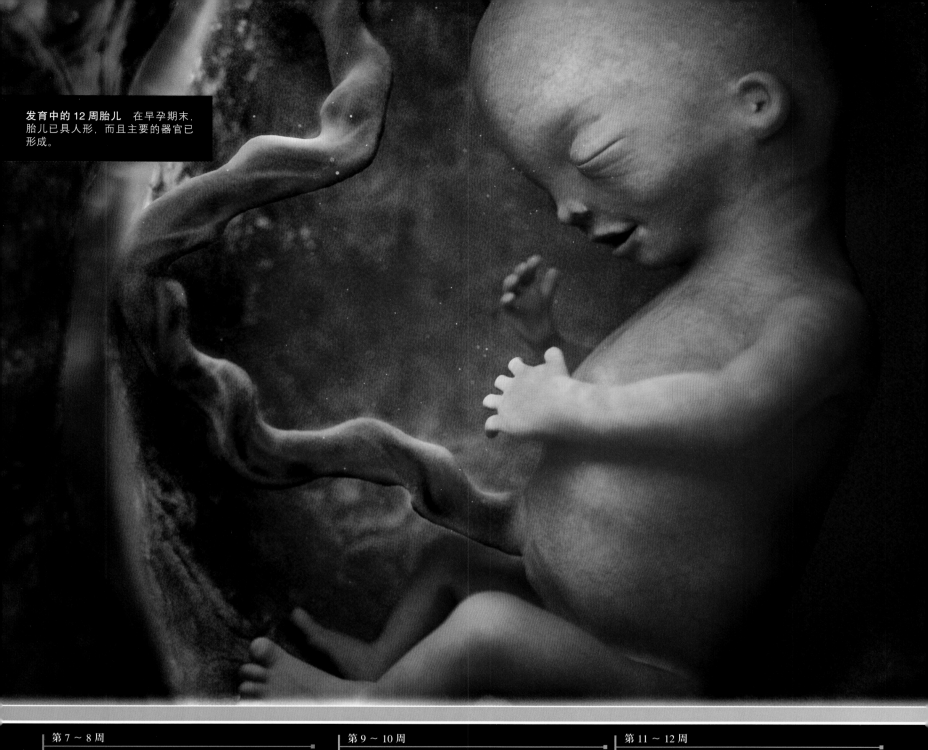

发育中的 12 周胎儿 在早孕期末，胎儿已具人形，而且主要的器官已形成。

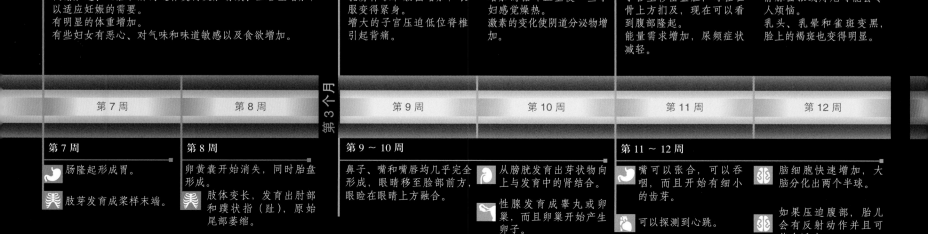

第 7 ~ 8 周		第 9 ~ 10 周		第 11 ~ 12 周	
代谢加速、心脏和肺的运作变得更加有效、血容量增加，以适应妊娠的需要。 有明显的体重增加。 有些妇女有恶心、对气味和味道敏感以及食欲增加。		乳房体积和腰围增加，衣服变得紧身。 增大的子宫压迫低位脊椎引起背痛。	增加的循环血量使一些孕妇感觉燥热。 激素的变化使阴道分泌物增加。	子宫上移出盆腔，可在耻骨上方扪及，现在可以看到腹部隆起。 能量需求增加，尿频症状减轻。	静脉曲张或痔疮可能会令人烦恼。 乳头、乳晕和雀斑变黑，脸上的褐斑也变得明显。

第 3 个月

第 7 周	第 8 周	第 9 周	第 10 周	第 11 周	第 12 周

第 7 周	第 8 周	第 9 ~ 10 周		第 11 ~ 12 周	
肠隆起形成胃。 肢芽发育成桨样末端。	卵黄囊开始消失，同时胎盘形成。 肢体变长，发育出肘部和蹼状指（趾），原始尾部萎缩。	鼻子、嘴和嘴唇均几乎完全形成，眼睛移至脸部前方，眼睑在眼睛上方融合。	从膀胱发育出芽状物向上与发育中的肾结合。 性腺发育成睾丸或卵巢，而且卵巢开始产生卵子。	嘴可以张合，可以吞咽，而且开始有细小的齿芽。 可以探测到心跳。	脑细胞快速增加，大脑分化出两个半球。 如果压迫腹部，胎儿会有反射动作并且可能会活动。

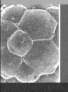

妊娠是从妇女的最后一次月经开始算起的。此后2周，身体在为怀孕做准备。受精卵在向子宫移动并种植到子宫的过程中进行快速细胞分裂，并在子宫内开始发育成胚胎。

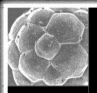

第1周

子宫内膜已经在前一个月经周期增殖并准备接受受精卵。如果没有怀孕，增厚的子宫内膜就会脱落。如果怀孕，则本次月经开始的日期就定为妊娠的开始。若打算怀孕，就应该服用叶酸、健康饮食、经常锻炼，以使身体在怀孕时处于最佳状态。为了最大可能地增加怀孕的概率，妇女应该记录基础体温和宫颈黏液的变化，以便监测何时排卵。月经周期中激素的变化可以使每个卵巢中的数个卵泡开始成熟，但通常只有一个完全发育。

身体监测
通过观察身体微妙的变化能够使妇女察觉到什么时候即将排卵。

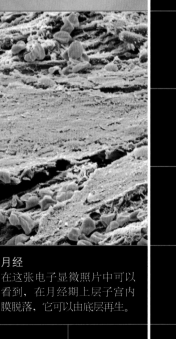

月经
在这张电子显微照片中可以看到，在月经期上层子宫内膜脱落，它可以由底层再生。

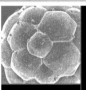

第2周

一旦月经停止，由脑垂体控制的周期性的激素变化就刺激子宫内膜再次增厚，为下一次可能的妊娠做准备。同时，卵泡继续成熟，到本周末，其中一枚卵泡会完全成熟并在卵巢表面破裂。基础体温急剧升高（休息时体温最低）和稀薄易拉伸的宫颈黏液是排卵的标志。排卵后，卵子被输卵管末端的微小触手（伞端）拾取，并游动到输卵管内准备与到达的精子相遇。此时性交，即在月经周期的第14天前后，最可能受孕。

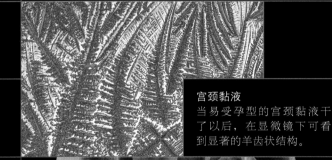

宫颈黏液
当易受孕型的宫颈黏液干了以后，在显微镜下可看到显著的羊齿状结构。

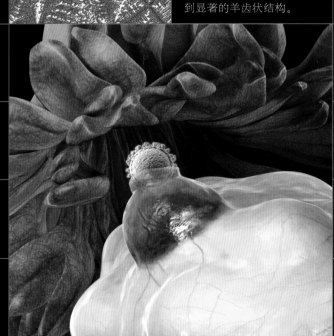

排卵
在月经周期第14天前后，FSH和LH的大量分泌使一个卵巢的表面形成一个凸起，然后破裂，释放出一枚成熟的卵子。

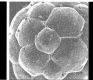

第3周

一次射精可排出高达 3.5 亿个精子，但只有不足 1/1 000 能够通过宫颈到达子宫，仅约 200 个精子能够到达输卵管与卵子相遇。在怀孕的瞬间，仅一个精子进入卵子，然后阻止其他精子进入。受精卵产生一种激素称为人绒毛膜促性腺激素（hCG），通过刺激孕酮持续分泌而"关闭"月经。这种激素需要维持子宫内膜。受精卵沿输卵管下行并进行分裂，形成两细胞的受精卵，然后形成囊胚细胞。在它到达子宫的时候，就已经成为由大约 100 个细胞组成的细胞球，称为囊胚。

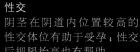

性交
阴茎在阴道内位置较高的性交体位有助于受孕；性交后把腿抬高也有帮助。

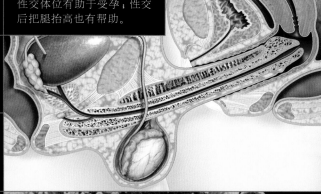

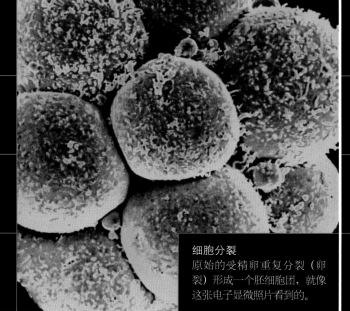

细胞分裂
原始的受精卵重复分裂（卵裂）形成一个胚细胞团，就像这张电子显微照片看到的。

第4周

囊胚在怀孕后平均 6 天到达子宫——此时子宫内膜增厚，已准备好接受并滋养它。激素也使宫颈黏液增厚，在宫颈管内形成黏液栓，可在孕期保护子宫免受由阴道上行的感染。此时囊胚发育出一个充满液体的腔，形成两层细胞。外层（滋养层）嵌入到子宫内膜，以后形成胎盘。内层细胞团形成早期胚胎（成胚细胞）——这些细胞然后分化成一个两层胚盘。充满液体的腔分化成卵黄囊，并在早期的数周内为胚胎提供营养，直到胎盘形成。

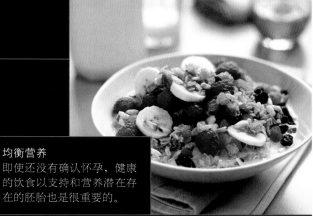

均衡营养
即使还没有确认怀孕，健康的饮食以支持和营养潜在存在的胚胎也是很重要的。

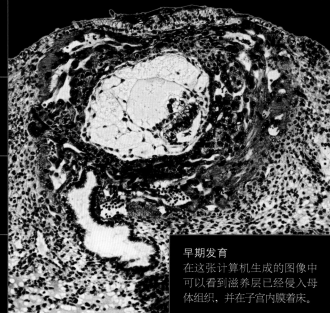

早期发育
在这张计算机生成的图像中可以看到滋养层已经侵入母体组织，并在子宫内膜着床。

第 1 个月 | 第 1 ～ 4 周

母亲和胚胎

在每个月经周期开始的时候，母亲的身体都会为可能怀孕而作准备。在最初的 2 周，排卵或子宫内膜为怀孕做准备而没有明显的外部体征。子宫内膜脱落后，会在随后的 1 ～ 2 周再生。在孕激素和雌激素的作用下，子宫内膜变得有黏性且富有营养，以便于促进胚胎囊成功种植。每个周期怀孕的可能性约为 40%。虽然通常认为月经过期也可能是轻微的着床时出血，不过这种出血常与出血较少的月经混淆。第 4 周左右做妊娠试验可以明确怀孕。

母亲

- 65 次 / 分
- 107/70 mmHg
- 4.26 L（7.5 pt）

胚胎种植后释放 hCG。通过妊娠试验可在母亲的尿液中检测到。

20%

大约 20% 的妇女在怀孕的开始数周内对气味更加敏感。

卵子一旦排出，如未受精，可以存活 24 小时。

4 周内的母体

该图显示的是正常女性的解剖，因为大早期这还不能看出身体内部脏器位置大小的变化。

肺
这里显示的肺在其正常位置。在孕期，横膈抬高，肺的位置会作相应的改变。

肠
横结肠位于胃的下方，小肠的上方，处于其正常位置。随着妊娠的进展，子宫增大超出盆腔，导致小肠上移。

子宫
子宫像一个梨子大小，在骨质盆腔内得到保护。

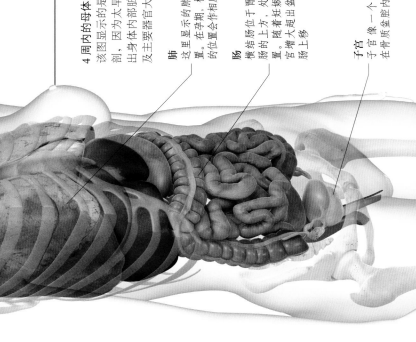

胚胎

胚胎的性别是在妊娠的时刻由精子决定的。如果精子携带 Y 染色体则胚胎为男性；携带 X 染色体则是女性。

胎心搏动始于第 3 周，每分钟搏动约 20 ～ 25 次。到第 3 个月的时候，就增加到每分钟约为 157 次。

1 mm

到 28 天为止，胚胎每天生长约 1 mm（1/16 in），但仍旧比火柴头还要小。

由于细胞分裂，当囊胚进入子宫腔种植的时候已经包含了 100 ～ 150 个细胞，这些细胞排列成一个 3 层球体。

1 2 3 4 5 6 7 8 9 10 11 12 13 14 15 16 17 18 19 20 21 22 23 24 25 26 27 28 29 30 31 32 33 34 35 36 37 38 39 40

2 周

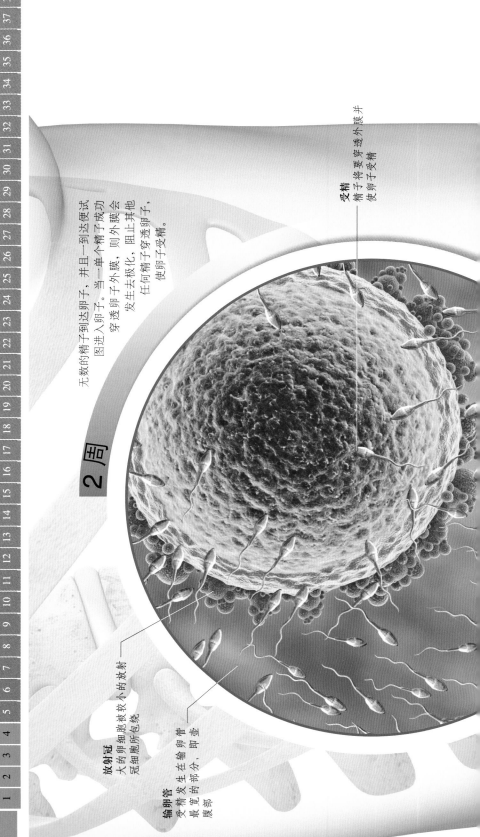

无数的精子到达卵子，并且一到达便试图进入卵子外膜。当一单个精子成功穿透卵子外膜，则外膜会发生去极化，阻止其他任何精子穿透卵子，使卵子受精。

放射冠
大的卵细胞被较小的放射冠细胞所包绕。

输卵管
受精发生在输卵管最宽的部分，即壶腹部。

受精
精子将要穿透外膜并使卵子受精。

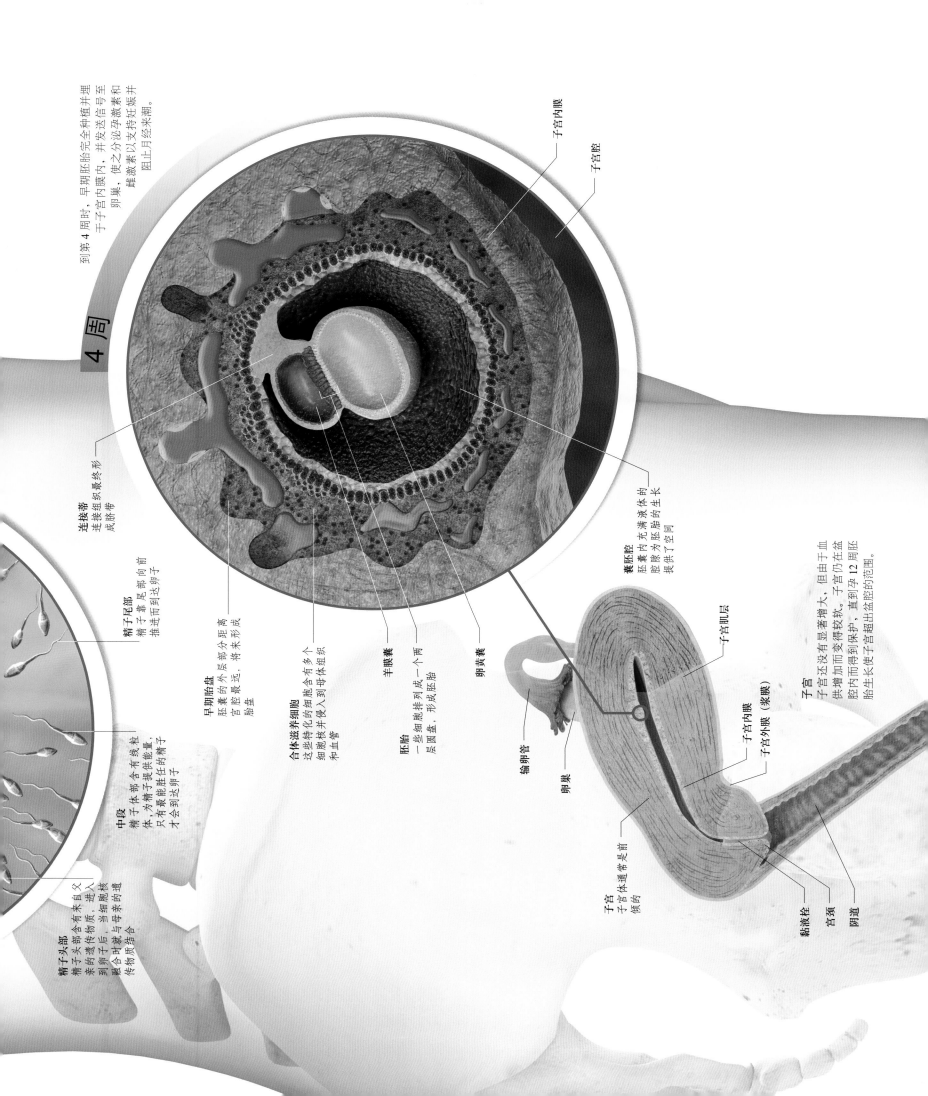

4 周

到第 4 周时，早期胚胎完全种植并埋至子宫内膜内，并发送信号至卵巢，使之分泌孕激素和雌激素以支持任娠并阻止月经来潮。

子宫内膜

子宫腔

连接蒂
连接组织最终形成脐带

早期胎盘
胚囊的外层部分距离宫腔最远，将来形成胎盘

合体滋养细胞
这些特化的细胞含有多个细胞核并侵入到母体组织和血管

羊膜囊

胚胎
一些细胞排列成一个两层圆盘，形成胚胎

卵黄囊

囊胚腔
胚囊内充满液体的腔隙为胚胎的生长提供了空间

精子尾部
精子靠尾部向前推进而到达卵子

中段
精子体部含有线粒体，为精子提供能量，只有最能胜任的精子才会到达卵子

子宫肌层

子宫内膜

子宫外膜（浆膜）

输卵管

卵巢

子宫
子宫体通常是前倾的

子宫
子宫还没有显著增大，但由于血供增加而变得较软。子宫仍在盆腔内而得到保护，直到孕 12 周胎生长而使子宫超出盆腔的范围。

黏液栓

宫颈

阴道

精子头部
精子头部含有来自父亲的遗传物质。当精子到达卵子后，细胞核的遗传物质会与母亲的遗传物质结合

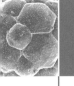

母亲

妊娠是从什么时候开始的

从怀孕的那一刻起，母亲体内的激素发生变化使子宫做好接受妊娠（种植）的准备，并适应将来胚胎发育的需要。为了适应妊娠，子宫腔的容积将增大 500 倍，并且发生无数的激素和代谢变化，以使母亲与胎儿的需求达到平衡。从排卵开始算起，妊娠平均时间达 266 天（38 周）。为了简便起见，孕周从末次月经的第 1 天开始算起，通常早 2 周，所以平均时间为 280 天（40 周）。

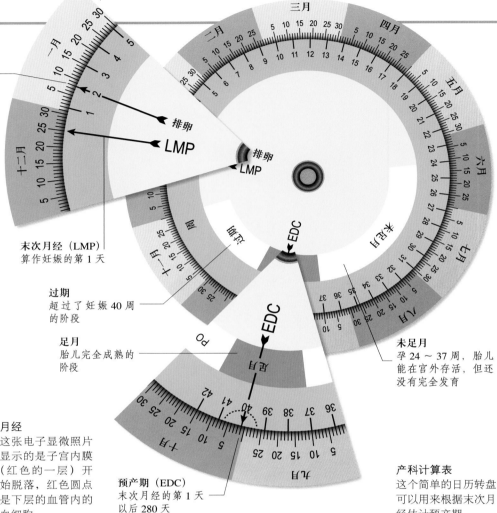

排卵
受孕发生在这个日子之后，通常在月经周期的第 14 天

末次月经（LMP）
算作妊娠的第 1 天

过期
超过了妊娠 40 周的阶段

足月
胎儿完全成熟的阶段

未足月
孕 24 ～ 37 周，胎儿能在宫外存活，但还没有完全发育

预产期（EDC）
末次月经的第 1 天以后 280 天

产科计算表
这个简单的日历转盘可以用来根据末次月经估计预产期。

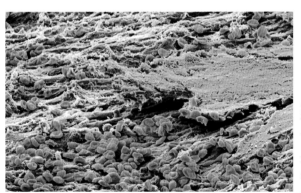

月经
这张电子显微照片显示的是子宫内膜（红色的一层）开始脱落，红色圆点是下层的血管内的血细胞。

叶酸

叶酸是在一些水果和绿叶蔬菜中发现的一种 B 族维生素，它可以使发生脊柱裂（脊髓和脊柱的缺陷）的风险降低 75%。然而，即使是最健康的饮食也很难提供足够的叶酸，所以准备怀孕的妇女都应该补充叶酸。应该从怀孕前 3 个月开始服用并持续到妊娠 3 个月。

最好的蔬菜
花椰菜、卷心菜、菠菜和甘蓝都含有叶酸，蒸煮是最好的做法。

子宫的变化

从受孕开始，子宫仅有 6 天的时间为接受胚囊做准备。在卵巢排卵的地方空卵泡（黄体）分泌雌激素和孕激素使月经周期停止。子宫内膜增厚，容受性更佳，并且变得有"黏性"以促进种植。腺体活性增加，雌孕激素水平升高，血供增加。并非所有的受精卵都能着床，而且受精卵偶尔会种植到子宫以外的地方形成异位妊娠。实际上，子宫内膜仅仅有 1 ～ 2 天的时间适于着床。

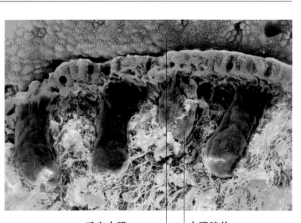

子宫内膜
来月经之后再生

内膜腺体
产生分泌物使子宫内膜为受精卵着床做准备

子宫内膜
子宫内膜的最外层在每次月经周期的后期脱落，较深的腺体层保留下来为下一次月经做准备。

受孕监测

排卵的时间随月经周期的长度而变化，但若未怀孕，排卵后14天月经就会来潮。对于月经周期极不规则的妇女来说，排卵的时间是很难预测的，通过测量基础体温和评估宫颈黏液的质量可以提供受孕窗口的线索。卵子一旦排出，如未受孕则仅能存活24小时。受孕窗口期比这个时间稍长一些，因为精子在输卵管中保持活性达48小时，保持部分活性可达80小时。

受孕窗口

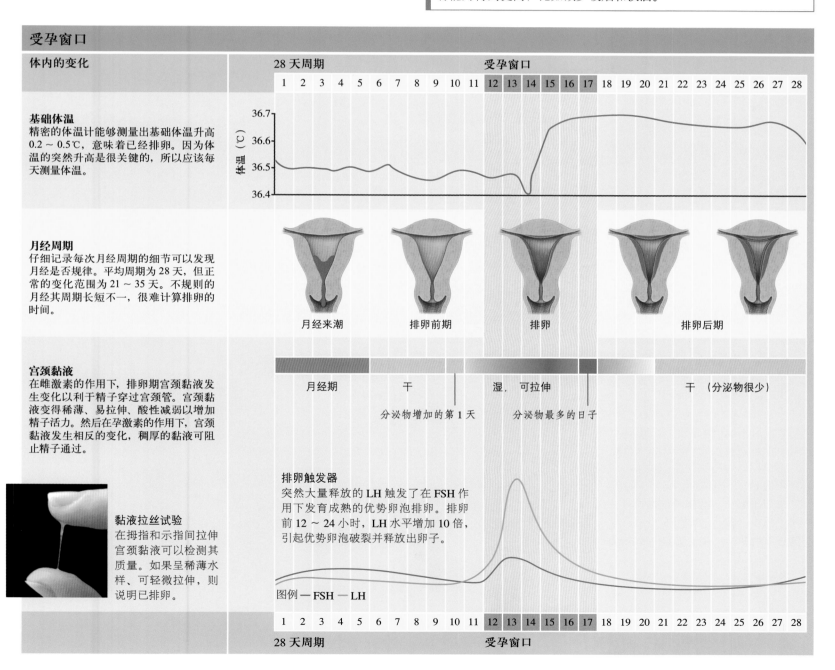

体内的变化

基础体温
精密的体温计能够测量出基础体温升高0.2~0.5℃，意味着已经排卵。因为体温的突然升高是很关键的，所以应该每天测量体温。

月经周期
仔细记录每次月经周期的细节可以发现月经是否规律。平均周期为28天，但正常的变化范围为21~35天。不规则的月经其周期长短不一，很难计算排卵的时间。

宫颈黏液
在雌激素的作用下，排卵期宫颈黏液发生变化以利于精子穿过宫颈管。宫颈黏液变得稀薄、易拉伸、酸性减弱以增加精子活力。然后在孕激素的作用下，宫颈黏液发生相反的变化，稠厚的黏液可阻止精子通过。

黏液拉丝试验
在拇指和示指间拉伸宫颈黏液可以检测其质量。如果呈稀薄水样、可轻微拉伸，则说明已排卵。

图中标注：

28 天周期 — 受孕窗口

体温（℃）：36.7、36.6、36.5、36.4

月经来潮　排卵前期　排卵　排卵后期

月经期　干　湿，可拉伸　干（分泌物很少）

分泌物增加的第1天　分泌物最多的日子

排卵触发器
突然大量释放的LH触发了在FSH作用下发育成熟的优势卵泡排卵。排卵前12~24小时，LH水平增加10倍，引起优势卵泡破裂并释放出卵子。

图例 —FSH —LH

28 天周期　受孕窗口

怀孕

成千上万的精子中仅有一个必须进入卵子才会受孕。然而，这个精子必须游过宫颈和子宫进入到输卵管内，而仅有少数一些精子能到达它们的终点。

当卵子从卵巢排出后，就被叶状输卵管伞端扫入到输卵管中。受精通常发生在输卵管较粗的中段，即壶腹部。然而，成千上万的精子中的绝大多数到不了这么远的地方。这一点很重要，可以确保只有最强壮的精子才能到达卵子并使之受精。

第 15 天 卵子的通路
被输卵管末端的伞部扫进输卵管后，卵子就沿管腔前进，到较宽的壶腹部休息。通常在这个位置成功受精。受精可以在排卵后 1 ～ 2 天发生。

卵子的通路

壶腹部
常见的受精部位

200 ～ 300 个精子
进入每个输卵管

卵巢

伞

10 万个精子
进入子官腔

第 12 ～ 14 天

精子赛跑
一次射精排出的 2 ～ 6 ml
（7/100 ～ 1/5 oz）精液中有成千上万的精子，虽然运动受到限制，但宫颈黏液和易接受精子的子宫内环境可使其每分钟前进 2 ～ 3 mm
（1/16 ～ 1/8 in）。

6 000 万～ 8 000 万精子
通过官颈

2 亿～ 3 亿个精子
进入阴道

精子获能

精子能在阴道内运动但受到约束，直到它们到达子宫内适宜的、酸性较弱的环境。精子直到获能以后才能使卵子受精。这个过程包括去除精子头部的蛋白质外膜（顶体），使其与卵子融合。获能的过程不长，而且一个精子只有一次。通常只有最强壮、最成熟的精子才会在通往卵子的旅程中获能。

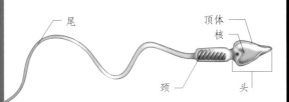

尾　　　　　　　顶体
　　　　　　　　核
　　　　　　　　颈　　　　头

第 14 天 排卵
通常只有一个优势卵泡可以成熟排卵。在一个 28 天的月经周期中，排卵一般发生在第 14 天。月经周期短则排卵发生得早些，月经周期长则排卵发生得晚些。在一个特定周期里，成功受精的概率大约为 40%。

第 16 天 受精

无数的精子需激发包绕在卵子周围的放射冠以启动顶体反应，以便使单个精子穿透内层的透明带进入卵子。除非精子数特别少，一般几百个精子在射精后 5 ~ 20 分钟即可到达卵子。

双层卵子包膜

正在打洞的精子

第 16 ~ 17 天 配子融合

当精子进入卵子以后，在透明带内迅速促发一种反应阻止更多的精子进入。雌性原核完成最后的减数分裂，并且当原核彼此相遇时其外膜消失，原核发生融合。

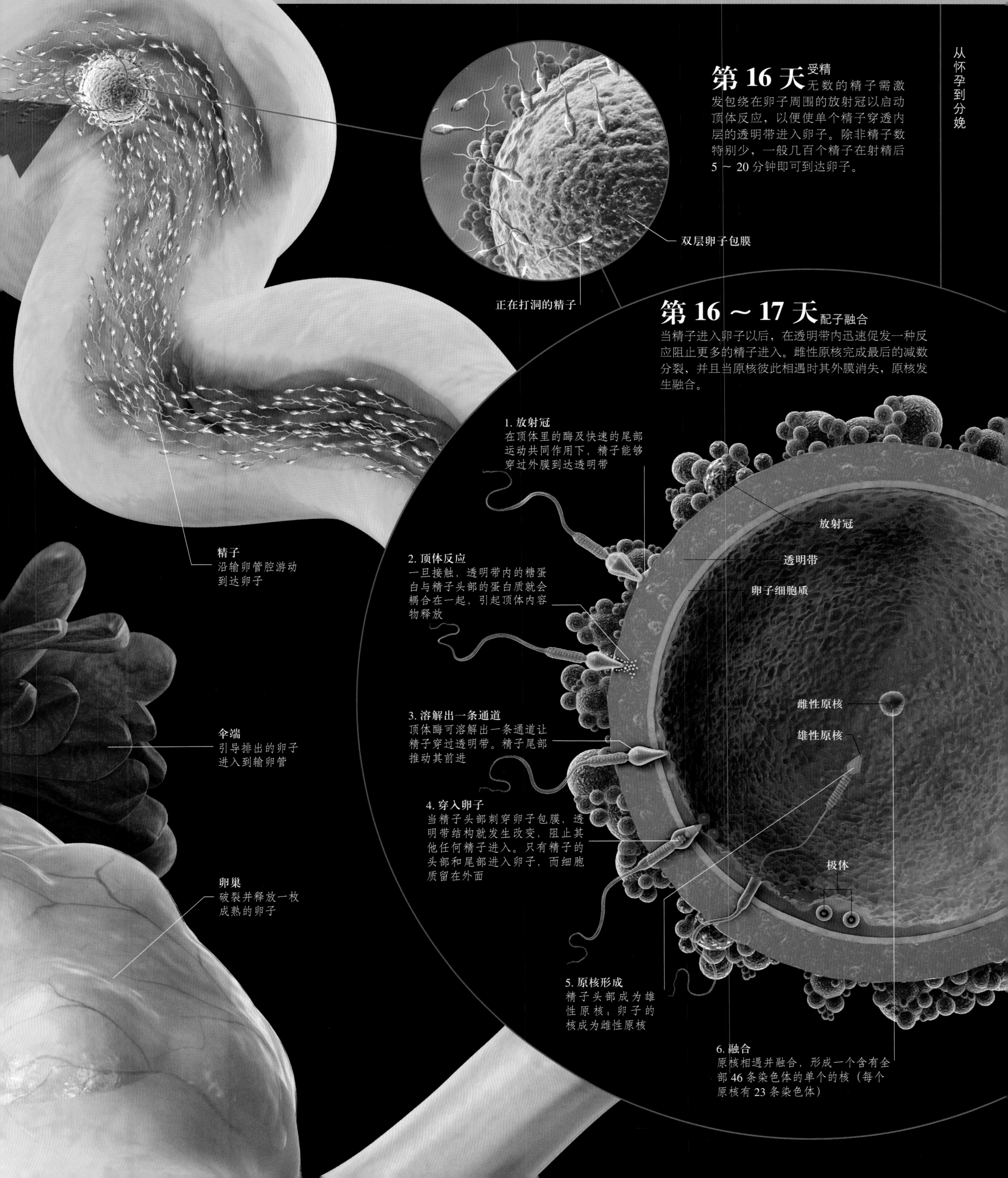

1. 放射冠
在顶体里的酶及快速的尾部运动共同作用下，精子能够穿过外膜到达透明带

2. 顶体反应
一旦接触，透明带内的糖蛋白与精子头部的蛋白质就会耦合在一起，引起顶体内容物释放

3. 溶解出一条通道
顶体酶可溶解出一条通道让精子穿过透明带。精子尾部推动其前进

4. 穿入卵子
当精子头部刺穿卵子包膜，透明带结构就发生改变，阻止其他任何精子进入。只有精子的头部和尾部进入卵子，而细胞质留在外面

5. 原核形成
精子头部成为雄性原核；卵子的核成为雌性原核

6. 融合
原核相遇并融合，形成一个含有全部 46 条染色体的单个的核（每个原核有 23 条染色体）

放射冠

透明带

卵子细胞质

雌性原核

雄性原核

极体

精子
沿输卵管腔游动到达卵子

伞端
引导排出的卵子进入到输卵管

卵巢
破裂并释放一枚成熟的卵子

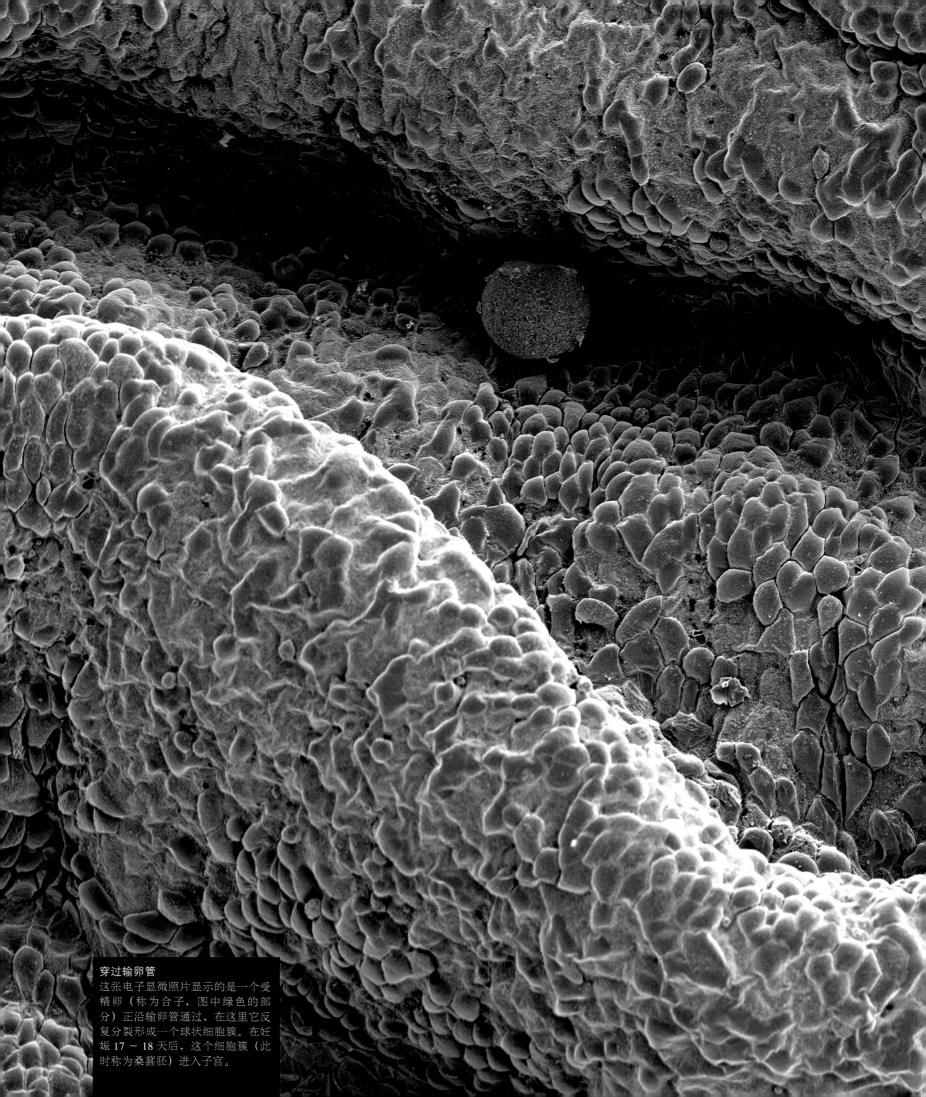

穿过输卵管

这张电子显微照片显示的是一个受精卵（称为合子，图中绿色的部分）正沿输卵管通过，在这里它反复分裂形成一个球状细胞簇。在妊娠 17 ～ 18 天后，这个细胞簇（此时称为桑葚胚）进入子宫。

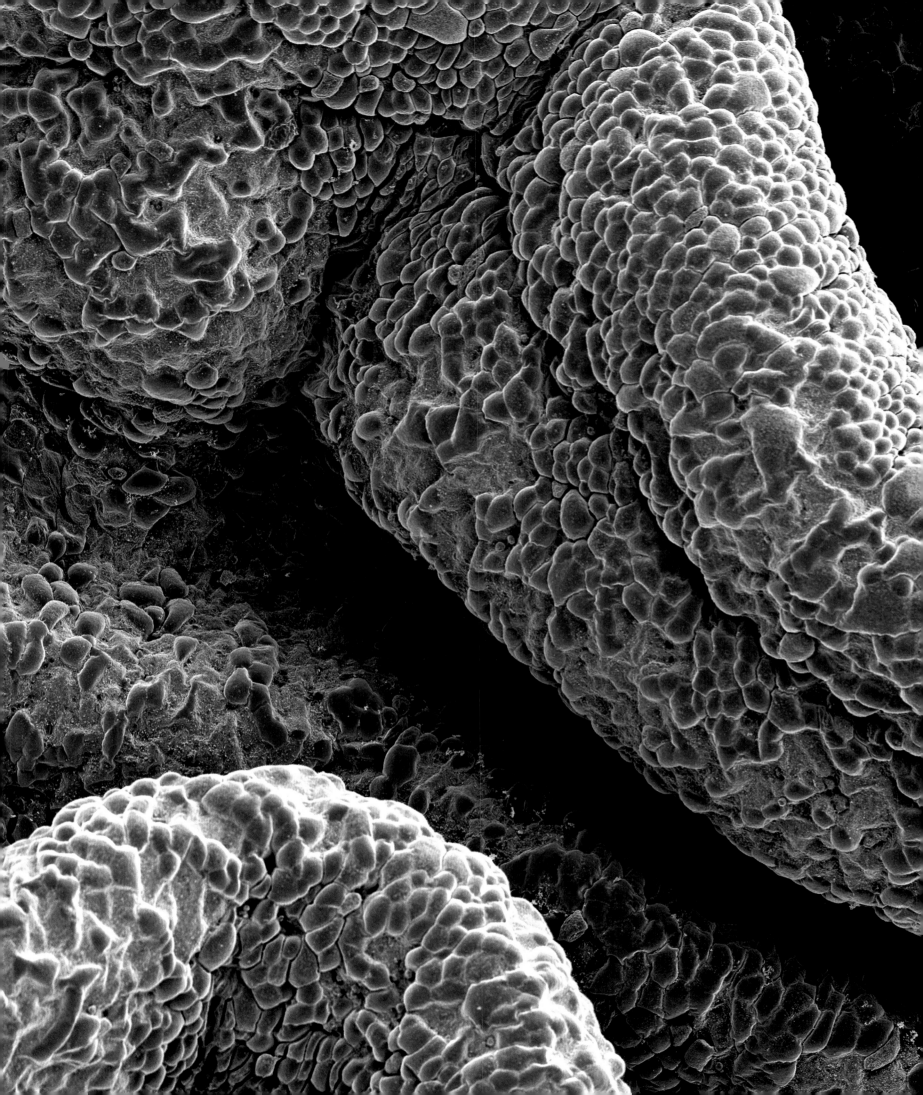

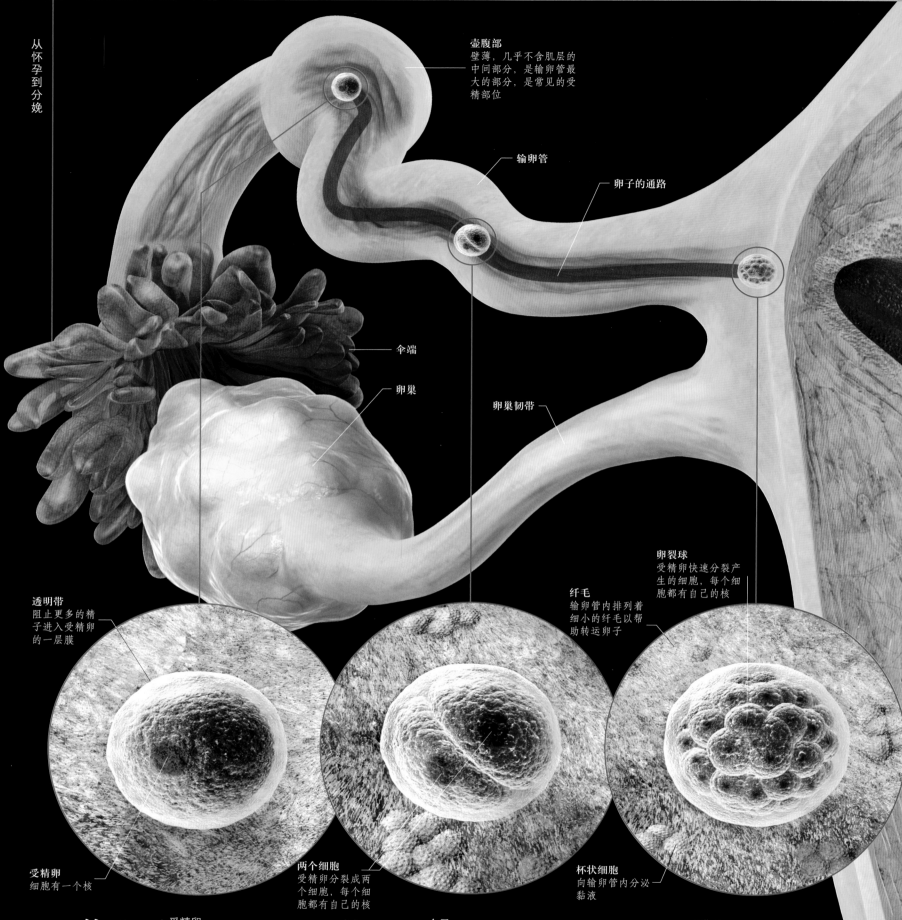

壶腹部
壁薄，几乎不含肌层的中间部分，是输卵管最大的部分，是常见的受精部位

输卵管

卵子的通路

伞端

卵巢

卵巢韧带

卵裂球
受精卵快速分裂产生的细胞，每个细胞都有自己的核

纤毛
输卵管内排列着细小的纤毛以帮助转运卵子

透明带
阻止更多的精子进入受精卵的一层膜

受精卵
细胞有一个核

两个细胞
受精卵分裂成两个细胞，每个细胞都有自己的核

杯状细胞
向输卵管内分泌黏液

第 17 天 受精卵
此时透明带去极化阻止更多的精子进入卵子。雄性原核和雌性原核结合形成"合子"，为第一次细胞分裂做准备。极少的情况下，两个精子同时使卵子受精形成葡萄胎（参阅第 227 页）。

第 18 天 合子
在受精 24 小时之内，合子复制细胞核遗传物质，然后通过有丝分裂分裂成两个细胞（参阅第 50 页）。通过一系列快速细胞分裂，形成具有 16 ～ 32 个细胞的分裂球。这些分裂球形成桑葚胚。

第 20 天 桑葚胚
在此阶段，仍被包在透明带内，之所以能够如此是因为细胞仅仅分裂而不长大。桑葚胚通过输卵管进入到子宫腔种植。

从受精到着床

在着床之前受精卵快速分裂，但其大小不变，仍包埋在透明带之内。为了进一步种植和生长，胚囊在透明带上侵蚀出一个洞，然后挤出来并把自己埋在子宫内膜里。

并非所有受精卵都能成功种植。子宫内膜在排卵后卵巢分泌的孕激素刺激下接受种植，在激素作用下，子宫内膜增厚而且营养丰富以便滋养胚囊。如果受精卵运行受阻，它就会在输卵管内种植而发生异位妊娠（参阅第 227 页）。着床也引起 hCG 的分泌，hCG 使黄体分泌激素，在怀孕前 11 ～ 12 周帮助妊娠。

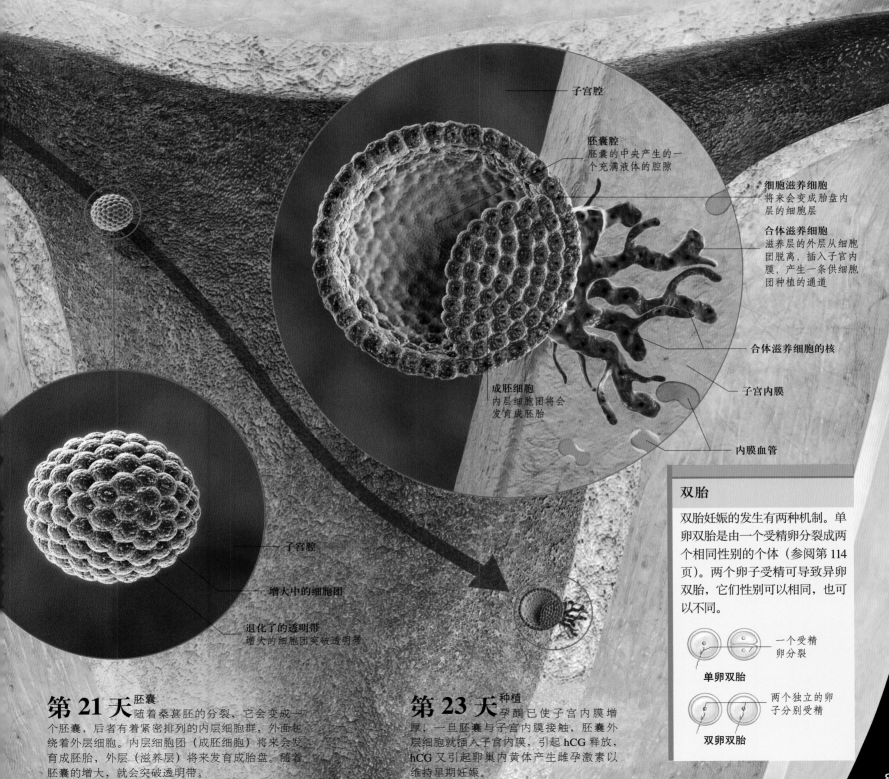

子宫腔

胚囊腔
胚囊的中央产生的一个充满液体的腔隙

细胞滋养细胞
将来会变成胎盘内层的细胞层

合体滋养细胞
滋养层的外层从细胞团脱离，插入子宫内膜，产生一条供细胞团种植的通道

合体滋养细胞的核

子宫内膜

内膜血管

成胚细胞
内层细胞团将会发育成胚胎

子宫腔

增大中的细胞团

退化了的透明带
增大的细胞团突破透明带

双胎

双胎妊娠的发生有两种机制。单卵双胎是由一个受精卵分裂成两个相同性别的个体（参阅第 114 页）。两个卵子受精可导致异卵双胎，它们性别可以相同，也可以不同。

一个受精卵分裂

单卵双胎

两个独立的卵子分别受精

双卵双胎

第 21 天 胚囊
随着桑葚胚的分裂，它会变成一个胚囊，后者有着紧密排列的内层细胞群，外面包绕着外层细胞。内层细胞团（成胚细胞）将来会发育成胚胎，外层（滋养层）将来发育成胎盘。随着胚囊的增大，就会突破透明带。

第 23 天 种植
孕酮已使子宫内膜增厚；一旦胚囊与子宫内膜接触，胚囊外层细胞就插入子宫内膜，引起 hCG 释放，hCG 又引起卵巢内黄体产生雌孕激素以维持早期妊娠。

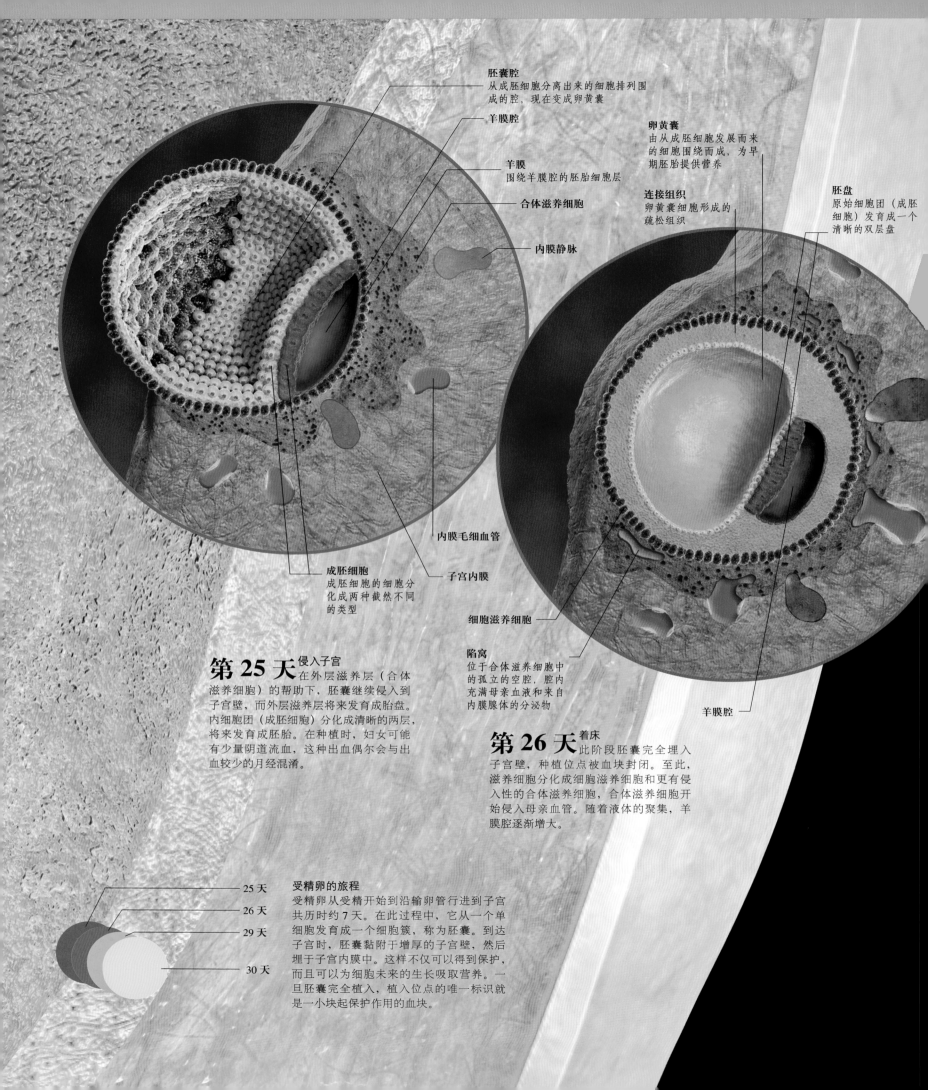

胚囊腔
从成胚细胞分离出来的细胞排列围成的腔，现在变成卵黄囊

羊膜腔

羊膜
围绕羊膜腔的胚胎细胞层

合体滋养细胞

内膜静脉

卵黄囊
由从成胚细胞发展而来的细胞围绕而成，为早期胚胎提供营养

连接组织
卵黄囊细胞形成的疏松组织

胚盘
原始细胞团（成胚细胞）发育成一个清晰的双层盘

内膜毛细血管

子宫内膜

成胚细胞
成胚细胞的细胞分化成两种截然不同的类型

细胞滋养细胞

陷窝
位于合体滋养细胞中的孤立的空腔，腔内充满母亲血液和来自内膜腺体的分泌物

羊膜腔

第 25 天 侵入子宫
在外层滋养层（合体滋养细胞）的帮助下，胚囊继续侵入到子宫壁，而外层滋养层将来发育成胎盘。内细胞团（成胚细胞）分化成清晰的两层，将来发育成胚胎。在着植时，妇女可能有少量阴道流血，这种出血偶尔会与出血较少的月经混淆。

第 26 天 着床
此阶段胚囊完全埋入子宫壁，种植位点被血块封闭。至此，滋养细胞分化成细胞滋养细胞和更有侵入性的合体滋养细胞，合体滋养细胞开始侵入母亲血管。随着液体的聚集，羊膜腔逐渐增大。

25 天
26 天
29 天
30 天

受精卵的旅程
受精卵从受精开始到沿输卵管行进到子宫共历时约 7 天。在此过程中，它从一个单细胞发育成一个细胞簇，称为胚囊。到达子宫时，胚囊黏附于增厚的子宫壁，然后埋于子宫内膜中。这样不仅可以得到保护，而且可以为细胞未来的生长吸取营养。一旦胚囊完全植入，植入位点的唯一标识就是一小块起保护作用的血块。

胚胎发育

成功着床对于胚囊发育成早期胚胎至关重要。一旦胚囊成功种植于子宫，它就进行内部组织重构，并打洞进入子宫内膜深处。

胚囊分化出两种内细胞类型：成胚细胞，将来形成胎儿；两层滋养细胞，将来形成胎盘。两层的滋养细胞层其内层（细胞滋养细胞）有清晰的细胞壁并最终形成母亲和胎儿血液之间的屏障；外层细胞（合体滋养细胞）没有细胞壁，可使互相连接的细胞伸出并侵入、破坏母体组织。如此，可使胚囊深深地植入到子宫内膜。

正在发育的胚胎
种植后的胚囊快速地发育生长。到第4周时，"土壤"已为将来的胚胎准备好了。

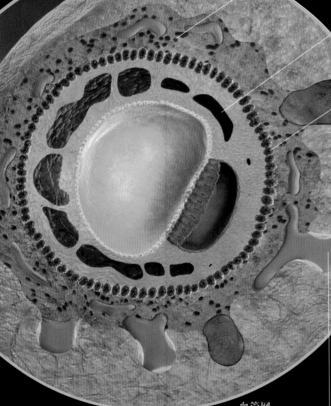

合体滋养细胞
由无数的相互连接的细胞组成

空腔
连接组织内的腔隙，逐渐扩大、融合并替代连接组织

细胞滋养细胞
此层内的每个细胞均被封闭在完整的细胞膜内

血管网
随着毛细血管持续地相互侵蚀、融合，就形成血管网

第 29 天 空腔形成
卵黄囊进一步从外层细胞分离，合体滋养细胞继续侵蚀母亲血管，形成含有营养丰富的血液的血管网。空腔开始在连接组织内形成并融合。

绒毛膜腔
融合的空腔最终形成绒毛膜腔（充满液体并包绕羊膜囊和卵黄囊的较大的空间）

连接蒂
绒毛膜腔形成后连接组织仍持续存在，将来形成胎儿脐带

绒毛膜
包括两层滋养细胞，加上残留的连接组织，将来会形成胎盘最主要的部分

羊膜腔

卵黄囊
随绒毛膜腔增大而逐渐萎缩

第 30 天 绒毛膜腔
未来的胚胎现在由连接蒂连着。虽然绒毛膜腔比卵黄囊小，但它继续增大——到第8周时包绕胚胎。卵黄囊会滋养胎儿，并且成为首个产生红细胞的地方。

孕期安全

这个世界仿佛是一个危险的地方，在孕期充满了对生长中的胎儿潜在的危害。任何感染、药物、动物、化学制剂，甚至一些食物，都会引起担忧。幸运的是，一些预防措施可使这些危害程度降至最小以确保健康、安全地妊娠。

感染性危害

怀孕期间，妇女的免疫系统受到抑制以确保胎儿不会排斥。不幸的是，这也就意味着她更易受到某些感染，并出现并发症。一些感染物质在影响母亲健康的同时，可通过胎盘并可能伤害胎儿，主要包括污染的食物、传染性疾病和动物（特别是猫）携带的疾病。

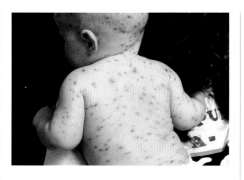

先天性感染

感染性疾病，包括风疹（德国麻疹）、水痘、麻疹和巨细胞病毒，能通过胎盘并能引起胎儿先天性感染，导致各种各样的出生缺陷。虽然相对罕见，但一旦在第一孕期感染，其危害是最高的。因此应避开感染人群并接种疫苗。

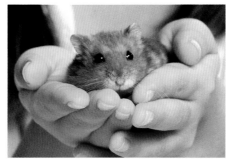

接触动物

一些动物及其粪便携带疾病，可对发育中的胎儿造成伤害。孕妇应远离猫仔、鸟笼、爬虫、啮齿动物及产羊羔的母羊。必须让猫远离食物储存区域及吃饭的地方，接触它们后应该洗手。在被猫污染的地方不能裸手做园艺工作。

感冒、流感及疫苗

由于孕期免疫系统受到抑制，妇女更易患感冒和流感及其引起的并发症。远离有感冒或流感症状的人，尽可能避开人群，接触公共物品表面比如水龙头、电话和门把手后洗手，这样可减少感染的风险。每年注射一次流感疫苗以防止并发症，并减少新生儿在最初的 6 个月感染的风险。

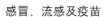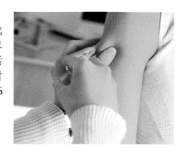

弓形虫病

这是一种由在动物粪便、鸟排泄物、未熟的肉或鱼、泥土和污染的水果及蔬菜中发现的寄生虫引起的罕见感染。感染之后，特别是在第二孕期感染，可引起眼和脑部损害、先天畸形、流产、死产、早产和低出生体重。最常见的感染源是家猫和未熟透的肉，所以应该采取食品卫生方面的预防措施。

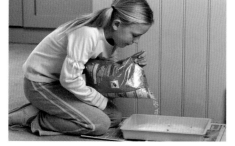

化学物质

几乎不可能完全避免接触化学物质，但采取一些简单的预防措施是很明智的。应最大可能地减少使用化学物质，在通风的地方使用，穿着保护性衣服，遵循包装袋上的安全防护措施。

在家里

虽然许多孕妇担心清洁用品带来的危害，但实际上它们是相对无害的。漂白剂不要和其他清洁剂混合使用，而且如有可能应避免清洗烤箱。农药和杀虫剂——即使是有机的，可引起出生缺陷、妊娠并发症及流产，如有可能应

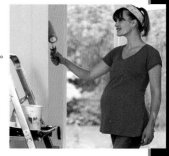

避免接触，特别是在第一孕期。长时间暴露于化学涂料也可增加流产及出生缺陷的风险。虽然目前没有明确的证据证明染发损害胎儿，但仍需确保尽可能减少接触这类化学品。挑染或片染是替代全发护理的更好的选择，植物性染发比如散沫花（一种染料，可用于染指甲、头发等——译者注）也是一个不错的选择。

药物

孕期服用的任何处方药、非处方药、草药或消遣性毒品可通过胎盘到达胎儿。不可能完全避免服用药物，但医生会建议使用那些在孕期使用安全的药物。应该警惕非处方药，它们可能含有多种成分。

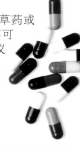

吸烟

孕期吸烟对母亲和胎儿均有害。吸烟与许多问题有关，包括流产的风险增加、早产、低出生体重、婴儿猝死综合征以及新生儿呼吸性疾病。

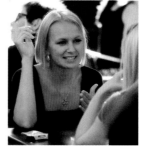

身体伤害

在孕期，女性的身体通常为胎儿提供安全的保护伞，但仍应注意避免物理性伤害。一些妇女可能会发现重心改变及韧带松弛，同时发生时更可能引起损伤，如脚踝及肌肉扭伤。在这个时期建议格外注意安全，并采取一些合理的预防措施，比如穿平底鞋、避免体育活动和其他危险的活动、开车时带座椅安全带。当遇到摔倒、意外事故或其他伤害时立即寻求医生帮助。

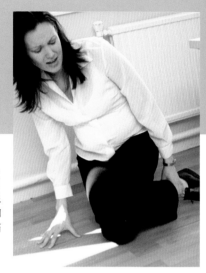

旅行

旅行有两个主要的危险——感染性疾病及交通事故。为了减少这种风险，应仔细研究一下目的地，向医生咨询疟疾的防护及免疫，应检查饮用水的安全并注意食品卫生。孕妇有发生下肢血栓（DVT）的风险，所以应该避免在长途飞行中长时间坐着。

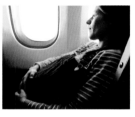

乘飞机

多数航空公司都允许孕妇在孕35周末之前乘坐飞机。有医疗状况的妇女在乘飞机之前应先接受医生检查。

座椅安全带

佩戴座椅安全带时，安全腰带应戴在隆起的腹部下方，跨在髋骨上，斜跨带在隆起的腹部的侧方。

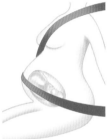
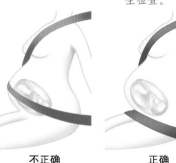

不正确　　　　　正确

意外事故及跌倒

绊倒和跌倒在孕期是很常见的。重心改变、关节及韧带松弛可引起孕妇身体平衡的改变，而且很多孕妇会有一段时间的眩晕。如果跌倒或撞击后出现流血、疼痛或胎动减少，就需要立即就医。

工作环境

大多数妇女怀孕后继续工作而很少有调整，但雇主有义务保证她们没有暴露于有害物质或从事过重的体力劳动。有些雇主可能会允许怀孕的雇员缩短工作时间、多休息、减少站立时间以及为她们提供支持性座位。

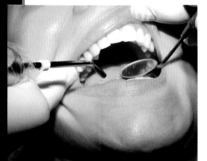

牙齿护理

孕期口腔卫生尤其重要。激素变化会增加罹患牙龈疾病的风险，牙龈疾病反过来又使早产的概率增加。孕期进行牙齿治疗是安全的，但牙医应该知道患者是否已经怀孕，因为有些诊断和治疗方法比如X线照射和一些抗生素治疗最好避免在孕期使用。

精神压力

压力可使心率加快、血压升高以及激素分泌增加。有限的资料表明，特别是在早孕期，严重的精神压力与早产、低出生体重甚至流产或死产有关。每日应该保持精神放松、规律的锻炼、健康的饮食以及充足的睡眠。

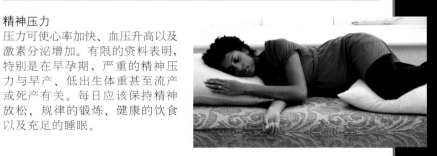

射线

X线可以损害发育中的胎儿，所以对于患者来讲，告知医生或牙医自己可能已经怀孕是非常重要的。如果必须做胸部或腹部X线检查、CT扫描或辐射检查，那么就应该权衡利弊。大多数科学家相信超声或计算机发射的电磁场、移动电话或天线塔、电线以及机场扫描设施造成的危害是极小的。

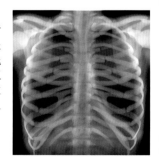

过热

第一孕期孕妇体温升高与胎儿脊柱畸形的风险增加有关。避免洗桑拿及热的盆浴——洗10～20分钟就可使体温增加到危险水平。洗热水澡没有这样的危害，因为上半身暴露在冷空气中而水温是逐渐变冷的。

就寝时间

孕妇很难找到一个舒适的睡觉姿势，特别在孕晚期，应该避免仰卧，因为那样子宫会压迫静脉血管。起床也会更加困难，应该慢慢起床，避免眩晕、腹部肌肉紧张或背痛加重。

饮食和锻炼

饮食和锻炼在整个孕期健康中起到很大的作用。健康的饮食及规律的锻炼可帮助胎儿健康地生长发育，并保证母亲身体处于良好状态，为分娩做准备。

体重增加

大多数妇女孕期体重增加 10 ~ 13 kg（22 ~ 29 lb）。体重增加过多则并发症的风险增加，比如子痫前期和糖尿病；而若体重增加不足则易发生早产及低出生体重。体重也是在孕前必须要考虑的一个重要因素。助产士或医生可以给出一个合理目标体重的建议。

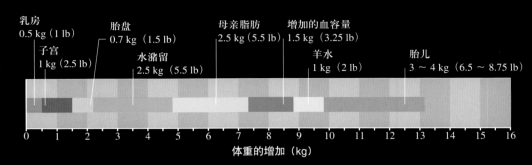

乳房
0.5 kg（1 lb）
子宫
1 kg（2.5 lb）
胎盘
0.7 kg（1.5 lb）
水潴留
2.5 kg（5.5 lb）
母亲脂肪
2.5 kg（5.5 lb）
增加的血容量
1.5 kg（3.25 lb）
羊水
1 kg（2 lb）
胎儿
3 ~ 4 kg（6.5 ~ 8.75 lb）

体重的增加（kg）

限制或避免

某些食物在正常情况下属于健康饮食，但在孕期可能会造成一定的危害，或者是因为它们携带有高于平均值的毒素，或者是因为它们含有可能伤害胎儿的特殊物质或毒素。理想的情况是在妇女准备怀孕时就给予相关的健康饮食指导。然而如果是非计划怀孕，在发现怀孕后应尽早开始健康饮食。

软奶酪及乳制品

孕妇很容易从未经巴氏杀菌的乳制品中感染李斯特菌病，特别是软奶酪和蓝纹奶酪，比如布里奶酪、斯第尔顿奶酪和卡门贝尔奶酪。这种疾病可引起流产、死产或新生儿死亡。硬奶酪和白软干酪是安全的，而且是很好的钙源。

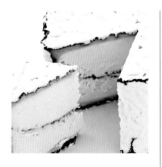

酱和肝脏

所有的肉和蔬菜酱可能含有李斯特菌，都不能吃。肝脏、香肠和酱含有高水平的维生素 A（视黄醇），可以引起出生缺陷（高强度的复合维生素或鱼肝油含有维生素 A，应该避免进食）。

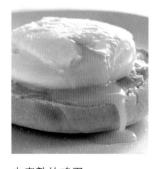

未煮熟的鸡蛋

生的或未煮熟的鸡蛋含有沙门菌，它是引起食物中毒的原因之一。鸡蛋应该煮到蛋黄变硬，不流黄，应该避免进食含有生鸡蛋的食物，比如家庭做的蛋黄酱或未煮熟的鸡蛋。

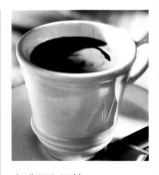

咖啡因和酒精

高剂量的咖啡因与低出生体重及流产有关，所以应该限制咖啡因的摄入。还不确定摄入多少酒精是安全的，所以最好不要摄入。

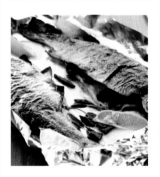

富油的鱼类

沙丁鱼、鲭鱼和其他富油鱼类应该作为健康饮食的一部分。但鱼油富含污染物，可能对胎儿造成危害，孕妇每周只能吃两份，而且应避免吃鲨鱼、马林鱼和旗鱼。

食品卫生

食物中毒是很危险的，某些疾病如弓形体病（参阅第 88 页）可造成特殊的危害。厨房的表面应保持清洁，如厕后、准备食物前、接触生肉或家禽后以及吃任何东西之前都应洗手。

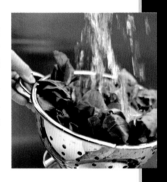

购买、储藏及准备

不要购买超过"在此日期之前食用"的食物。生食应分开存放，所有种类的生肉都放在冰箱的最底层，这样就不会掉落到其他食物上面。切生肉应该有单独的切菜板，色拉、水果和蔬菜应该清洗或削皮。

重新加热食物

已经加热又凉下来的食物极有可能隐藏有害病菌。重新加热的食物应至少加热 2 分钟直到热气腾腾。在食物端上来之前应该始终是滚烫的，而且要马上吃。重新加热食物不能超过 1 次。在准备烹饪之前，按照烹饪指南操作是很重要的。

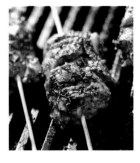

烹饪食物

未煮熟的肉、家禽和鱼可能含有细菌、病毒或寄生虫，可以引起食物中毒和其他疾病。冷藏的食物必须解冻，在适当的温度下烹饪足够的时间并且在热透之后再吃。

健康饮食

怀孕前及孕期健康饮食有助于保证身体有必需的营养储备。主要食物的均衡摄入有助于确保孕期体重的增加处于健康范围。

营养

健康均衡的饮食包括未精制的、富含碳水化合物的淀粉（土豆、全麦面包和谷类），每日至少5份水果和蔬菜，以及足够的肉、鱼或其他优质蛋白质（鸡蛋、坚果或豆类）。牛奶和乳制品或其他含钙食物对胎儿的生长至关重要。

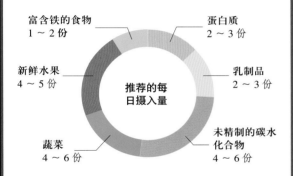

富含铁的食物
1～2份

蛋白质
2～3份

新鲜水果
4～5份

乳制品
2～3份

推荐的每日摄入量

蔬菜
4～6份

未精制的碳水化合物
4～6份

营养补充物质

建议准备怀孕的妇女从停止避孕直到第一孕期结束这段时间内每日摄入 400 μg 叶酸。它有助于防止诸如脊柱裂这样的出生缺陷。有些妇女可能会被建议另外服用复合维生素、维生素 D、深海鱼油或铁剂。

草本植物

大部分草本植物在烹饪时是安全的，但应避免食用高剂量的罗勒属植物、鼠尾草、牛至和迷迭香茶。绝对不要用薄荷（因为它可引起流产）或菊科植物和芦荟。孕晚期服用覆盆子叶茶可以缓解疼痛并加快分娩。

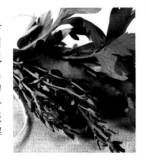

运动及锻炼

一般来讲，孕妇保持孕前的一些运动是安全的，除非有医学或妊娠相关的疾病。杜绝任何能引起损伤或撞击的活动。跌倒、震击或打击腹部可引起早产，建议有流产史的妇女避免高强度的运动。如果有疑问应咨询医生或助产士。

为健康妊娠而锻炼

身体锻炼无论在孕期以及为怀孕做准备时都有很多益处，可以保持健康有力的肌肉、增加循环以及有助于预防静脉曲张、便秘和背痛。然而剧烈运动可能更困难。疲劳及气喘的程度是很好的指标，就像它们是先前的健康水平的指标一样——不能因为妊娠而施行苛刻的规则。如果锻炼过程中有疼痛或头晕眼花就应该立即停止。

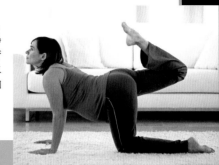

适当运动

高风险	慎行	推荐
最好避免那些高强度的撞击或震动或能降低氧利用的活动，特别是在孕12周以后，因为那些活动易引发意外，比如： • 骑马 • 跳伞 • 滑雪或溜冰 • 跳水	随着妊娠的进展，一些活动变得更加困难。视自己的感觉而定，如出现症状就适可而止，如： • 网球 • 跑步 • 去健身房 • 跳舞 • 剧烈的有氧健身操	随着体重的增加以及重心的改变，一些非负重的运动和那些轻柔、有节奏的运动是最适宜的： • 游泳 • 骑脚踏车兜风 • 散步 • 瑜伽（非仰卧的姿势） • 太极

盆底锻炼

盆底锻炼有助于预防因子宫重量的增加而引起的盆底松弛，并且使肌肉在分娩时有力量。它可降低产后大小便失禁或器官脱垂的风险。盆底锻炼或凯格尔健肌法简单易行。可通过做中断排尿那样的动作来确认有关的肌肉，不需要绷紧腹部和臀部肌肉。收缩这些肌肉，数3下，然后放松，数3下，这样重复10次，每天做3次，尽可能逐渐增加到收缩10秒，重复25次。

为孩子出生而进行的锻炼

生孩子需要力量，母亲越强壮，分娩过程就越顺利。一些规律的锻炼是有帮助的——至少每周3次，每次半小时。蹲坐能增强大腿肌肉的力量，盘腿坐能增加骨盆关节的柔韧性。

盆底肌肉

环绕阴道的肌肉形成一个吊带，支持着盆腔的器官（膀胱、子宫和肠）。

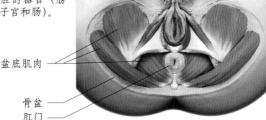

阴道

盆底肌肉

骨盆

肛门

性生活

孕期性生活一般是安全的。采取适当的体位以避免撞击，但胎儿在羊水中会得到安全的保护，而且宫颈黏液栓也保护胎儿免受感染。如果孕妇有流产史、早产史、出血或其他并发症时，医生应建议孕妇禁止性生活。

快速生长期，胚胎从一个米粒大小长到像一颗山莓大小，重要的器官也相应地快速生长。
孕妇的子宫增大像一个西柚大小，腰部增粗，乳房增大。

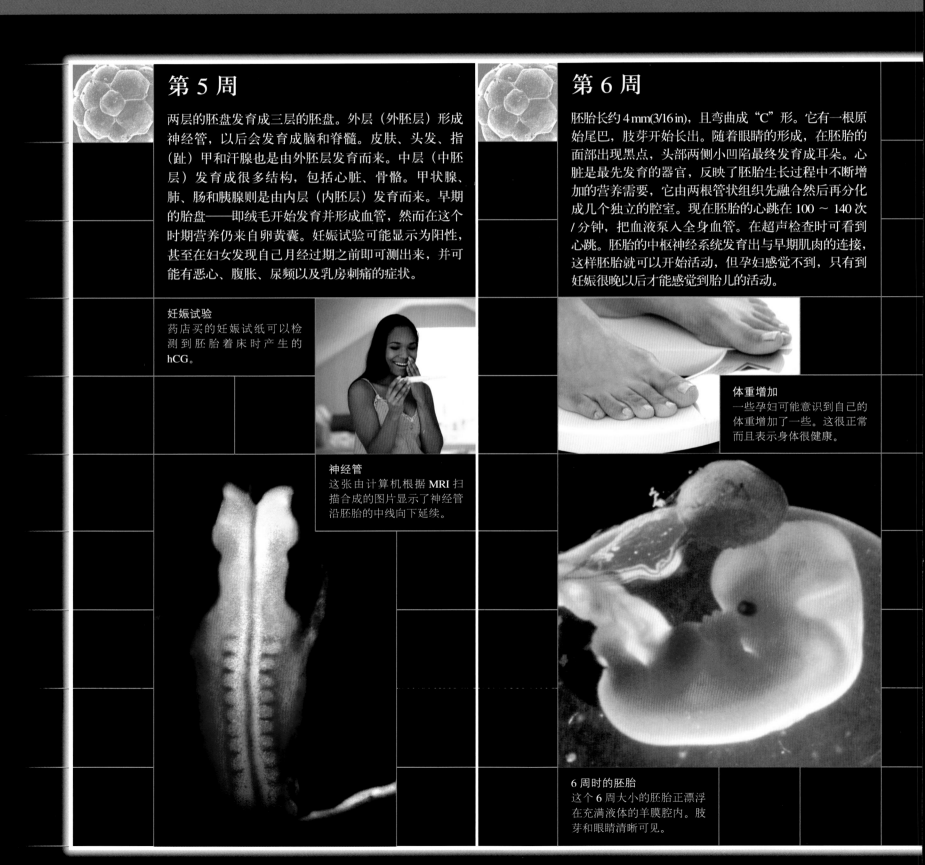

第5周

两层的胚盘发育成三层的胚盘。外层（外胚层）形成神经管，以后会发育成脑和脊髓。皮肤、头发、指（趾）甲和汗腺也是由外胚层发育而来。中层（中胚层）发育成很多结构，包括心脏、骨骼。甲状腺、肺、肠和胰腺则是由内层（内胚层）发育而来。早期的胎盘——即绒毛开始发育并形成血管，然而在这个时期营养仍来自卵黄囊。妊娠试验可能显示为阳性，甚至在妇女发现自己月经过期之前即可测出来，并可能有恶心、腹胀、尿频以及乳房刺痛的症状。

妊娠试验
药店买的妊娠试纸可以检测到胚胎着床时产生的hCG。

神经管
这张由计算机根据MRI扫描合成的图片显示了神经管沿胚胎的中线向下延续。

第6周

胚胎长约4mm(3/16 in)，且弯曲成"C"形。它有一根原始尾巴，肢芽开始长出。随着眼睛的形成，在胚胎的面部出现黑点，头部两侧小凹陷最终发育成耳朵。心脏是最先发育的器官，反映了胚胎生长过程中不断增加的营养需要，它由两根管状组织先融合然后再分化成几个独立的腔室。现在胚胎的心跳在100～140次/分钟，把血液泵入全身血管。在超声检查时可看到心跳。胚胎的中枢神经系统发育出与早期肌肉的连接，这样胚胎就可以开始活动，但孕妇感觉不到，只有到妊娠很晚以后才能感觉到胎儿的活动。

体重增加
一些孕妇可能意识到自己的体重增加了一些。这很正常而且表示身体很健康。

6周时的胚胎
这个6周大小的胚胎正漂浮在充满液体的羊膜腔内。肢芽和眼睛清晰可见。

第 7 周

胚胎继续快速生长，现在长约 8 mm(5/16 in)——像四季豆大小。肢芽发育出浆状末端，并长出手指和脚趾。晶状体和视网膜在未发育完全的眼睛中形成，肝脏形成并开始产生红细胞。可看到胎儿皮肤下的静脉。随着绒毛的发育并从母亲血液中向胚胎供应氧气和营养，卵黄囊开始萎缩。孕妇此时可能感到腰部的衣服有点紧。饮食的味道经常变化，一些孕妇可能特别反感某些食物。增加的循环血容量可能会使一些孕妇感觉头痛。

第 8 周

到第 2 个月末，胚胎约 1.4 cm(1/2 in) 大小，像一颗山莓大小，而且全部重要器官均已开始形成。原始尾巴开始消失，肢体变长，长出有蹼的手指和脚趾。独特的指纹已经形成。随着胳膊肘的发育，手臂可以屈曲并能活动。大脑进一步发育成熟，心脏瓣膜形成从而血液按正确的方向循环。肺继续生长，气管发育并使其在咽喉后部连接。子宫现在像一个小西柚大小，并可能压迫低位的脊椎，有时引起背痛。虽然别人还看不出已怀孕，但此时腰围增粗，乳房看起来更大。

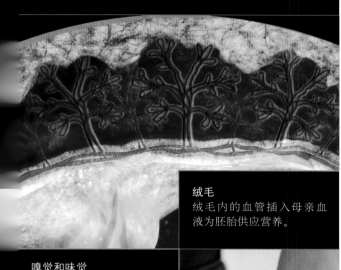

绒毛
绒毛内的血管插入母亲血液为胚胎供应营养。

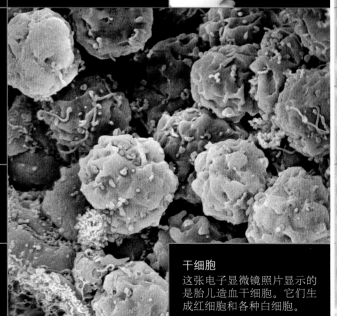

脑发育
脑的三个主要部分现在因其凸出均可看到，脑神经和感觉神经开始发育。

嗅觉和味觉
很多孕妇对某些特定的气味和味道特别敏感或特别反感。

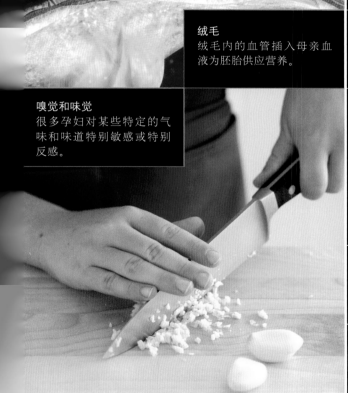

干细胞
这张电子显微镜照片显示的是胎儿造血干细胞。它们生成红细胞和各种白细胞。

母亲

❤ 66次/分钟
🩸 106/69 mmHg
🫙 4.33 L (7.5 pt)

400 mg
孕妇应该继续服用叶酸每天 400 mg，直到孕 12 周。

身体中先出现变化的是乳房。当孕 2 个月时乳房变得更大，乳头变黑。整个妊娠期间，它们平均增大 5 cm(2 in) 和 1.4 kg(3 lb)。

怀孕 8 周的孕妇
一些妇女在早孕时可能感觉不到明显变化，而有些人身体上可能会出现强烈的反应。

胃 从第 6 周开始，恶心是很常见的症状，但通常在 12 周后消失。孕妇恶心使胃酸反流。孕激素可能会有恶心的感觉。

肠 孕激素舒张肠道平滑肌，使肠道内代谢废物排出变慢，可引起便秘

子宫 子宫略微增大，但仍在盆腔内

统计数据

1 2 3 4 5 6 7 8 9 10 11 12 13 14 15 16 17 18 19 20 21 22 23 24 25 26 27 28 29 30 31 32 33 34 35 36 37 38 39 40

胚胎

❤ 144次/分钟
📏 1.6 cm(1/16 in)
⚖ 1 g(1/32 oz)

1 cm
在此期间胎儿快速生长。在第 6 周和第 8 周之间的 2 周内，它可增长 1 cm(3/8 in)。

到第 8 周时，心脏已经发育完成，有全部 4 个腔室，并可见博动。

在第 2 个月内，胚胎对药物和其他毒素的影响最敏感。母亲在此期间服用某些药物可能导致出生缺陷，甚至胎儿死亡。

第 2 个月 | 第 5～8 周
母亲和胚胎

在这个阶段，大多数母亲会感到不适（通常仅仅是早上），有明显的疲劳及尿频。这些常见的症状一般不会超过孕 12 周，也有一些妇女这些症状会存在更长时间。这些症状很多是由体内激素引起的，这些激素是由卵巢分泌来支持早期胎胎生长发育的。在接下来的 2 周，胚胎已发育出明显的人形。大脑发育异常快，使整个头部占了身长的一半。胚胎中先出现屈曲形状并漂浮在羊膜囊内。到第 8 周末，所有器官均已形成——它们结构完整，但体积较小，并且其功能有限。

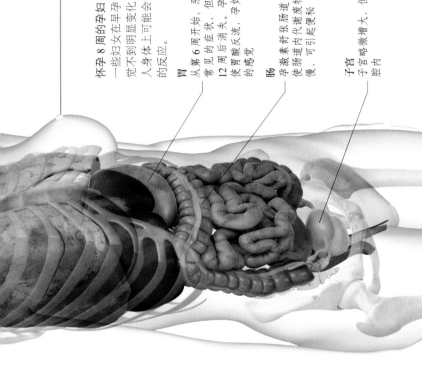

6 周

胚胎开始呈现出更明显的人形，可以看到一些内部的器官以及外部的耳朵、眼睛和肢芽。在此阶段胚胎生长较快，在随后的 2 周，胚胎长度要增加 1 倍。

眼睛

腮弓 这是下颌和颈部结构的前体

胚胎 胚胎悬浮在羊水中

心脏 心脏发育已经基本完成，循环已经建立，心脏开始博动

上肢肢芽 上部的肢芽最终发育成手臂

卵黄囊 在卵黄囊壁上形成最早的血细胞及细血管

绒毛 单纯的绒毛形成了胎盘，在此阶段胎盘生长比胚胎生长得快

脐带 这条短短的脐带非还没有卷曲，上面的血管清晰可见

体节 体节发育成脊椎、肌肉和皮肤

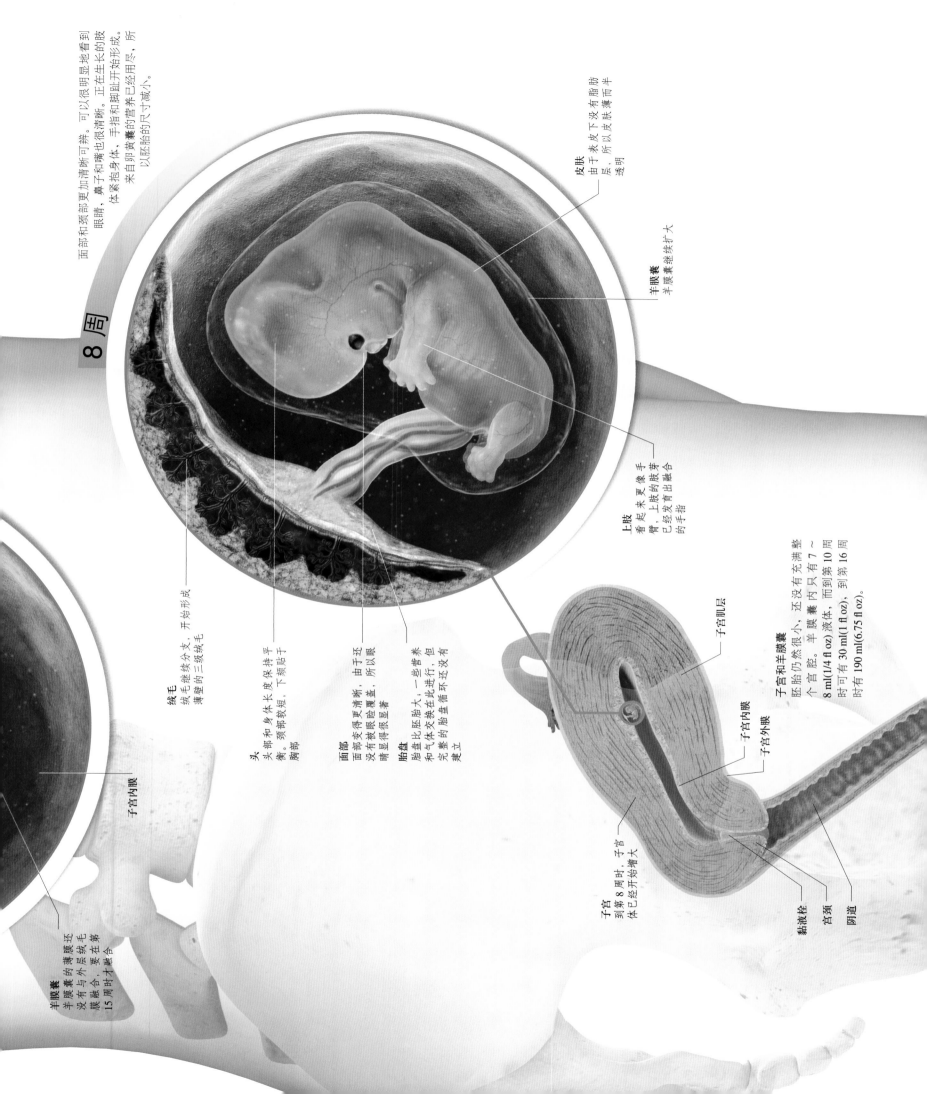

8 周

面部和颈部更加清晰可辨。可以很明显地看到眼睛、鼻子和嘴也很清晰。正在生长的肢体素抱身体，手指和脚趾已经开始形成，所来自卵黄囊的营养已经用尽，所以胚胎的尺寸减小。

皮肤
由于表皮下没有脂肪层，所以皮肤薄而半透明

羊膜囊
羊膜囊继续扩大

上肢
看起来更像手臂，上肢的肢芽已经发育出融合的手指

绒毛
绒毛继续分支，开始形成薄壁的三级绒毛

头部
头部和身体长度保持平衡。颈部较短，下颌贴于胸部

面部
面部变得更清晰，由于还没有眼睑覆盖，所以眼睛显得很突出

胎盘
胎盘比胚胎大，一些营养和气体交换在此进行，但完整的胎盘循环还没有完全建立

子宫肌层

子宫内膜

子宫外膜

子宫和羊膜囊
胚胎仍然很小，还没有充满整个宫腔。羊膜囊内只有 7～8 ml(1/4 fl oz)液体，而到第 10 周时可有 30 ml(1 fl oz)、到第 16 周时有 190 ml(6.75 fl oz)。

子宫
到第 8 周时，子宫体已经开始增大

黏液栓

宫颈

阴道

子宫内膜

羊膜囊
羊膜囊的薄膜还没有与绒毛膜融合，绒毛膜的外层要到第 15 周时才融合

从怀孕到分娩

母亲

妊娠试验

妊娠试验对绒毛膜促性腺激素（hCG）产生反应，hCG 在怀孕后产生并可在 2 周内在尿中检出。它包括 α 和 β 蛋白分子（亚单位）——β 亚单位是 hCG 独有的，也正是妊娠试验所检测的。妊娠试验很灵敏，甚至在下次月经日期之前数天就可确认怀孕。

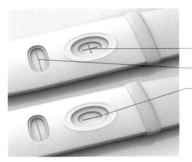

阳性结果

对照窗格

阴性结果

判读结果
在试验中，一个窗格内为蓝色加号且对照窗格内为一条蓝线则为阳性。其他的试验可能有不同的显示方式。

宫颈黏液栓

在激素的作用下，宫颈黏液的稠度发生改变。在大约 4 周时，从稀薄的黏液变成稠厚的黏液栓，在宫颈管内堵住通往宫腔的通道。黏液栓也形成了阻止感染从阴道向子宫上行播散的屏障。

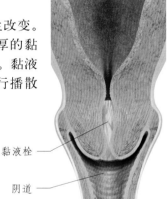

黏液栓

阴道

屏障
整个孕期黏液栓都牢固地位于宫颈内。分娩发动的早期征象之一就是随着宫颈的缩短及扩张，黏液栓会排出来。

胎儿容受

妊娠是一个微妙的平衡，大多数流产发生在妊娠最初的 12 周内。母亲的免疫系统需要接受发育中的胚胎，同时保持对潜在危险的防护，否则胚胎将会被视为异物而遭到攻击。保护胚胎免遭母亲免疫系统排斥的机制还没有被完全搞清楚，但其中孕激素的作用很关键，它形成一种阻滞性抗体来清除胚胎产生的所有抗原（一种引起免疫反应的物质）；它也削弱白细胞攻击异物的能力。

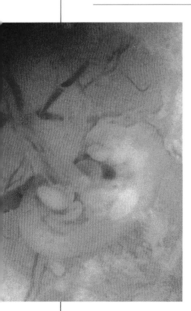

异物组织
一些子宫内膜白细胞比那些循环中的白细胞更宽容，这有助于保护胚胎。

合体滋养细胞（外层滋养细胞）

细胞滋养细胞（内层滋养细胞）

人绒毛膜促性腺激素（hCG）从滋养细胞进入到母亲血液

1 合体滋养细胞
当胚胎着床时，合体滋养细胞钻入到子宫内膜，侵蚀周围组织，暴露毛细血管。它分泌 hCG 到母亲血液，并可于怀孕 8 天后在血中检测到 hCG。

母亲血液

子宫内膜

母亲毛细血管

激素循环
怀孕以后，正常的月经周期终止。子宫内膜不再脱落，而是在三种主要妊娠激素的作用下发生一系列反应，使其可以接受胚胎着床并为胚胎提供营养。

图例 人绒毛膜促性腺激素（hCG）
雌激素
孕激素

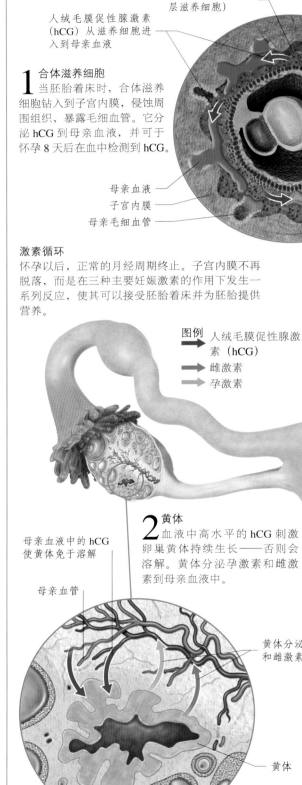

母亲血液中的 hCG 使黄体免于溶解

母亲血管

2 黄体
血液中高水平的 hCG 刺激卵巢黄体持续生长——否则会溶解。黄体分泌孕激素和雌激素到母亲血液中。

黄体分泌孕激素和雌激素

黄体

激素变化

hCG 是妊娠开始阶段关键的激素之一，它是在胚胎着床于子宫内膜后分泌的。hCG 负责保持卵巢黄体功能，反过来后者又产生雌激素和孕激素，虽然量少但极其重要。孕 12 周后 hCG 下降，下面的图表中显示仍有低水平的 hCG 存在，所以整个孕期妊娠试验均为阳性。孕 12 周以后，胎盘接管了雌孕激素的分泌，并大量分泌这两种激素。直到大约孕 28 周时，孕激素均维持较高的水平，此后雌激素水平升高。

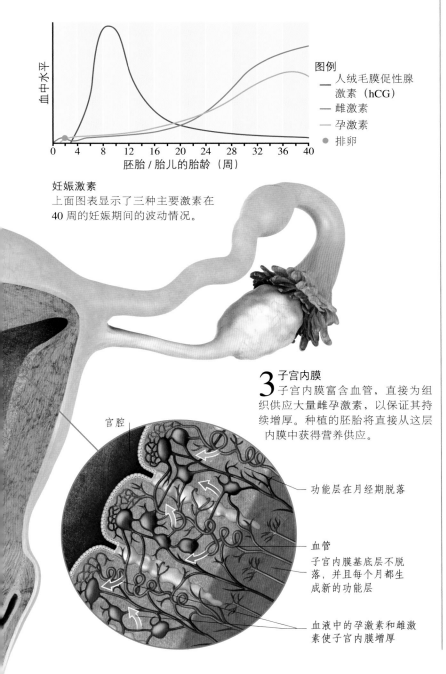

血中水平 / **胚胎 / 胎儿的胎龄（周）**

0 4 8 12 16 20 24 28 32 36 40

图例
— 人绒毛膜促性腺激素（hCG）
— 雌激素
— 孕激素
● 排卵

妊娠激素
上面图表显示了三种主要激素在 40 周的妊娠期间的波动情况。

3 子宫内膜
子宫内膜富含血管，直接为组织供应大量雌孕激素，以保证其持续增厚。种植的胚胎将直接从这层内膜中获得营养供应。

宫腔

功能层在月经期脱落

血管
子宫内膜基底层不脱落，并且每个月都生成新的功能层

血液中的孕激素和雌激素使子宫内膜增厚

妊娠的早期症状

妊娠早期很多症状实际上是由妊娠所必需的雌孕激素引起的副作用。每个人出现这些症状的时间和程度有所不同。没有任何两个妊娠的症状是相同的，而且一种症状可能在一个孕妇比较严重而在另外一个人却未必。很多症状随时间进展而改善，提示可能与 hCG 水平有关，hCG 水平在孕 12 周后会自然下降。下表列出了最常见的早孕症状。

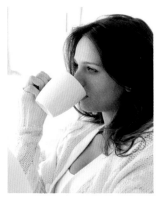

缓解恶心
孕妇晨吐非常常见并且影响甚大。规律进食有助于缓解恶心。

早期症状	
月经过期	如果排卵后未受精，则 2 周后应该来月经；如果在排卵日前性生活则很可能会受精。在月经过期的时间做妊娠试验可以检测早孕
增大变软的乳房	乳房的变化在怀孕后很快就发生了，包括乳房增大、比较敏感以及血管增多。在早孕激素的影响下，导管系统首先增生，孕晚期以后腺体增生。在第一孕期感到的乳房疼痛会随妊娠的进展而逐渐缓解
乏力	引起早孕期乏力的确切原因还不清楚。不是所有的妇女都有这种症状，并且通常到孕 12 周得到改善。乏力可能与早期激素的变化以及身体对妊娠逐渐适应有关
尿频	早孕期肾血流量及其滤过率增加，结果排尿次数增加，但过度的尿频或尿痛可能表明感染，需要治疗
恶心和呕吐	即通常说的"孕妇晨吐"，恶心和呕吐是典型的早孕反应。它们可于白天或晚上任何时候出现，并可能受某些食物或气味的影响而加重。通常这些症状较轻，但偶尔也可出现严重的妊娠剧吐
嘴里有金属味	味觉发生改变，比如嘴里有金属味或特别偏爱某种食物。这种情况通常在孕期缓解，或此后很快就缓解
点滴状出血和流血	在种植时可能有点滴状出血——正好与月经的时间重合，可能会被误认为是少量的月经。孕期宫颈软软，性交后可导致点滴状出血
便秘	孕激素可阻止子宫在足月前收缩，但它也可抑制所有平滑肌的收缩，所以引起消化缓慢，导致便秘

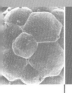

胚胎

原胚层的发育

受精卵着床后，随着原条的形成，两胚层的胚盘快速变成三胚层胚盘，第三层细胞来源于原条。这个三层的原胚层是每个机体形成的基础。外胚层形成上层，内胚层形成下层，而最后出现的中胚层像三明治一样夹在两者之间。它们代表了细胞沿不同的发育途径而进行首次简单分化。很多组织结构由全部三层胚层构成，但有些仅由其中一层构成。

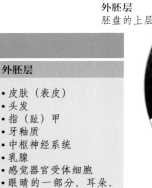

1 原条的形成
在第 5 周时，被称为原条的一条细胞形成，并沿胚盘表面延伸。其头端为原结，向胚胎未来的头端方向生长。

胚胎头端
胚盘
横断面线
头尾轴
原条继续发育形成胚胎的头尾轴

原结
外胚层
胚盘的上层

羊膜囊
未来的嘴
胚胎尾端
原条
在胚层之间移动的细胞
中胚层
胚盘的中间层
内胚层
胚盘的下层

通过原条的横断面

2 内胚层的形成
随着原条的发育扩展，其形成一个凹陷（原沟）称为中胚层，原沟内的细胞在已经形成的外胚层和内胚层之间移动，形成胚盘的第三层。

身体系统及其原胚层

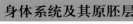

内胚层	中胚层	外胚层
• 消化道	• 皮肤（真皮）	• 皮肤（表皮）
• 呼吸道	• 骨骼	• 头发
• 泌尿道	• 肌肉	• 指（趾）甲
• 肝脏	• 软骨	• 牙釉质
• 腺体，如甲状腺和胰腺	• 结缔组织	• 中枢神经系统
• 生殖道	• 心脏	• 乳腺
	• 血细胞和血管	• 感觉器官受体细胞
	• 淋巴细胞和淋巴管	• 眼睛的一部分，耳朵，鼻腔
	• 肾脏和输尿管	

胚胎褶皱

到妊娠第 5 周末时，已经分化成平直的、三层的胚盘，然后胚胎进行三维折叠，从头端到尾端，从一侧到另一侧。这就形成了早期人类胚胎的形状。胚胎皱褶产生一个封闭的原始肠腔，从胚胎头端的前肠伸展，经过中肠（中肠在此阶段与将来的卵黄囊连接），最后终止于尾端的后肠。中肠与卵黄囊的连接带逐渐变窄，直到卵黄囊在脐带的位置进入胚胎。连接到胎盘的连接柄发育成脐带。从后肠发育出一个小管状结构（尿囊）突入到连接柄内——它最终将与膀胱相连。在此发育的早期阶段，许多物种的胚胎形态相似，因为其身体最基本的部分在此时都已规划完毕。

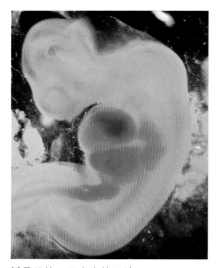

折叠着的 6 周大小的胚胎
在 6 周时，胚胎已形成可辨别的外形。通过半透明的皮肤可看到心脏和肝脏——心脏在中央，肝脏在它的右边。

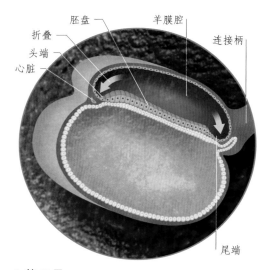

胚盘
羊膜腔
折叠
头端
心脏
连接柄
尾端

1 第 31 天
胚盘头端和尾端的快速生长导致了胚胎开始形成皱褶。原始心脏最初位于头端，在靠近头端的地方形成一个小的凸起，是最早形成的器官之一。

神经管形成

神经管将来形成中枢神经系统，包括脑和脊髓。神经管的发育始于脊索的形成，一个细胞柱沿胚胎的背部伸展、成形。脊索上方的外胚层细胞下沉形成一个凹陷，其边缘融合成为一个管状结构。此管状结构在中央形成，然后沿胚胎的长轴向外伸展，最后于妊娠第 38 天时在胚胎的顶端闭合，并于 2 天后在脊椎的底部闭合。随着胚胎的折叠，神经管形成一个 C 形——其直径不均一，但在头端扩张形成前脑、中脑和后脑，与脊髓完全分开。

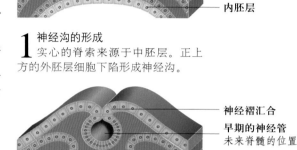

1 神经沟的形成
实心的脊索来源于中胚层。正上方的外胚层细胞下陷形成神经沟。

2 神经褶融合
随着神经沟的加深，其边缘（神经褶）逐渐合拢形成早期的神经管。

3 神经管形成
神经褶汇合、融合，最后脱离盖在上面的外胚层。融合失败则导致脊柱裂。

干细胞

人干细胞有发育成体内任何类型细胞的潜能。这种能力在细胞按特定的路径发育后就会消失，比如发育成皮肤细胞、神经细胞或肌肉纤维。脐带血中富含胎儿干细胞，它们提供了个体准确的基因匹配，而且由于它们可以被培养成任何类型的细胞，所以在将来疾病的治疗方面有很大的潜能。

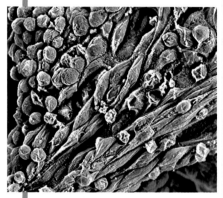

特化的细胞
这张电子显微镜图片显示的是胚胎干细胞——它们的特化能力使其成为科学研究的焦点。

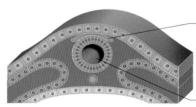

体节
中胚层段凝结成对称为体节，在妊娠第 5 周首次形成，每天形成 3 或 4 对，从头端开始，直到第 6 周时形成 42 对。

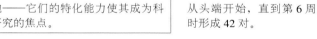

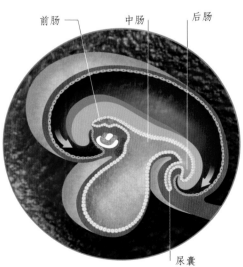

2 第 38 天
头部随着胚胎增长而快速增大，以至于其围绕心隆起而卷曲。在胚胎内部，神经嵴细胞向外扩展，形成眼睛、皮肤、神经和肾上腺的组成部分。

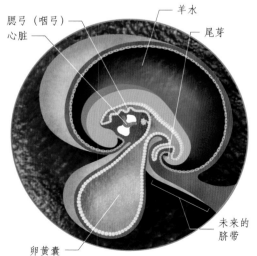

3 第 42 天
现在羊膜腔几乎完全包绕胚胎。尾芽逐渐退化而头部继续增长，在未来颈部和下巴的地方，鳃弓开始形成。

人类尾巴

人类尾巴相当罕见，而且尚不清楚其起源。和真正的尾巴不同，其内部没有骨头，仅含有一长条皮肤和不同数量的神经组织，从脊柱的最末端伸出。这种情况常常与包绕脊髓的脊柱下段闭合失败有关。

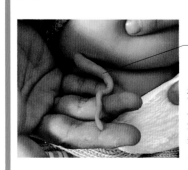

退化的遗迹
人类尾巴通常很短，然而左图显示了一条超长人尾巴的罕见病例。

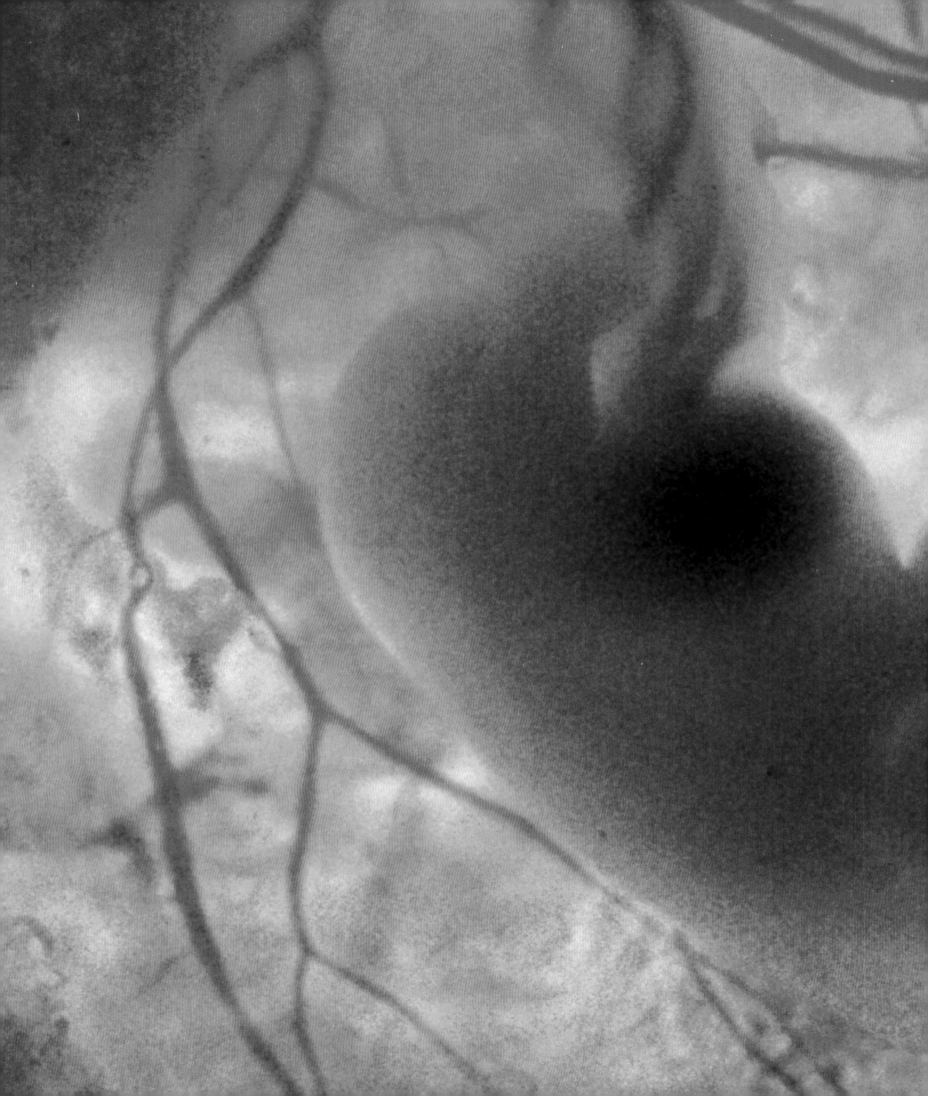

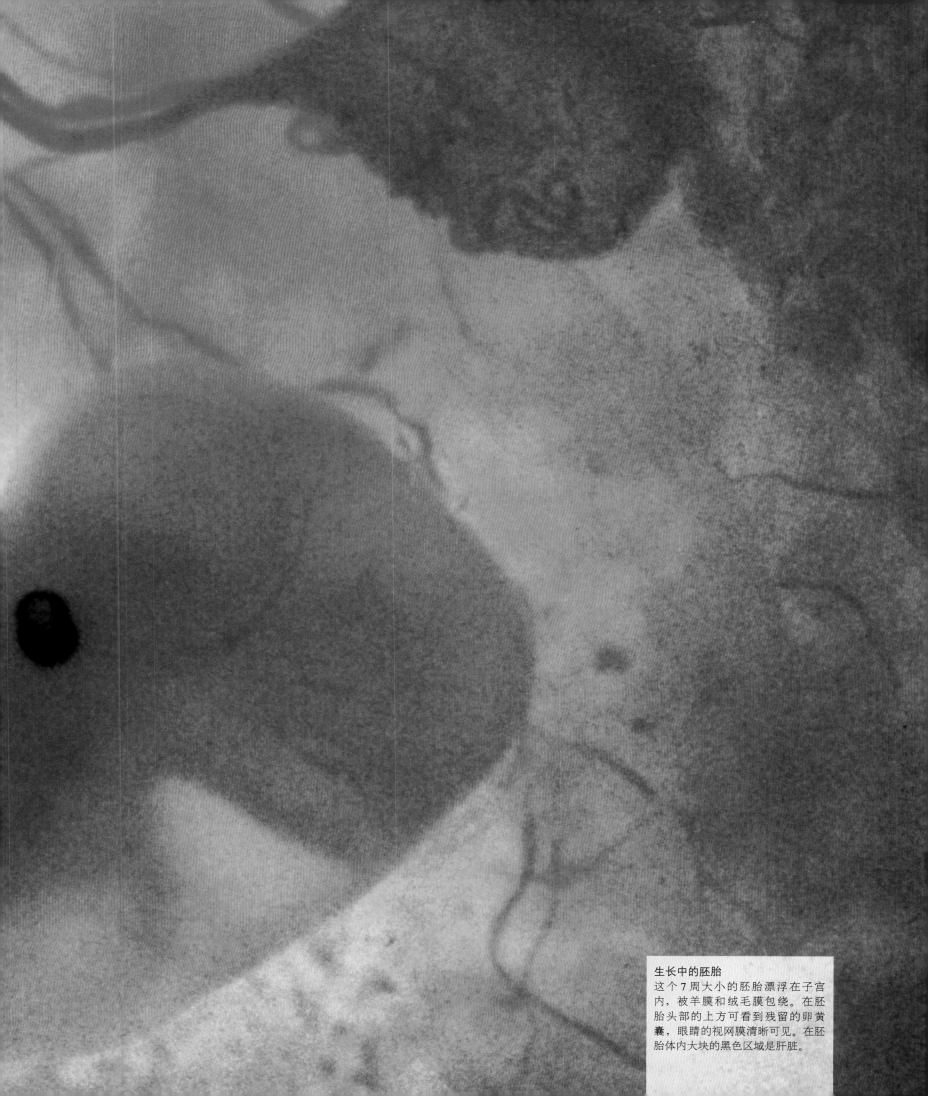

生长中的胚胎
这个 7 周大小的胚胎漂浮在子宫内，被羊膜和绒毛膜包绕。在胚胎头部的上方可看到残留的卵黄囊，眼睛的视网膜清晰可见。在胚胎体内大块的黑色区域是肝脏。

胚胎

滋养胚胎

胚胎最初从卵黄囊获得营养，通过简单扩散排出代谢产物。但营养很快就不够了，于是在母亲和胎儿循环之间建立了胎盘连接。外层滋养细胞侵入到子宫内膜，侵蚀母亲毛细血管并在未成熟的胎盘内形成血液池。胎盘组只发出指状突起即绒毛，使接触血液的面积达到最大。它们变得更多更纤细，而且到第 3 周末其内包含了单纯的胎儿毛细血管。1 周以后，早期胎盘包绕了整个胚胎，且随着脐带附着于成熟的胎盘中心，较远端的绒毛消失了。此时的营养交换仍受限制，直到第 10 周建立了真正的循环，三级绒毛充满胎儿血液。

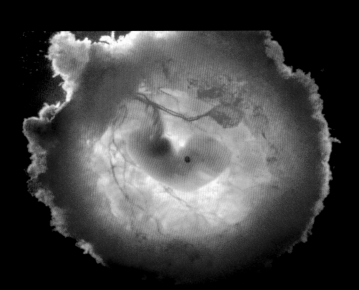

绒毛膜

胚囊的外层称为绒毛膜。在第 8 周，绒毛膜开始和羊膜囊融合（此过程可持续到孕 15 周）。这样就形成了一个围绕胎儿的双层膜，在分娩过程中"破水"时破裂。

卵黄囊的功能

卵黄囊是位于胚胎外部的一个结构，参与照顾及维护未成熟的胎儿。在早孕期，当胎盘转运营养的能力有限时，卵黄囊通过简单扩散为胚胎提供营养，起到关键的作用，另外，它还有类似肝脏的功能。卵黄囊壁内首次出现的简单毛细血管和未成熟的携氧血细胞均在此处形成。随着胎盘发挥作用，卵黄囊逐渐变小，到妊娠末期就已经消失了。

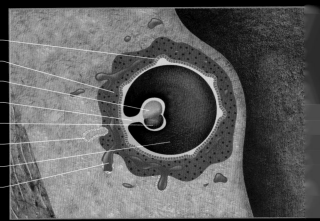

初级绒毛
在内层滋养细胞上形成的突起

外层滋养细胞

卵黄囊

连接柄

羊膜囊

子宫内膜腺体

绒毛膜囊

侵蚀
子宫内膜毛细血管内的母亲血充满子宫内膜腺体

1 初级绒毛
到第 26 天时，当侵蚀的外层滋养细胞侵入母亲组织时形成简单的叶状结构。母亲血液过滤到子宫内膜腺体。

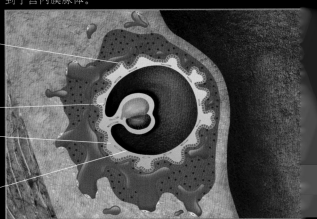

次级绒毛
这些突起变大，形成指状突起物

血管形成
早期血管开始在连接组织内形成

连接组织
在次级绒毛内形成一个核心

绒毛膜囊壁
由两层滋养细胞和连接组织形成

2 次级绒毛
到第 28 天时，随着毛细血管壁溶解消失，小的母血池形成。营养交换的母亲屏障不复存在。

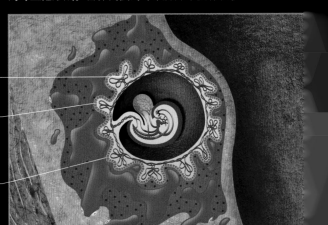

血管
在绒毛内形成血管网，把连接柄和胚胎连接起来

屏障
内层滋养细胞阻止母亲血和胎儿血混合

扩散
绒毛发育从而形成了允许营养物质和氧气扩散的更大的表面

3 三级绒毛
绒毛进一步分支使其结构不断完善，形成三级绒毛，突入到母血池中。胎儿毛细血管尚未生长，所以营养的转运仍不足。

护胎儿免受创伤并给胎儿提供生长和活
间。羊水有助于肺的发育，并提供给胎
的温度。起初羊水与胎儿循环的血浆类
当胎儿肾脏开始产生尿液后，即排入到
。到妊娠末期，羊水进一步浓缩，更像
羊水被胎儿吞咽并在肠内吸收，使羊
。随着妊娠进展，羊水量稳步增加，到
周时达到 1 L（1.75 pt），甚至可达 2 L
。到妊娠末期，胎儿通过吞咽和产生尿
可替换 0.5 ~ 1 L（0.9 ~ 1.75 pt）羊水。

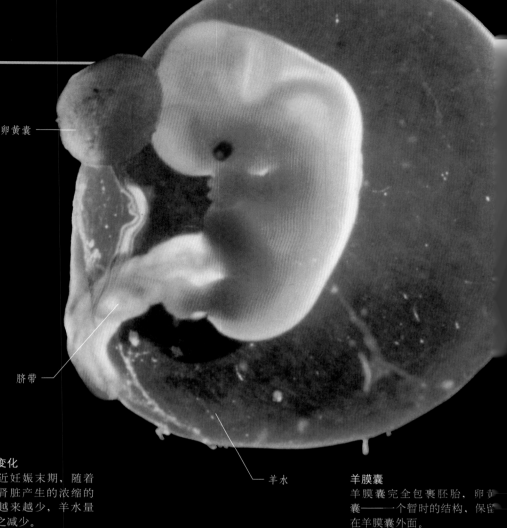

卵黄囊

脐带

羊水

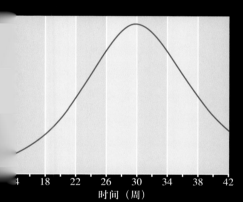

量的变化
越接近妊娠末期，随着
胎儿肾脏产生的浓缩的
尿量越来越少，羊水量
也随之减少。

羊膜囊
羊膜囊完全包裹胚胎、卵黄
囊——一个暂时的结构、保留
在羊膜囊外面。

时间（周）
4 18 22 26 30 34 38 42

的发育

天起，原始红细胞从卵黄囊壁开始生成——它们在血岛内
周围有毛细血管包绕。最早的原始红细胞含有胚胎血红蛋
成熟红细胞不同，此种细胞中央有一个核。到第 74 天时，
脏会接替卵黄囊生成红细胞。与最初产生的原始红细胞不
儿肝脏产生的红细胞可分化成各种胎儿血液成分。到妊娠末
髓也可产生血细胞。

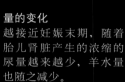

胎儿红细胞
这张电子显微镜照片显示的是一种干
细胞。在胎儿体内，它生成红细胞或
各种类型的白细胞。

血细胞

在妊娠 37 天时肝脏开始生成血
细胞。最早于孕 10 周起骨髓也
可生成一些血细胞，但直到胎
儿出生，肝脏仍然是血细胞主
要的生成器官。红细胞的生成
量较高。每一个胎儿红细
胞仅能存活 60 天——
相当于成人的一半。
胚胎需要铁、叶酸和
维生素 B_{12} 以生产出
足量的
红细胞。

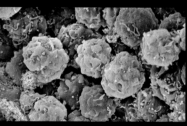

白细胞

红细胞

细胞类型
胎儿红细胞与成人细胞类型相
似，但其血红蛋白与氧的亲和
力更强。

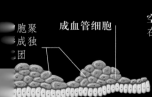

胞聚
成独
团

成血管细胞

空腔形成
在血岛内的空隙

腔
空腔扩展并融合而
形成血管腔

血细胞
血管腔内膜形成
细胞

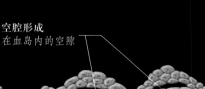

产生于卵黄囊及连接柄。
形成原始红细胞而外层细
细血管壁。

2 空腔的生成
随着血岛内空隙的出现，毛细血
管壁和早期红细胞开始区分开来。

3 血管腔形成
一开始形成的血细胞几乎无一
例外的是原始血胞。到第 3 周末，
一个简单的毛细血管网已经形成

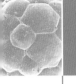

从怀孕到分娩

胚胎

器官形成

器官形成是胚胎快速发育的一个过程，在此过程结束时，所有主要器官及外部结构均已形成。此过程从孕 6 周持续至孕 10 周。不同的系统同时发育，呼吸系统来自前肠以形成肺，消化系统生成肠、肝脏、胆囊和胰腺。第一个完全有功能的系统是心血管系统，包括心脏和一个简单的循环，并随胚胎的发育不断改变结构。

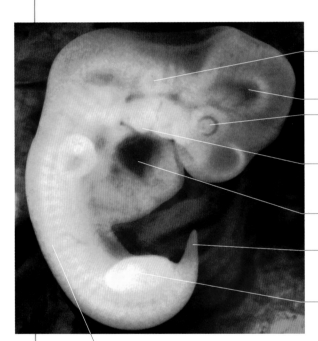

耳
表现为一个浅的凹陷，这是最终生成耳朵的位置

脑
脑部的快速发育引起头部屈曲

眼
可看到晶状体的前体，眼睑发育并盖住眼睛

腮弓
这 5 个独特的隆起生成了胎儿很多头部和颈部的结构

心脏
这块黑色的区域清晰地显示了心脏的位置

尾巴
它不是一条真正的尾巴，而是包绕脊髓的皮肤的延伸

肢芽
发育中的腿的迹象很明显，虽然它和真正的腿一点也不像

体节
沿神经管分布的体节分化出皮肤、肌肉和脊椎

早期身体结构
这个 7 周大小的胚胎处于器官形成的中间阶段。身体系统的发育使得胚胎的生长显得相形见绌。

肺的发育

肺的发育始于妊娠第 50 天，直到婴儿早期。未发育完全的气管发出两个分支，它们再依次分出更细的分支。最初的分支模式在所有胚胎都相同，但最后的发育是独特的。到第 18 周时已经发生了 14 次分支并形成呼吸树，但细支气管太大而且壁厚无法进行气体交换（呼吸）。直到孕 38 周才出现适于气体交换的壁薄的原始肺泡（见第 152 ~ 153 页）。

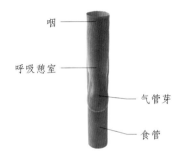

咽
呼吸憩室
气管芽
食管

1 气管芽
气管发育的第一个迹象是从食管上长出的一个袋状物，向外向下突出。

咽
气管
支气管芽
食管

2 支气管芽
在第 56 天，当气管足够长以后就分出两个支气管芽，每一个都将会形成一个肺。

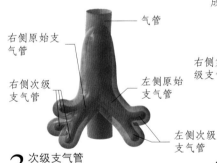

气管
右侧原始支气管
右侧次级支气管
左侧原始支气管
左侧次级支气管

3 次级支气管
支气管芽以特有的方式发出分支。右侧进行 3 次分支，而左侧进行 2 次分支。

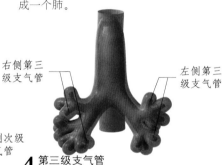

右侧第三级支气管
左侧第三级支气管

4 第三级支气管
到第 70 天时，进行第三级分支，结果右侧产生 10 个肺叶，左侧产生 8 个肺叶。

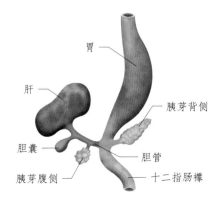

胃
肝
胆囊
胰芽腹侧
胰芽背侧
胆管
十二指肠襻

1 9 周大的胚胎
在消化道主管上分支发育出专门的结构。早期的胰腺由两个独立的胰芽组成。

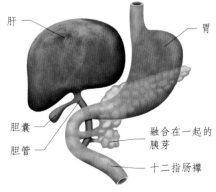

肝
胃
胆囊
胆管
融合在一起的胰芽
十二指肠襻

2 10 周大的胚胎
两个独立的胰芽融合，而且把胆囊和十二指肠连接起来的胆管已经变长。

消化系统

开始时消化系统仅仅是连接嘴和肛门的一条简单管道，其一部分逐渐特化，在第 6 周期间胃首先形成。在第 9 周，肠道变长以至于超出腹腔的范围而被挤入脐带内，并在这里逆时针旋转 90°，直到第 12 周末时返回腹腔内。到第 14 周时大肠和小肠到达它们最终的位置。到第 17 周，随着胎儿出现规律的吞咽动作，羊水进入消化道。虽然直到中孕期消化道才可运动，但肠道内的绒毛已能吸收羊水。

心脏的发育

心脏发育较早，便于营养供应以支持胚胎发育。它是第一个完全发挥功能的系统。从第 50 天起心脏开始跳动，2 ~ 3 天后血液开始循环。在脐带进入胚胎身体处的上方出现一个心隆起，当两个薄壁的管腔从头到尾融合后，心脏在此处形成。随着心脏最终结构的形成，胎儿循环开始。心脏结构的回路和重构快速进行，并在第 10 周末完成。胎儿心脏有一层特殊的组织称为心内膜，心脏的肌肉组织（心肌）有独特的功能，可以以其内在节律自发收缩。

心室的分化

心脏上半部分分左右两个腔（心房）收集来自静脉网的血液，下半部分两个腔（心室）把血液自心脏排出。心房和心室被隔膜隔开，隔膜向心脏中心生长（心内膜垫）。一个单向的瓣膜控制血液自心房流向其对应的心室。两个心室是分开的但两个心房通过卵圆孔相通，允许含氧血通过。

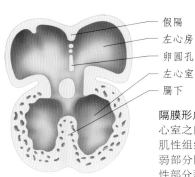

- 假隔
- 左心房
- 卵圆孔
- 左心室
- 膈下

隔膜形成
心室之间的隔膜全部是肌性组织，但其上部薄弱部分除外，它不像肌性部分那样收缩。

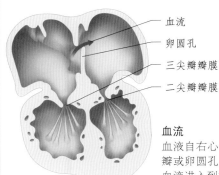

- 血流
- 卵圆孔
- 三尖瓣瓣膜
- 二尖瓣瓣膜

血流
血液自右心房通过三尖瓣或卵圆孔。左心房的血液进入到左心室。

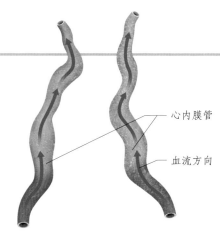

- 心内膜管
- 血流方向

1 心内膜管
在发育的早期，两条独立且平行的管子向胚胎的头部输送血液。

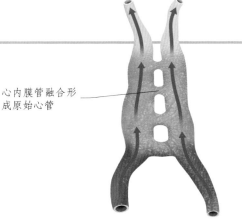

- 心内膜管融合形成原始心管

2 原始心管
心内膜管自基底部向上相互融合，最终在妊娠第 50 天时形成一个原始心管。

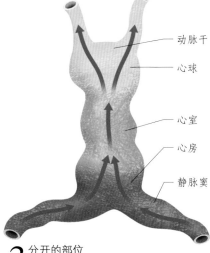

- 动脉干
- 心球
- 心室
- 心房
- 静脉窦

3 分开的部位
细微的收缩划分出各个独立的部分，同时心胶质和心肌（跳动的心脏肌肉）包绕着心内膜管。

（右上图）
- 动脉干
- 心球
- 心室
- 心房
- 静脉窦

4 心管弯曲
在第 51 天，搏动的心管延长并绕向右侧形成一个螺旋。一个基本的血液循环就建立了。

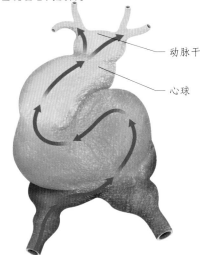

- 动脉干
- 心球

5 "S" 形结构
到第 53 天，心管螺旋形成一个 "S" 形，使心脏的四个腔位于正确的位置。

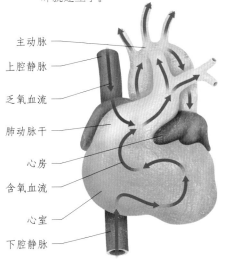

- 主动脉
- 上腔静脉
- 乏氧血流
- 肺动脉干
- 心房
- 含氧血流
- 心室
- 下腔静脉

6 心脏腔室的最终位置
到第 84 天时，心脏的四个腔完全分离，到第 91 天时心脏瓣膜已各就各位了。

105

在这个月，胚胎变成胎儿。并已具有清晰可辨的人形，并且可活跃地运动。至早孕期末，妊娠已比较稳固，流产的风险大大降低——很多妇女选择在这个时候宣布自己怀孕。

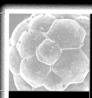

第9周

此时胚胎长约1.8 cm（3/4 in），有如一个大点的葡萄，而且它的尾巴已经消失。手指开始分离，手腕可以弯曲活动。鼻子已经成形，嘴和嘴唇几乎完全形成，眼睑在眼睛上方融合，直到孕26周左右才睁开。横膈开始形成，是一层肌性薄膜，最终会将胸腔和腹腔分隔开。膀胱和尿道从肠道的末端分离。胎盘供应了大部分胎儿所需的营养，卵黄囊进一步萎缩。孕妇可感觉到体重增加更多，这主要是因为液体潴留以及血容量增加。乳房可能会更大并可能感觉疼痛。

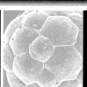

第10周

在受精后第8周（妊娠第10周）胚胎正式成为胎儿。它现在大约3 cm长（1.25 in），像一个西梅干大小，并能够活跃地运动。头部几乎占了身长的一半，面部器官及耳朵清晰可辨。骨骼中的软骨组织开始硬化成骨（骨化），脚趾甲开始出现。激素促进原始性腺发育成卵巢或睾丸，卵巢开始生成卵子。外生殖器也开始分化，但现在还不能分辨出男女。从膀胱长出的芽状组织向上生长，与盆腔内将来发育成肾脏的组织连接。孕妇的呼吸系统开始适应妊娠的需要。

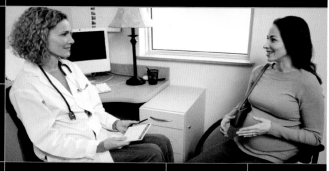

第一次产检
一些孕妇可能在第9周左右进行首次产前检查。可预约一位助产士或医生。

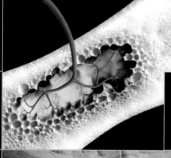

骨骼生长
在孕10周左右，在血液中细胞的帮助下软骨开始硬化并骨化成骨。

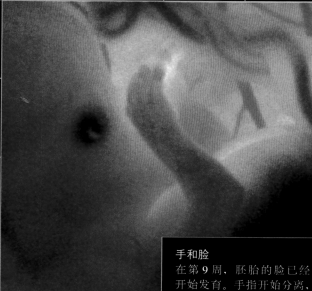

手和脸
在第9周，胚胎的脸已经开始发育。手指开始分离，手腕开始弯曲、活动。

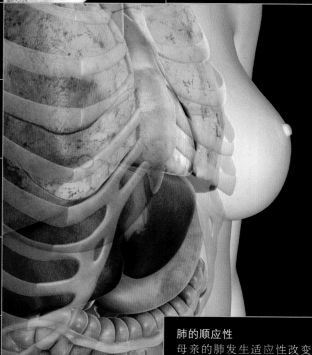

肺的顺应性
母亲的肺发生适应性改变以吸入更多空气，满足妊娠增加对氧的需求。

第 11 周

胎儿此时长约 5 cm（2 in），像一个李子大小。它可以张嘴闭嘴，能够打哈欠和吞咽。在下颌上有细小的齿芽形成，手指和脚趾的蹼开始消失，皮肤变厚不再像以前那样半透明。心脏跳动得更快，在 120～160 次/分，血液在胎儿体内快速循环。孕妇的腹部稍微突出，而且由于心肺的负荷增加，孕妇可能有劳累性呼吸困难。增大的子宫上移超出盆腔，减小了对膀胱的压迫，所以尿频症状减轻，但已存在的静脉曲张或痔疮可能胀大或新的再次出现。

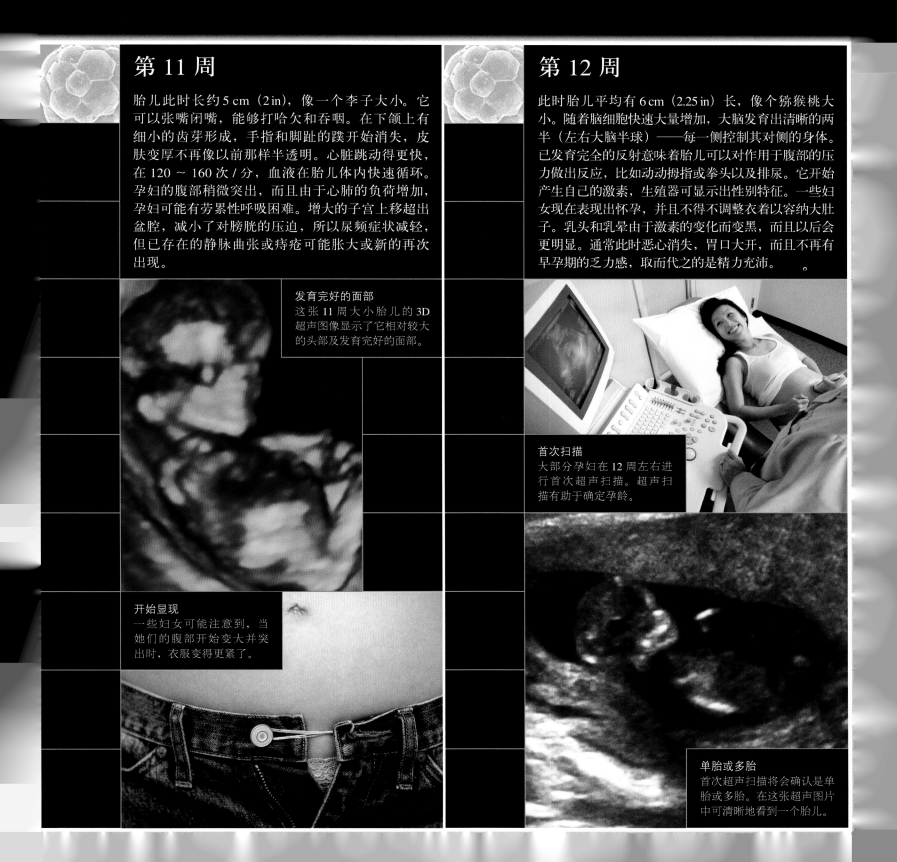

发育完好的面部
这张 11 周大小胎儿的 3D 超声图像显示了它相对较大的头部及发育完好的面部。

开始显现
一些妇女可能注意到，当她们的腹部开始变大并突出时，衣服变得更紧了。

第 12 周

此时胎儿平均有 6 cm（2.25 in）长，像个猕猴桃大小。随着脑细胞快速大量增加，大脑发育出清晰的两半（左右大脑半球）——每一侧控制其对侧的身体。已发育完全的反射意味着胎儿可以对作用于腹部的压力做出反应，比如动动拇指或拳头以及排尿。它开始产生自己的激素，生殖器可显示出性别特征。一些妇女现在表现出怀孕，并且不得不调整衣着以容纳大肚子。乳头和乳晕由于激素的变化而变黑，而且以后会更明显。通常此时恶心消失，胃口大开，而且不再有早孕期的乏力感，取而代之的是精力充沛。

首次扫描
大部分孕妇在 12 周左右进行首次超声扫描。超声扫描有助于确定孕龄。

单胎或多胎
首次超声扫描将会确认是单胎或多胎。在这张超声图片中可清晰地看到一个胎儿。

第 3 个月 | 第 9 ～ 12 周

母亲和胎儿

早孕期的症状如乏力和恶心通常在这个月达到高峰，可能是由高水平的 hCG 所致。在这个月胚胎期结束而进入胎儿期。卵黄囊萎缩，其功能被胎盘所替代。此时的胎盘远远大于胎儿，完全能够满足胎儿对氧气和营养物质的需求并排出代谢产物和二氧化碳。在这个月内，能量直接参与本器官结构发育。随着眼睛形成以及下颌和颈部结构发育，面部更清晰可辨了，耳朵也移到了其最终的位置。颈部相对来说仍较短，胎儿呈屈曲体位，头贴于胸前。由于脑部的快速生长，使头部占了整个头臂长的一半，而且在 3 周内胎儿身长增加一倍。

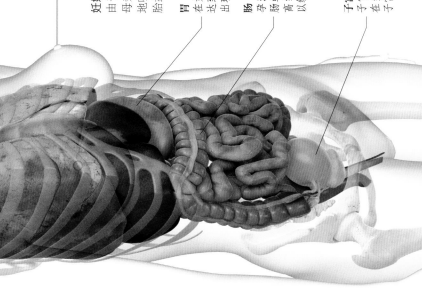

母亲

- 66 次 / 分钟
- 105/68 mmHg
- 4.4 L (7.5 pt)

27 ml

妊娠 12 周时的羊水量约 27 ml（1 fl oz.）。到 34 周时羊水量将达到最高约 946 ml。

胃 在妊娠 12 周，hCG 水平达到高峰，可使很多孕妇出现恶心呕吐

肠 孕激素水平的升高可使肠蠕动减慢，导致便秘。高纤维饮食及多饮水可以缓解这些症状

子宫 子宫开始增大并稍前倾。在盆腔的上缘可以摸到子宫

妊娠 12 周的母亲
由于预计到将来的需要，母亲的呼吸更深，循环系统向胎盘输送更多的血液。

高水平的孕激素可使一些孕妇长斑或便秘痉。此些不适症状常会达到高峰，然后缓解。

在第 3 个月，早孕时候的不适症状会逐渐向上缓解。

1	2	3	4	5	6	7	8	9	10	11	12	13	14	15	16	17	18	19	20	21	22	23	24	25	26	27	28	29	30	31	32	33	34	35	36	37	38	39	40

胎儿

- 175 次 / 分钟
- 5.4 cm (2.25 in)
- 14 g (0.5 oz.)

到妊娠 10 周时胚胎期结束，胚胎变为胎儿。出现开始生长的早期征象，标志着胎儿期的开始。

在妊娠 12 周左右通过超声测量胎儿长度，即顶臀径，可以准确地确定妊娠的时间。

超声扫描可以显示胎儿心跳及肢体。在此期间也可看到简单的躯干和肢体运动。开始有含糊动作，可在胃和膀胱内见到液体。

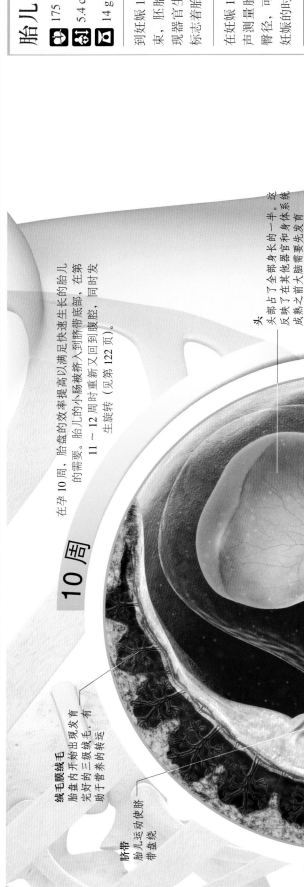

10 周

在孕 10 周，胎盘的效率提高以满足快速生长的胎儿的需要。胎儿的小肠被挤入到脐带底部，在第 11 ～ 12 周时重新又回到腹腔，同时发生旋转（见第 122 页）。

头部 头部占了全部身长的一半。这反映了在其他器官和身体系统成熟之前大脑需要先发育

耳朵 耳朵在下颌黏膜很低的位置，但在随后的 2 ～ 3 周会上升到其最终的位置

颈部 颈部仍然较短，迫使头部弯向胸前，从而使胎儿呈卷缩状

绒毛膜绒毛 胎盘内开始出现发育完好的三级绒毛，有助于营养的转运

脐带 胎儿运动使脐带缠绕

腿 腿的发育有不均衡，腿、脚趾还没有完全分离

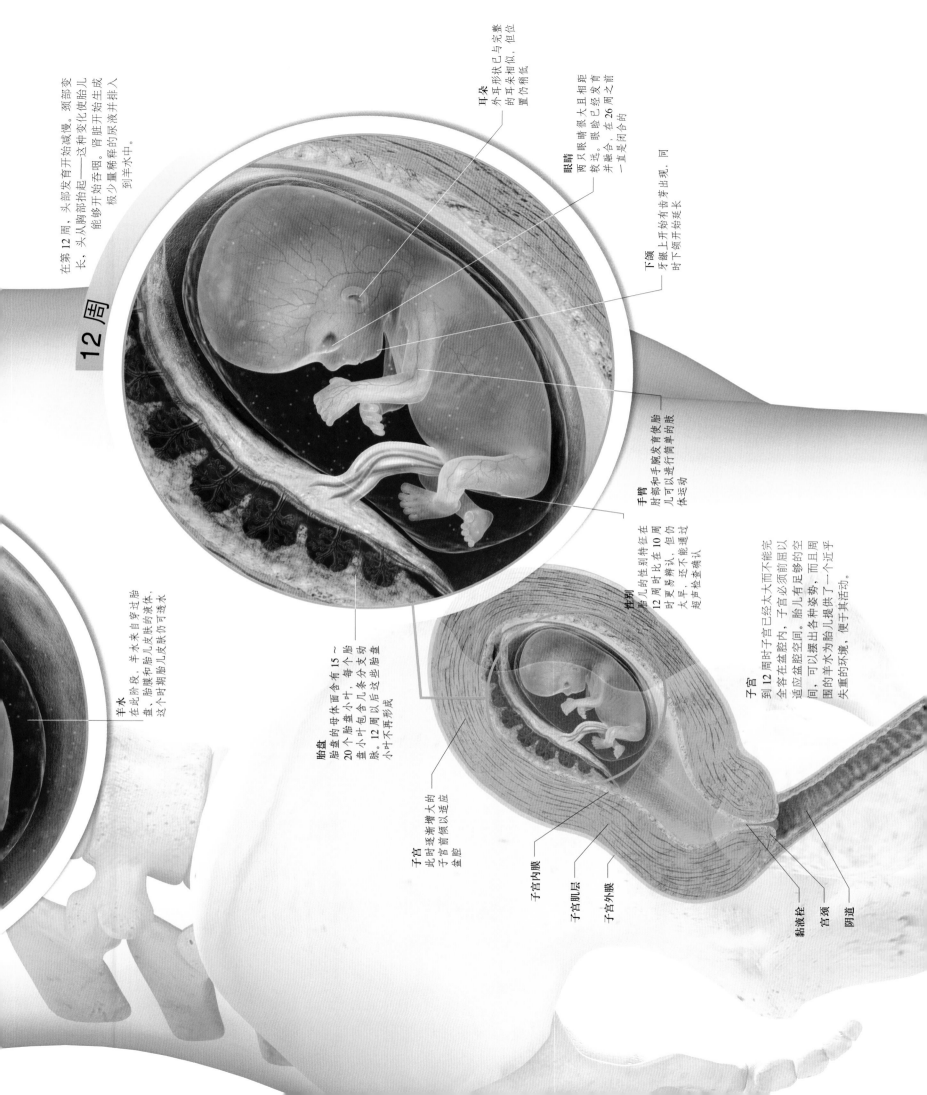

在第 12 周，头部发育开始减慢。颈部变长，头从胸部抬起——这种变化使胎儿能够开始吞咽。肾脏开始生成极少量稀释的尿液并排入到羊水中。

12 周

耳朵
外耳形状已与完整的耳朵相似，但位置仿佛稍低

眼睛
两只眼睛很大且相距较远。眼睑已经发育并融合，在 26 周之前一直是闭合的

下颌
牙龈上开始有齿芽出现，同时下颌开始延长

手臂
肘部和手腕发育使胎儿可以进行简单的肢体运动

性别
胎儿的性别特征在 10 周时的辨认，但 12 周时比 10 周时更早，还不能通过超声检查确认

羊水
在此阶段，羊水来自穿过胎盘、胎膜和胎儿皮肤的液体，这个时期胎儿皮肤仍可透水

胎盘
胎盘的母体面含有 15～20 个胎盘小叶，每个胎盘小叶包含几条分支动脉。12 周以后这些小叶不再形成

子宫
此时逐渐增大的子宫前倾以适应盆腔

子宫
到 12 周时子宫已经大大而不能完全容在盆腔内，子宫必须前屈以适应盆腔空间。胎儿有足够的空间，可以摆出各种姿势，而且周围羊水为胎儿提供了一个近乎失重的环境，便于其活动。

子宫内膜

子宫肌层

子宫外膜

黏液栓

宫颈

阴道

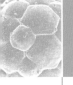

母亲

早期产前保健

在第一次检查时，助产士会提供一些妊娠的相关知识、健康服务和生活方式的建议，包括筛查和饮食建议。拒绝检查应说明原因。这个时候可以问任何问题并应讨论个体化的保健计划。无论在医院还是在社区进行产前检查，均应定期就诊，医院和保健小组的详细资料均记录在母亲的个人档案中。

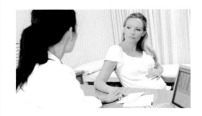

会见你的助产士
和助产士的首次会面应安排在孕 12 周之前，因为这样就有足够的时间讨论未来的需要。

产前检查（第一孕期和第二孕期）

每次产前检查时都会进行一些常规的检查和化验，以确保一切正常，并明确是否需要额外的照顾或医疗处理。

时机	产检的项目
11 ~ 14 周	进行首次超声检查，确定妊娠时间。很多医院提供唐氏综合征的筛查
16 周	看首次产检时的血化验报告。测血压，验尿蛋白
18 ~ 20 周	超声检查胎盘和胎儿。如果胎盘位置较低则预约 32 周时复查（见第 139 页）
20 周	通常会安排一次与医疗小组的会面，最终敲定妊娠计划或讨论超声结果
24 周	如果这次是第一次怀孕，本次与助产士的会面是做常规检查，包括测血压及测量胎儿的生长

孕期常要关注的事

一些孕妇可能关注于没有感到胎动，但差异较大（见第 138 页）。恶心呕吐很常见且可持续到孕 20 周；胃灼热持续的时间更长一些。由于子宫增大以及韧带和关节松弛而引起的一些不适也是很常见的，但若变得很痛就应该告诉助产士。有阴道分泌物是正常的，但不应该有瘙痒、异味或流血。小便更频繁但不应该感到疼痛。

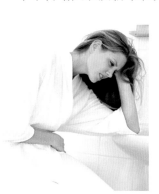

子宫痛
在早期阶段偶尔的不适是常见的，但若出现持续的疼痛、流血或流水则应查明原因。

肺适应

在怀孕早期肺快速发生适应性改变，以满足预期的对氧的需求。首先，孕妇会感到气短，但实际上这种变化可使肺的工作更有效。较深的呼吸增加了氧的吸收并排出更多二氧化碳。通过改变肋骨的位置及抬高横膈而不是改变肺的结构来完成上述改变。当横膈上抬时，不参与气体交换的残气量减少，从而使通过正常呼吸就可吸入的潮气量增加。

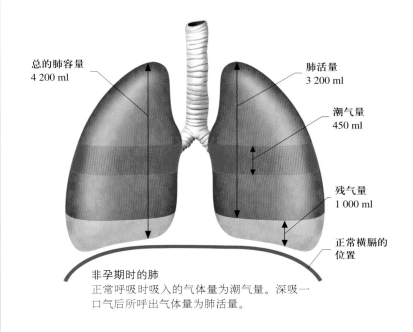

总的肺容量
4 200 ml

肺活量
3 200 ml

潮气量
450 ml

残气量
1 000 ml

正常横膈的位置

非孕期时的肺
正常呼吸时吸入的气体量为潮气量。深吸一口气后所呼出气体量为肺活量。

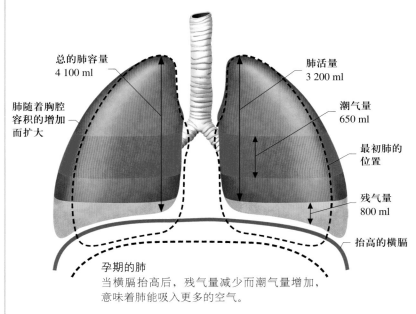

总的肺容量
4 100 ml

肺活量
3 200 ml

肺随着胸腔容积的增加而扩大

潮气量
650 ml

最初肺的位置

残气量
800 ml

抬高的横膈

孕期的肺
当横膈抬高后，残气量减少而潮气量增加，意味着肺能吸入更多的空气。

传递免疫

保护胎儿及出生后的婴儿，均依赖于母亲通过胎盘传递的免疫。在妊娠期间，母亲的免疫系统对抗大部分病毒感染。出生后，妊娠期间从母亲通过胎盘的 G 型免疫球蛋白（IgG）为婴儿提供免疫。通过哺乳使 A 型免疫球蛋白（IgA）进入婴儿体内提供另外的保护。然而，不是所有的抗体都能转给胎儿。M 型免疫球蛋白（IgM）抗体是在病毒感染的早期产生的，它因为太大而不能通过胎盘。

受到保护的胎儿
IgG 抗体为胎儿提供了早期免疫保护，直到它能够依靠自己的抗体保护自己。通常直到孕 20 周胎儿才有自己的抗体。

脐带作为母亲和胎儿之间抗体传递的通道

IgG 通过脐动脉进入胎儿体内

含有抗体的母亲血在绒毛间隙聚集

IgM 抗体

母亲动脉

母亲静脉

子宫内膜

IgG 抗体

母亲血流

IgG 扩散通过胎盘屏障

脐动脉

胎儿血流

脐静脉

IgM 太大不能进入胎儿血液

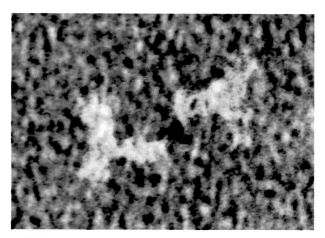

IgG
这张彩色电子显微镜图片显示的是 IgG 抗体的 Y 形结构。它们含量最丰富且存在于所有体液中，也是唯一能通过胎盘的抗体。

穿过胎盘
小 IgG 抗体能通过胎盘屏障，但较大的 IgM 抗体却不能。这样也有好处，因为如果胎儿的血型与母亲的血型不同，IgM 抗体将会攻击胎儿。

鼻塞

鼻塞（妊娠鼻炎）是现在公认的一种孕期症状，虽然还不清楚为什么会出现这种情况。1/5 的孕妇会出现这种现象，虽然它常与枯草热相混淆，但它不是一种过敏反应。鼻塞可以在孕期的任何时间发生，在分娩后 1 ~ 2 周缓解。虽然没有有效的治疗方法，但一些简单的措施如抬高床头、体育锻炼和生理盐水冲洗会有所帮助。医生将会鉴别妊娠鼻炎和鼻窦感染，后者需要抗炎治疗。

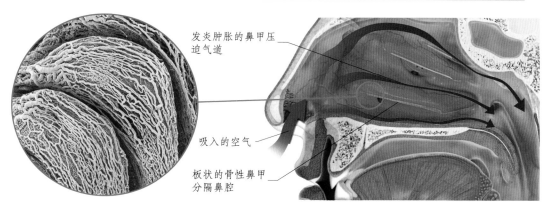

发炎肿胀的鼻甲压迫气道

吸入的空气

板状的骨性鼻甲分隔鼻腔

鼻腔毛细血管
鼻腔黏膜有无数的毛细血管，可以温暖进入的空气。刺激黏膜可导致毛细血管充血，从而加剧妊娠鼻炎。

被压迫的气道
过多分泌的黏液和刺激黏膜均是气流阻塞的原因。为了增加气流，可能需要用生理盐水冲洗。

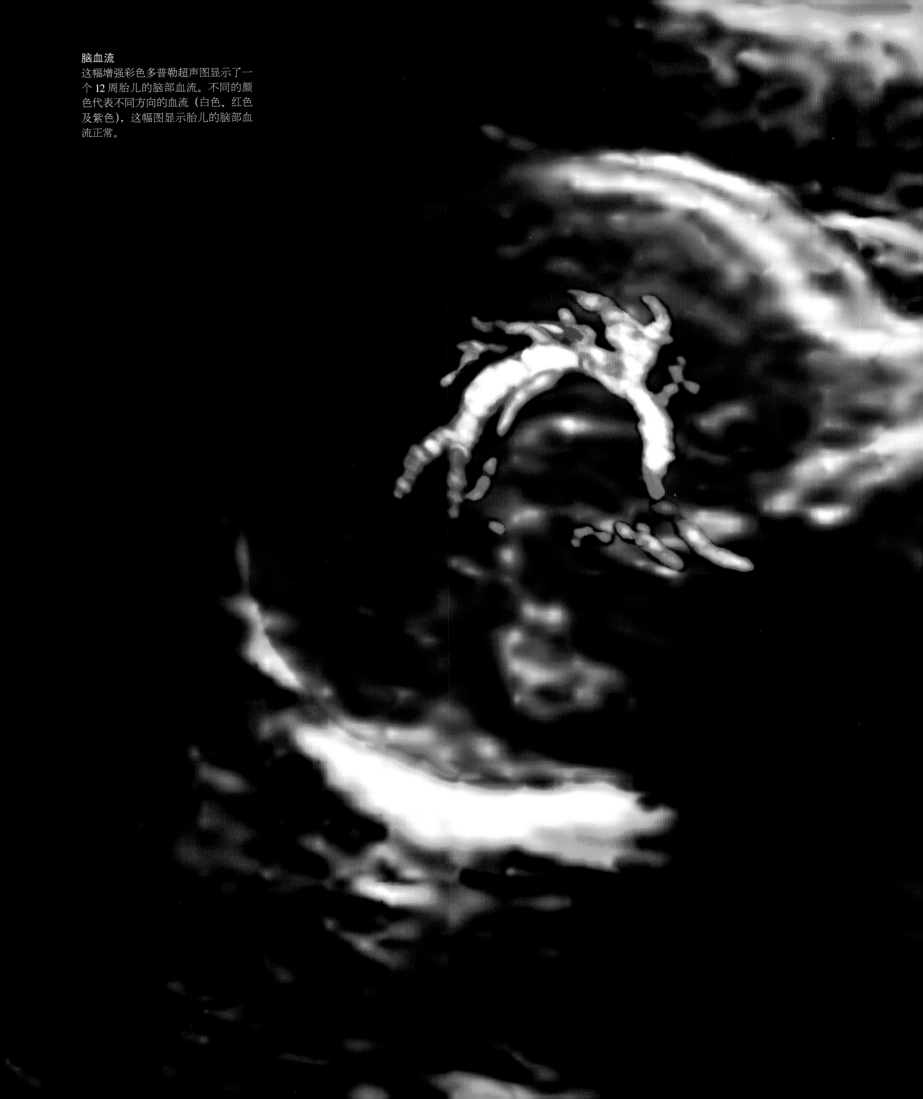

脑血流
这幅增强彩色多普勒超声图显示了一
个 12 周胎儿的脑部血流。不同的颜
色代表不同方向的血流（白色、红色
及紫色），这幅图显示胎儿的脑部血
流正常。

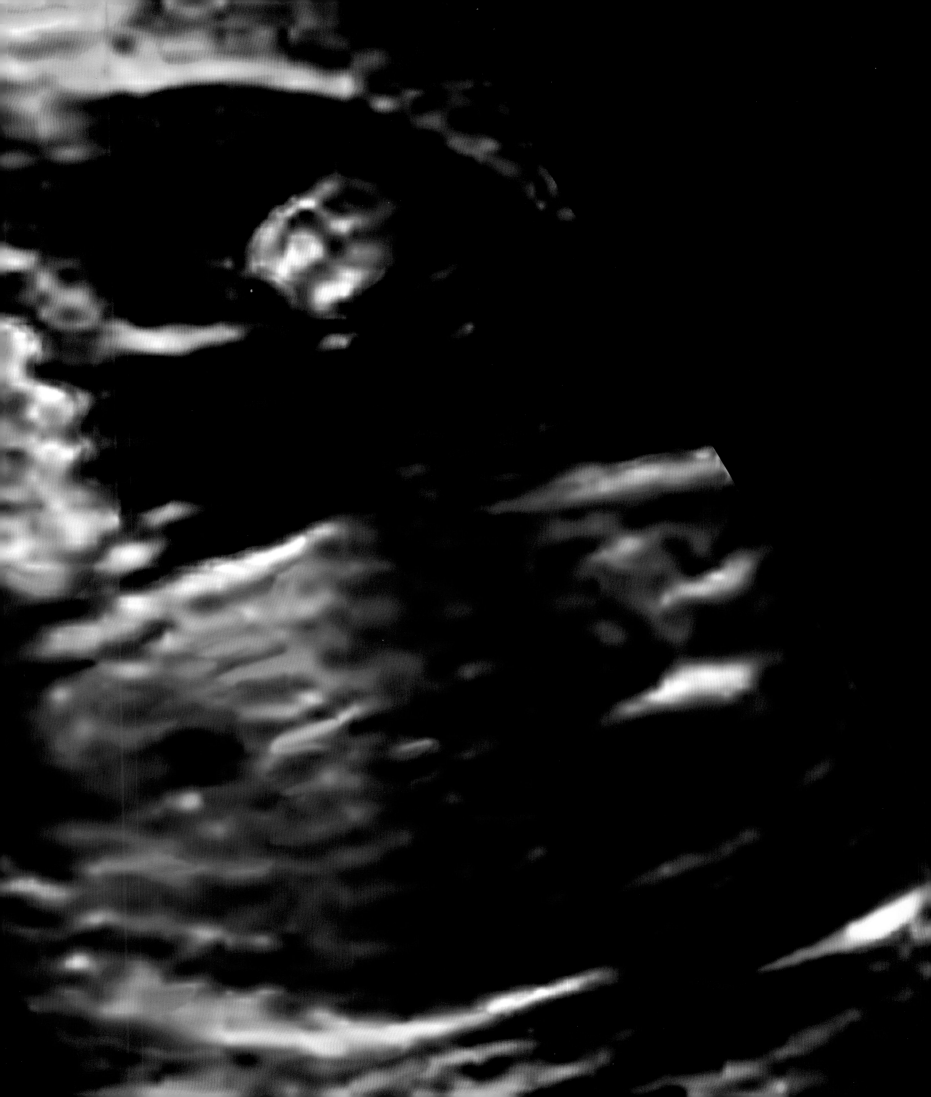

从怀孕到分娩

胎儿

发育中的胎盘

随着胎盘表面积的不断增大及母-胎循环屏障变薄，胎盘的结构逐渐趋于成熟。母亲动脉血管壁受胎儿细胞的侵蚀，结构弱化，血管扩张，阻力下降，从而使母亲血流不断进入绒毛间隙。从胎儿方面而言，绒毛分支形成三级绒毛浸入母血中。在妊娠第 9 周，这些绒毛不断变长，至妊娠 16 周达到最长。为了满足胎儿不断生长的需要，胎盘也不断发育进入中孕期。为了进一步改善营养及氧气供给，在妊娠 24 周以后绒毛壁开始变薄，纤细的分支出现。

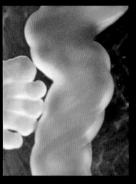

脐带

脐带使胎儿血循环进入胎盘（通过两根脐动脉），并将营养及氧气带回给胎儿（通过一根宽的脐静脉）。在通常情况下，动脉，而非静脉携带氧气。然而，静脉是将血液带回心脏，而动脉是将血液带离心脏，因而脐血管由此命名。由于胎儿的活动，脐带慢慢变得卷曲。

胎儿生命线
这幅从子宫中拍摄的胎儿照片显示出一段卷曲的脐带中的血管。

这是一种保护机制，由于表面有胶冻状覆盖物（华顿胶质），可以保护脐带避免扭绞。

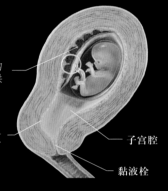

叶状绒毛膜
绒毛的叶状结构为气体交换提供更大的面积

平滑绒毛膜
叶状绒毛结构退化形成囊状向子宫腔内突出

子宫腔

黏液栓

维持生命的营养
在整个孕期，胎儿都依赖脐带提供营养及氧气，并排出代谢产物及二氧化碳。

母源性血管　氧气及营养物质弥散进入胎儿血液　绒毛间隙中的母血池

胎儿代谢产物返回母血

脐静脉携带氧合血液

脐动脉携带富含二氧化碳血液

血液流向胎儿

血液从胎儿侧流出

气体交换
母体与胎儿的血液交换发生在绒毛间隙。绒毛是胎儿的一部分，向母血循环的绒毛间隙突出。氧气从母血中进入绒毛的血循环，代谢产物从相反方向弥散。

双胎

异卵双胎来源于两个卵子，所以其可能是同一性别或不同性别。异卵双胎占全部双胎的 92%。比较少见的是一个受精卵分裂成两个相同性别的个体（同卵双胎）。分裂的时间决定了产生一个还是两个胎盘（绒毛膜）及一个还是两个羊膜囊（羊膜）。

在 1 ~ 3 天分裂
如果一个受精卵在这个时间分裂成两个胎儿，则为两个独立胎儿。由于他们不共用一个胎盘，则他们的血液循环各自独立。他们没有相关缠绕的风险。

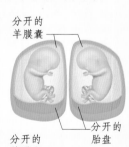

分开的羊膜囊

分开的羊膜囊

分开的胎盘

在 4 ~ 8 天分裂
两个胎儿在各自分开的羊膜囊（双羊膜囊）中发育，所以他们不会相互缠绕，但他们的血液循环可通过融合的胎盘相互交通（单绒毛膜）。如果一个胎儿接收的供血过多就会产生问题（见下文）。

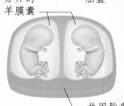

分开的羊膜囊

共用胎盘

在 8 ~ 13 天分裂
这种情况没有分隔胎儿的羊膜（单羊膜囊），其共用一个胎盘（单绒毛膜）。胎儿共用一个胎盘可使血液循环不平衡，易产生双胎输血综合征。

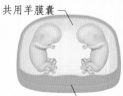

共用羊膜囊

共用胎盘

在 13 ~ 15 天分裂
在 13 ~ 15 天分裂可形成连体婴儿。他们可能在头部、胸部或腹部相连。复杂的循环系统及在不同层次共享器官可能使分离手术产生严重的并发症。

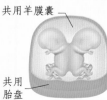

共用羊膜囊

共用胎盘

首次超声检查

首次超声检查一般在妊娠 11 ~ 14 周进行。这是确定妊娠确切时间及预产期的最佳时间。通过测量胎儿的头臀径确定妊娠时间。在妊娠 11 ~ 14 周所有胎儿的大小是一致的，在中孕期以后胎儿的大小会有差异。在首次检查时，可以看见胎儿的手部及脚部，并可以看见胃及膀胱中的液体及胎儿心跳。如果是多胎妊娠，在这个时期可以最准确地看到羊膜囊及胎盘的数量。

颈项透明层检查

颈项透明层的检查在 11 周至 13 周末进行。这项检查可以用来检测妊娠唐氏综合征风险。唐氏综合征可能在胎儿颈部有液体增多，再加上母亲年龄因素，可以估计胎儿唐氏综合征的风险。这项检查可以识别大约 7/10 的唐氏综合征患儿。近期，血清激素水平已经被用来更精确地估计唐氏综合征风险。联合应用这两项检测可识别 9/10 的唐氏综合征患儿。

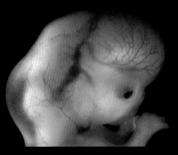

过多的颈项液体
这幅在子宫内拍摄的胎儿照片在最左侧可见过多的颈项液体。所有的胎儿都会在颈项有一些液体，但这个胎儿由于一些遗传或结构的因素或没有明显原因，其颈项液体的量过多。

顶部　*颅骨*　*大脑半球*　*鼻骨*

脐带

心脏

脊柱

12 周超声检查
在这幅超声影像中，胎儿的头部位于左侧。胎盘位于胎儿的上部，通过脐带与胎儿腹部相连。

正常影像
图中的胎儿其下面的羊膜清晰可见，其颈项透明带的最宽处可清楚地测量（白色指示）。

正常颈项厚度
这幅图中可见，正常的颈项透明带厚度为 1 ~ 3 mm（1/16 ~ 1/8 in）。

颈项液体增加的影像
如果颈项液体超过正常值，健康专家就会与家长讨论可能的并发症。

颈项厚度增加
这个胎儿的颈项透明带超过 3.5 mm（1/16 in）。

绒毛活检

如果胎儿有基因或染色体异常的高风险，可以在妊娠 10 ~ 15 周行绒毛活检获取胎儿的基因物质（核型），但 15 周时羊膜腔穿刺术更可行。在胎盘中的基因物质几乎与胎儿完全相同。在超声引导下，注射器上连接的长细针通过腹壁进入胎盘，在胎盘上取一小块组织进行检测。通常在靠近脐带的部位获取胎盘组织。有时需要通过宫颈，使用细小的吸管获取组织。不论是羊膜腔穿刺还是绒毛活检，都有 1/100 的流产率。

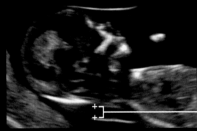

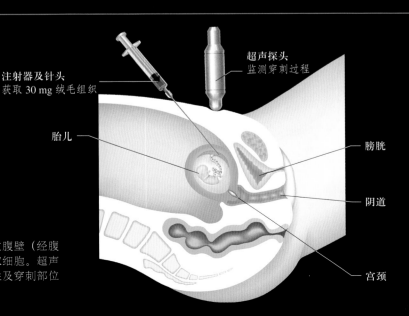

注射器及针头
获取 30 mg 绒毛组织

超声探头
监测穿刺过程

胎儿

膀胱

阴道

宫颈

经腹穿刺步骤
这幅图中，一根细针正通过腹壁（经腹途径）在脐带连接部位获取细胞。超声引导可以保证穿刺的安全性及穿刺部位的准确性。

胎儿

早期脑部发育

胎儿的大脑整个孕期都在发育。在妊娠 3 个月内，主要的变化都已经发生。丘脑是目前大脑连接的最大部分，发挥大脑半球交通站的功能。在一对丘脑下面是下丘脑，控制如心率等器官功能。在下丘脑下面是第三脑室，其中充满由位于两侧侧脑室中脉络膜产生的脑脊液。尽管大脑半球在这个时期其表面仍是光滑的，但其生长却非常迅速，在中孕晚期出现令人熟悉的沟回状外观。这只是脑部发育的开始，与其他胚胎系统不同，大脑整个孕期都在发生重要的变化。

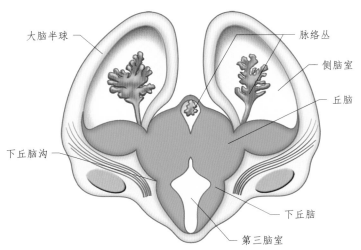

大脑半球
这是大脑半球的上水平面图，其包括类似海藻边缘形状的脉络丛。脉络丛产生的脑脊液保护大脑及脊髓。

垂体的形成

垂体特异地由两部分组成：神经组织的下壁（漏斗管）及靠近口腔形成部位的上部凸起（颅口腔囊）。由于其胚胎起源各不相同，腺垂体（垂体前叶）与神经垂体（垂体后叶）的功能各自不同，产生不同的激素。神经垂体通过垂体柄与下丘脑连接，并从中接受神经递质；调控催产素及抗利尿激素的释放。腺垂体分泌神经递质 β 内啡肽及 7 种通过负反馈机制调控的激素：生长激素、黄体生成素、促卵泡激素、催乳素、促肾上腺皮质激素、促甲状腺激素及促黑激素。

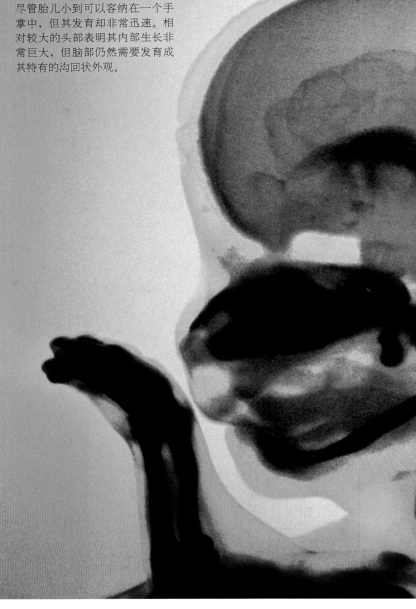

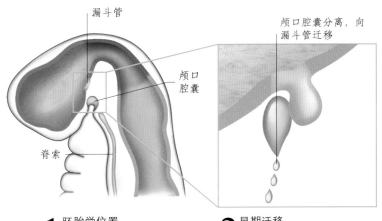

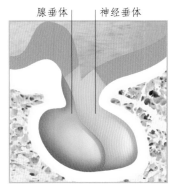

1 胚胎学位置
垂体由两叶构成，每一叶来源于分开的原始区域：颅口腔囊及漏斗管。

2 早期迁移
随着向上的迁移，颅口腔囊与位于咽喉后部的原始位置分离。

3 最后定位
最后垂体两叶相互连接，定位在成人的位置，并由骨质包绕与下丘脑连接。

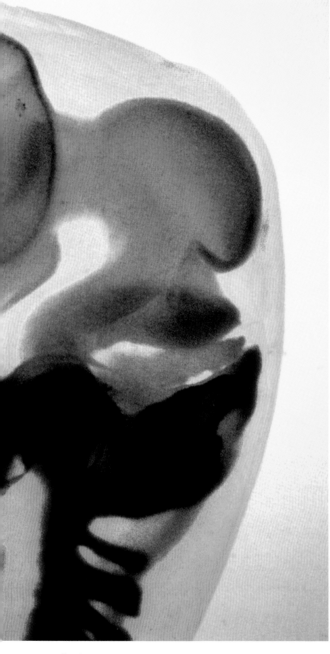

耳的发育

耳包括三个部分：内耳、中耳及外耳（可见或外露的部分）。外耳的发育来源于皮肤上6个小突起（参见第150页），通过鼓膜与中耳连接。声音通过中耳的听小骨可放大20倍传递到内耳。这些听小骨都有描述其形状的拉丁名字：锤骨、砧骨及镫骨。内耳的毛细胞在受到声音的刺激后可改变其长度。这种变化可转换为神经冲动传递到大脑。

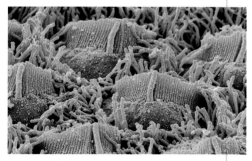

内耳毛细胞
这幅电镜照片显示了内耳耳蜗中的毛细胞（粉红色）。胎儿期其周围附有微绒毛（灰色），到成人后吸收。

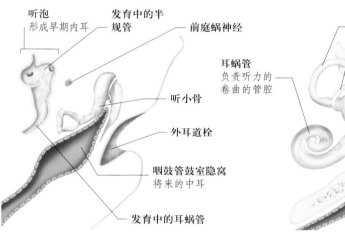

听泡
形成早期内耳

发育中的半规管

前庭蜗神经

听小骨

外耳道栓

咽鼓管鼓室隐窝
将来的中耳

发育中的耳蜗管

1 第5周
耳的三部分，内耳、中耳、外耳由完整且分开的三部分慢慢融合到一起。

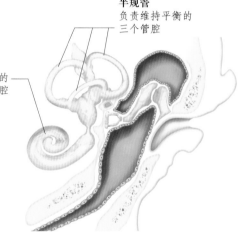

半规管
负责维持平衡的三个管腔

耳蜗管
负责听力的卷曲的管腔

2 第40周
内耳不仅通过耳蜗感受声音，并能通过充满液体的三个半规管判断头部的位置及运动。

眼发育

在妊娠的第6周，视窝内陷形成空心的晶状体。来源于前脑的视杯包绕原始晶状体。在随后的2周，晶状体纤维逐渐增多，使晶状体更坚固。为了适应这种快速的变化，视茎为晶状体提供血供（出生后无血管）。在这个阶段眼睛是睁开的。在妊娠第6周，眼睑出现，在第8周融合，直到第26～27周才重新睁开。形成眼泪的泪腺开始润滑眼睛，但直到产后6周才具备完全功能。在这个阶段，有颜色的视网膜结构非常简单，但在分娩时其会分化成不同层次。视茎会在8周后成为视神经。

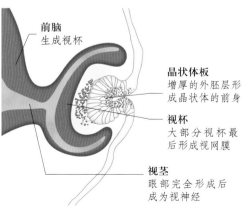

前脑
生成视杯

晶状体板
增厚的外胚层形成晶状体的前身

视杯
大部分视杯最后形成视网膜

视茎
眼部完全形成后成为视神经

1 妊娠46天
已经形成眼样结构。视杯几乎包绕了晶状体盘，将其与皮肤表面分开形成独立的晶状体。

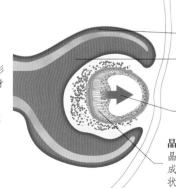

视网膜色素层
营养视网膜神经细胞

视网膜神经层
来源于脑细胞

晶状体纤维
晶状体壁细胞延长形成晶状体纤维

晶状体泡
晶状体盘分开，形成坚固的球形晶状体

2 妊娠47天
随着晶状体纤维增多，空心的晶状体泡闭合。空心的视茎结构现在包含神经纤维，具有视神经功能。

117

骨骼系统

骨骼系统保护并支撑起发育中的胎儿。其最初由软骨组成，慢慢以不同的速度硬化延伸成骨骼，以适应胎儿的快速生长。

发育中的骨骼

骨骼由中胚层发育而来。硬骨由两种不同的方式形成，大多数先形成软骨骨架，随后通过骨化过程形成硬骨。颅骨的扁平骨没有形成软骨的阶段，直接由中胚层骨化形成。骨骼的大部分由软骨细胞形成软骨骨架。每块硬骨最后的塑形都通过一个连续的成骨过程，钙盐通过成骨细胞沉积，随后由成骨细胞通过对骨质的再吸收来塑形。

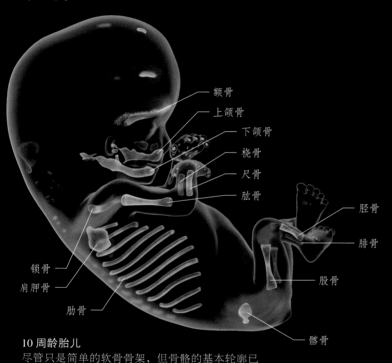

额骨
上颌骨
下颌骨
桡骨
尺骨
肱骨

胫骨
腓骨

锁骨
肩胛骨

肋骨

股骨

髂骨

10 周龄胎儿
尽管只是简单的软骨骨架，但骨骼的基本轮廓已经形成。骨骼可以附着肌肉，进行简单的运动。

扁平骨
面部骨骼及额骨均是扁平骨；这些骨的形成没有软骨的存在

长骨
所有的肢体股及肢带骨均是长骨；这些骨来源于软骨骨质

中轴骨
脊椎骨及肋骨是中轴骨；骨组织来源于软骨基质

肋骨

上颌骨

下颌骨

17 周龄胎儿
这个时期胎儿的骨骼及关节已经可以支撑胎儿完成全幅度的活动。这个时期母亲可以感觉到胎动。

长骨

除了锁骨外的所有长骨都通过同一种方式形成，即通过成骨细胞沉积钙盐的骨化过程。这些骨的骨化过程在整个孕期的时间点都是不同的，有的硬骨，如胸骨直到出生后才完全骨化。在初期骨化过程中，骨沿着轴线从中心开始骨化，两端仍保持为软骨。甚至在出生后的二次骨化开始，骨的两端仍保持为软骨。为了维持儿童的生长发育，长骨的完全骨化直到 20 岁才完成。

次级骨化中心
在出生后及青春期出现在骨骺中

软骨骨骺

骨组织
替代软骨

骨领
包绕骨干，加强硬骨

血管网
保证骨获得生长所需的营养

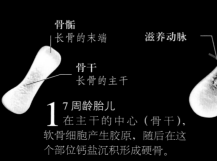

骨骺
长骨的末端

骨干
长骨的主干

滋养动脉

初级骨化中心

1 **7 周龄胎儿**
在主干的中心（骨干），软骨细胞产生胶原，随后在这个部位钙盐沉积形成硬骨。

2 **10 周龄胎儿**
随着血供的支持，软骨细胞被成骨细胞代替，骨化过程慢慢开始。

3 **12 周龄胎儿**
最先骨化的部分是骨领，骨领依照骨干的长度及厚度包绕骨干、加强硬骨。

4 **新生儿**
出生后发生进一步骨化及重塑。红色的骨髓是血细胞产生的主要部位。

扁平骨

面部及颅部的扁平骨由中胚层细胞直接转化为成骨细胞形成，没有中间的软骨阶段，称为膜内骨化。颅骨之间的间隙（囟门）保持开放状态，以适应脑部发育而增大的体积。颅骨间的缝隙还能压缩头部体积，便于分娩时的胎头下降。

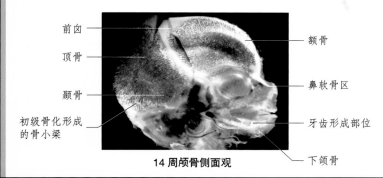

指骨

前囟
顶骨
颞骨
初级骨化形成的骨小梁

额骨
鼻软骨区
牙齿形成部位
下颌骨

14 周颅骨侧面观

尺骨
桡骨

股骨

滑液关节
许多滑液关节之一，膝关节连接骨骼使之能活动

跗骨
胫骨

肌腱及韧带
这两种组织对于骨骼的运动都是必需的；韧带将骨连接在一起，肌腱将肌肉附着于骨骼上

腓骨

软骨
在这个时期大多数骨仍保留有高比例的软骨

髂骨

脊柱的发育

脊髓与脊椎的发育密切相关。每一节体节（参见第 99 页）都有生皮肌节形成皮肤及躯干肌肉，生骨节形成脊椎骨。体节通过重构分裂为两部分以适应脊神经从脊髓中的发育。后来，相邻体节的上下各半相互融合，并最终发育为脊椎。

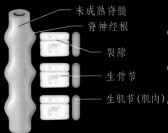

未成熟脊髓
脊神经根
裂隙
生骨节
生肌节(肌肉)

1 生骨节形成
随着神经根从未成熟脊髓生成，每个生骨节分开形成两部分。在分开的地方形成裂隙。

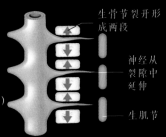

生骨节裂开形成两段
神经从裂隙中延伸
生肌节

2 生骨节分离
裂隙从生骨节的中央逐渐形成一个通道，神经根从中间穿过，与相应的生肌节（肌肉）相连。

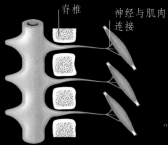

脊椎
神经与肌肉连接

3 脊椎融合
相邻生骨节的上部与下部相互融合形成脊椎的骨质。脊神经控制相应的肌肉。

滑液关节

身体内的大多数关节都是滑液型关节。滑液型关节的结构可以保证进行大幅度的活动。滑液关节中骨的顶端由软骨保护，并由充满液体的滑囊分开。在活动时可以避免硬骨质的直接接触从而避免骨接触面的破坏。在 15 周，所有的滑液关节都已经形成，可以保障胎儿进行全幅度的活动。

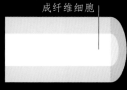

结缔组织包含成纤维细胞

1 未分化期
初期的发育包括部分软骨骨架转化（分化）成包含成纤维细胞的结缔组织。

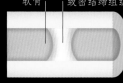

软骨 | 致密结缔组织

2 组织分化
成纤维细胞形成一层致密的结缔组织，致密结缔组织随后形成关节并刺激末端的进一步软骨化。

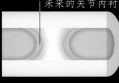

关节软骨
未来的关节内衬

3 进一步分化
关节软骨形成，但是直到致密结缔组织转化为充满液体的滑液关节前仍不能进行关节运动。

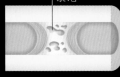

结缔组织中的液泡

4 滑液腔形成
致密结缔组织中形成液泡，并不断融合形成充满液体的滑液腔。连接骨骼的韧带也开始出现。

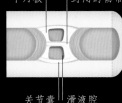

半月板 | 封闭的韧带
关节囊 | 滑液腔

5 完整的关节
关节由保护韧带包裹封闭，关节已经可以进行全幅度的活动。

肌肉发育

人体内有三种类型的肌肉：心肌、骨骼肌（随意肌）、平滑肌（非随意肌）如胃肠肌肉。躯干及四肢的骨骼肌、横膈、舌头的发育来源于体节，类似于脊椎骨。每个体节都有生肌节，肌肉即从生肌节发育而来。这些部分都有脊神经分布，用以控制肌肉的随意运动。从妊娠的第 7 周开始，肌肉自将来发育为脊柱的侧方慢慢出现，并逐渐延伸至躯干及肢芽部位。

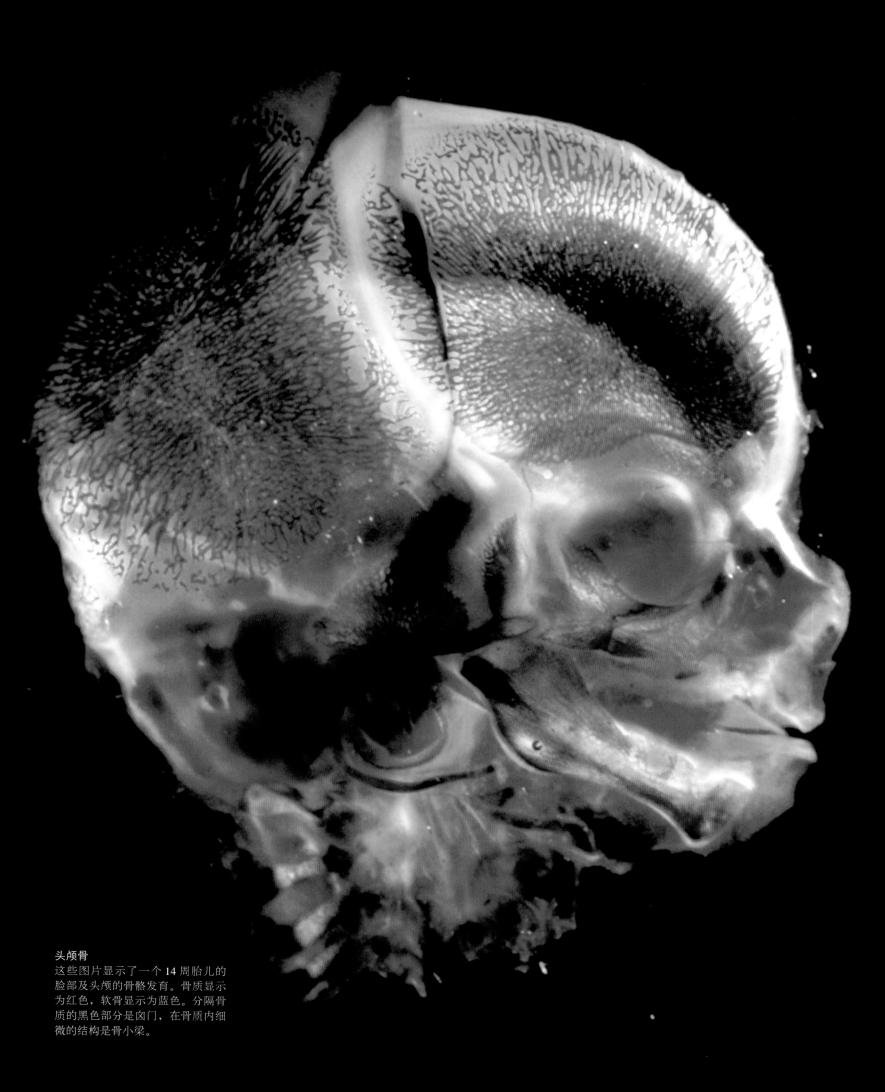

头颅骨

这些图片显示了一个 14 周胎儿的脸部及头颅的骨骼发育。骨质显示为红色，软骨显示为蓝色。分隔骨质的黑色部分是囟门，在骨质内细微的结构是骨小梁。

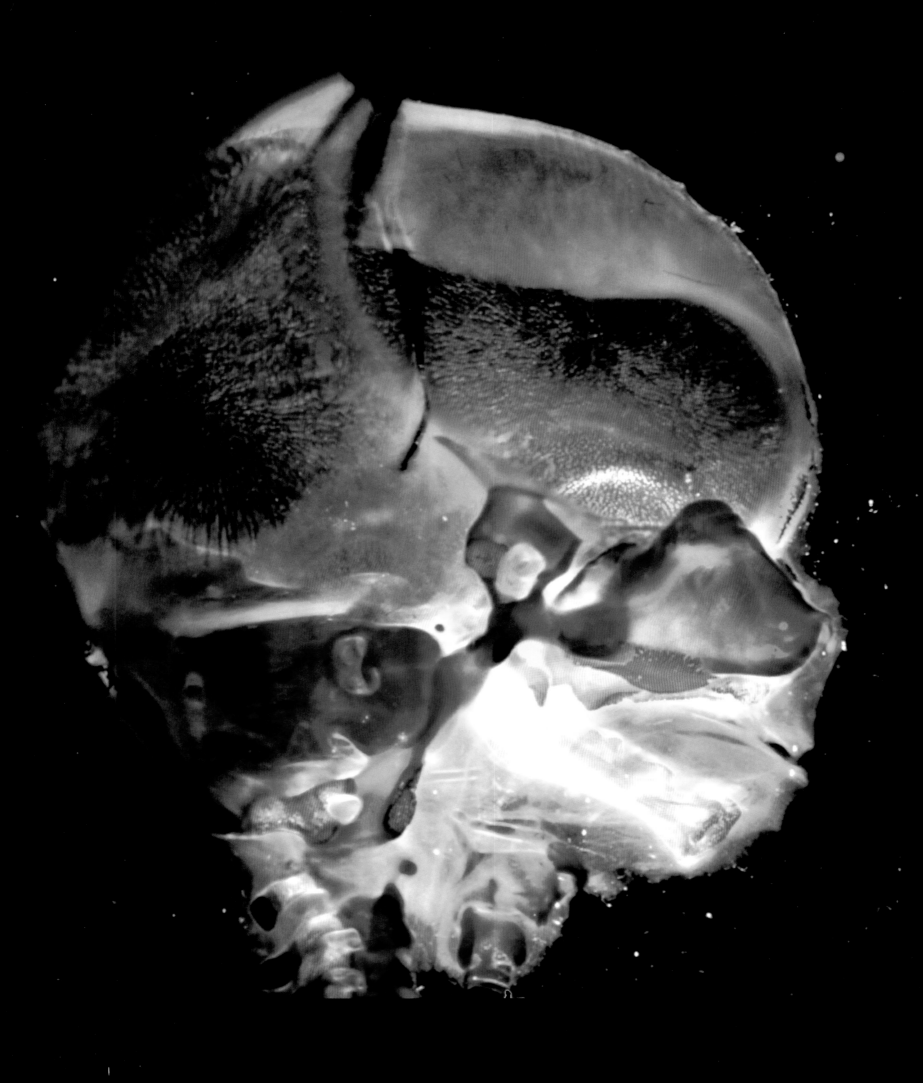

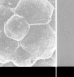

胎儿

四肢发育

到妊娠的第 10 周，所有四肢的关节都已经形成并可以进行简单的运动。关节可屈可伸，手可以贴近脸部。上肢的发育略快于下肢。四肢的发育都遵循一样的规律，即都从一个肢芽开始，并伴随连续的、程序性的细胞生长及调亡。肢芽不断延伸，柔软的软骨样骨质在组织内形成。这些软骨样组织不断变硬，每块骨骼都由中心向外骨化（参见第 118 ~ 119 页）。四肢的血管可以透过皮肤清晰地看到，因为在这个时期透明的皮肤下还几乎没有脂肪覆盖。

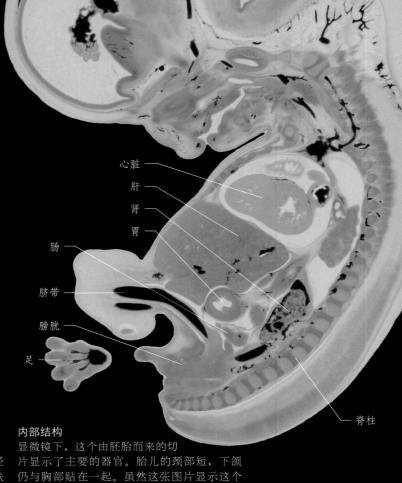

内部结构
显微镜下，这个由胚胎而来的切片显示了主要的器官。胎儿的颈部短，下颌仍与胸部贴在一起。虽然这张图片显示这个胎儿可能是男性，但这个时期还不能准确确定胎儿的性别。

（图注：心脏、肝、肾、胃、肠、脐带、膀胱、足、脊柱）

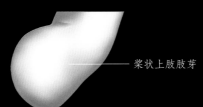

1 手盘
6 周时上肢从一个简单的宽而短的表面凸起开始发育。肢芽的末端发育成平滑的桨状手盘。

（图注：桨状上肢肢芽）

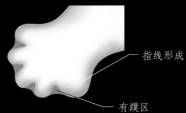

2 指线
在手盘边缘出现五个短凸起并形成手指。脚趾在 1 周后按相同模式发育。

（图注：指线形成、有蹼区）

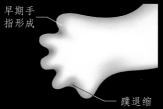

3 早期手指
凸出不断延长，在指与指之间的细胞死亡消失。这个过程产生的结果就是在指与指之间的蹼慢慢退缩。

（图注：早期手指形成、蹼退缩）

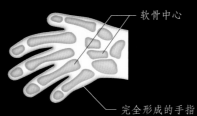

4 分开的手指
在第 8 周结束前，所有的手指都已分开，但在 18 周之前，手指覆盖的皮肤还非常薄，由遗传性状决定的指纹还未完全发育。

（图注：软骨中心、完全形成的手指）

肠发育

肠管继续延长并分化成不同的部分（参见第 104 页）。小肠由于其长度过长而不能完全容纳在胎儿的腹腔，在脐带根部向脐带内突出。肠管从脐带汲取血供，并在脐带内旋转，在回到腹腔后完成旋转。随后肠管在正确的位置固定。这个过程从 8 周延续到 12 周。肠管在这个时期仍旧无功能，胎儿不能吞咽羊水。

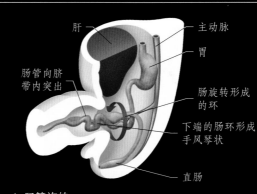

（图注：肝、主动脉、胃、肠管向脐带内突出、肠旋转形成的环、下端的肠环形成手风琴状、直肠）

1 肠管旋转
简单的肠管在脐带的根部沿逆时针方向旋转 90°。

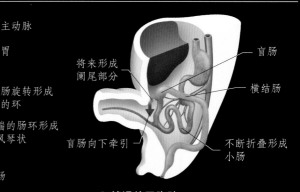

（图注：将来形成阑尾部分、盲肠、横结肠、盲肠向下牵引、不断折叠形成小肠）

2 肠管退缩回腹腔
肠环退缩回腹腔，沿逆时针旋转 180°。盲肠将其往下牵引形成升结肠。

泌尿系统

首先，膀胱及下段肠管（直肠）从同一地方开口，称泄殖腔。随后分隔成两部分，将肠管及膀胱分隔开。在 5 周时，两侧的输尿管芽从膀胱向上延伸与原肾融合。在随后的 4 周，两侧的肾脏随着发育成熟缓慢上升，在此过程中，输尿管不断延伸在肾内的输尿管形成的分叉组成集合系统排泄尿液。这个过程直到 32 周才完成，可以形成 200 万分叉。

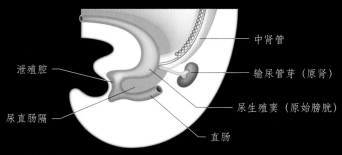

中肾管

泄殖腔

输尿管芽（原肾）

尿生殖窦（原始膀胱）

尿直肠隔

直肠

1 泄殖腔分隔
尿直肠隔向泄殖腔膜方向延伸，分隔膀胱（及尚未形成的连接膀胱与外界的管道 - 尿道）与直肠。

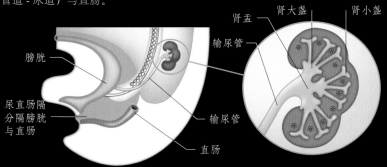

肾盂　　肾大盏　　肾小盏

膀胱

输尿管

尿直肠隔分隔膀胱与直肠

输尿管

直肠

2 膀胱及直肠形成
分隔的过程在第 5 周前完成。直肠由于有临时的薄膜覆盖仍未开口，但这层膜会在后面的 10 天内消失。

肾脏发育
输尿管的分支形成肾大盏，并进一步分叉成肾小盏。这些分叉进一步从肾脏组织收集尿液。

淋巴系统

由于血循环中的液体会漏出至组织间隙营养细胞，组织中多余的液体（淋巴液）需要重新回到循环中。这个过程通过一系列囊状结构及随后发育形成的管状结构来完成，统称淋巴系统。这一系统的发育与胚胎血管的发育同步。淋巴系统在第 5 周时，从上半身收集淋巴液的一对淋巴囊发育而来。在随后的时间，收集下半身淋巴液的四个淋巴囊形成。这些淋巴囊之间随后形成的连接及改变使大部分的淋巴液汇入上半身的胸导管，最后注入锁骨下静脉（一条颈部左侧的静脉）。

生殖系统

无论是男性或女性，泌尿系统的发育都与内生殖器的发育密切相关。在第 6 周，卵黄囊内的生殖细胞迁移进入靠近胚胎脊柱的尿生殖脊。这些细胞诱导卵巢（女性）或睾丸（男性）的形成。在靠近的部位，一对新的管腔形成（苗勒管），这在男性会消失，而在女性会发育成输卵管、子宫及阴道上段。男性或女性的性别分化由 Y 染色体上的基因决定。具有这些基因则发育为男性，没有则发育为女性。

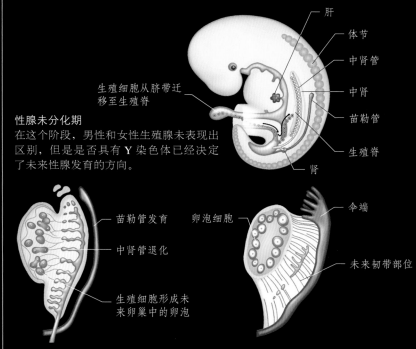

肝

体节

中肾管

生殖细胞从脐带迁移至生殖脊

中肾

苗勒管

生殖脊

肾

性腺未分化期
在这个阶段，男性和女性生殖腺未表现出区别，但是是否具有 Y 染色体已经决定了未来性腺发育的方向。

苗勒管发育

中肾管退化

生殖细胞形成未来卵巢中的卵泡

卵泡细胞

伞端

未来韧带部位

早期女性生殖器官
在没有 Y 染色体的情况下，未分化的性腺发育为女性生殖腺，形成含数百万休眠的卵细胞，直至青春期才进一步发育成熟。

发育中的女性生殖器官
苗勒管的上段发育成输卵管的伞端，下段发育成输卵管的其他部分、子宫及阴道上段。

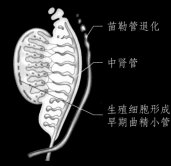

苗勒管退化

中肾管

生殖细胞形成早期曲精小管

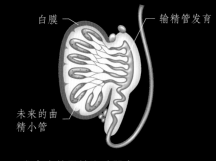

白膜

输精管发育

未来的曲精小管

早期男性生殖器官
在每侧睾丸，生殖干细胞形成支持细胞，形成精子。生殖腺中的间质细胞产生睾酮，刺激男性化发育。

发育中的男性生殖器官
此时在苗勒管是一个位于睾丸顶部的微小残留。中肾管通过曲精小管及输精管将睾丸与尿道连接。

123

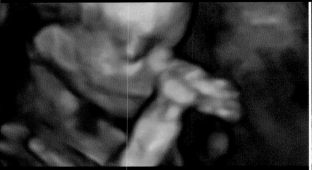

此三维超声图像显示一个 13 周的胎儿正用手碰触脸颊。这时，它所有的关节已形成，可行一系列的运动。

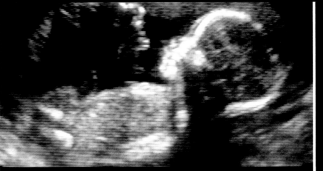

此二维超声图像显示一个在子宫中胎龄 20 周的胎儿。通常在这个时期进行超声检查，以监测胎儿生长发育。

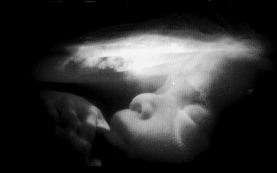

这张图显示的是一个胎龄 5 个月的胎儿面部发育特征。胎儿的眼睑持续融合直至孕晚期。

中孕期

第 4 ～ 6 个月 | 第 13 ～ 26 周

孕中期是胎儿持续生长发育的时期。这时机体所有系统已形成，但胎儿还没有独立生存的能力。

孕妇在早孕期的一些不适，比如晨吐和疲乏，自中孕期开始好转。血容量的持续增加和循环的加快使孕妇脸色红润。妊娠第 4 个月，宫底上升超过盆腔，使妊娠看起来更明显。此后，宫底的高度将持续上升，几乎可达到每周上升 1 cm 的速度。这个数据能较好地评估孕周。比如，孕 20 周时宫底高度大约为 20 cm。孕妇第一次感觉到胎动，

通常在妊娠第 5 个月。但是经产妇的胎动感觉可能要更早。经过整个孕中期，胎儿的体型可以增加 3 倍，体重可增加约 30 倍。在孕中期的前半段，胎儿的大脑及神经系统仍处于发育的重要时期。在孕中期的后半段，胎儿躯干及肢体生长较迅速，而头部相对生长缓慢。当中孕期结束之后，胎儿的整体比例与成人接近。

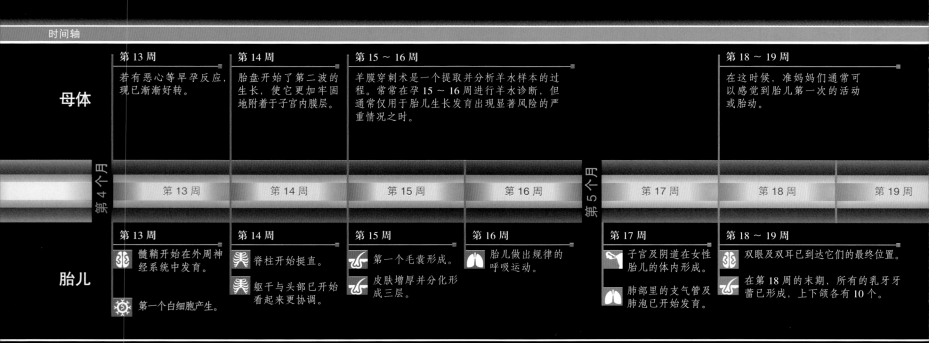

时间轴

	第 13 周	第 14 周	第 15 ～ 16 周		第 18 ～ 19 周		
母体	若有恶心等早孕反应，现已渐渐好转。	胎盘开始了第二波的生长，使它更加牢固地附着于子宫内膜层。	羊膜穿刺术是一个提取并分析羊水样本的过程。常常在孕 15 ～ 16 周进行羊水诊断，但通常仅用于胎儿生长发育出现显著风险的严重情况之时。		在这时候，准妈妈们通常可以感觉到胎儿第一次的活动或胎动。		

第 4 个月 | 第 13 周 | 第 14 周 | 第 15 周 | 第 16 周 | 第 5 个月 | 第 17 周 | 第 18 周 | 第 19 周

	第 13 周	第 14 周	第 15 周	第 16 周	第 17 周	第 18 ～ 19 周
胎儿	髓鞘开始在外周神经系统中发育。第一个白细胞产生。	脊柱开始挺直。躯干与头部已开始看起来更协调。	第一个毛囊形成。皮肤增厚并分化形成三层。	胎儿做出规律的呼吸运动。	子宫及阴道在女性胎儿的体内形成。肺部里的支气管及肺泡已开始发育。	双眼及双耳已到达它们的最终位置。在第 18 周的末期，所有的乳牙牙蕾已形成，上下颌各有 10 个。

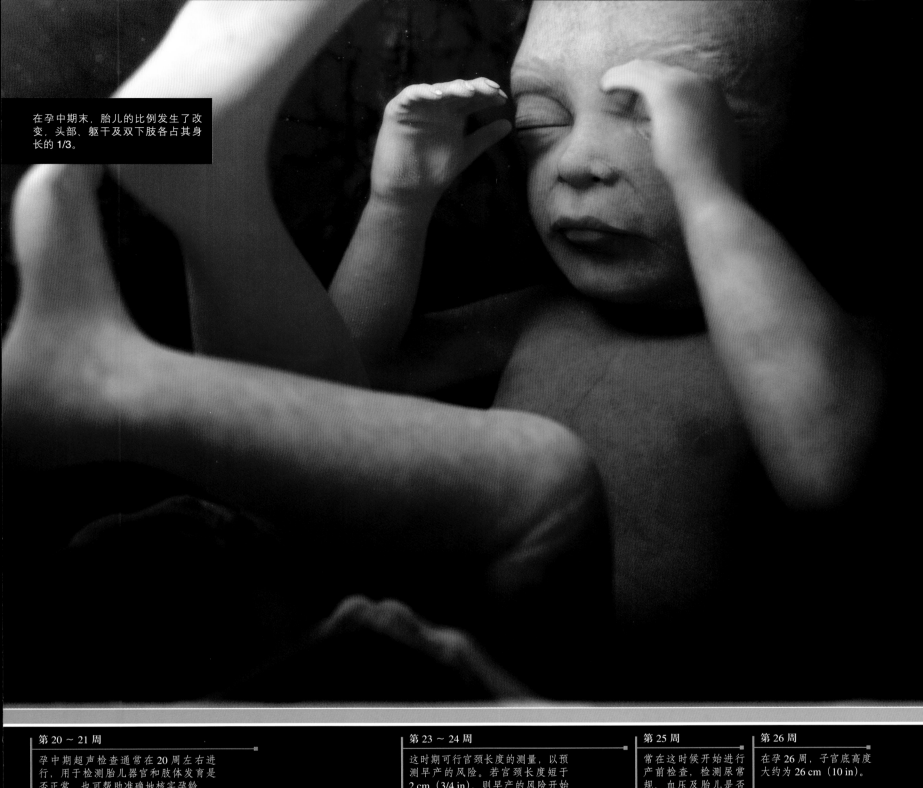

在孕中期末，胎儿的比例发生了改变，头部、躯干及双下肢各占其身长的1/3。

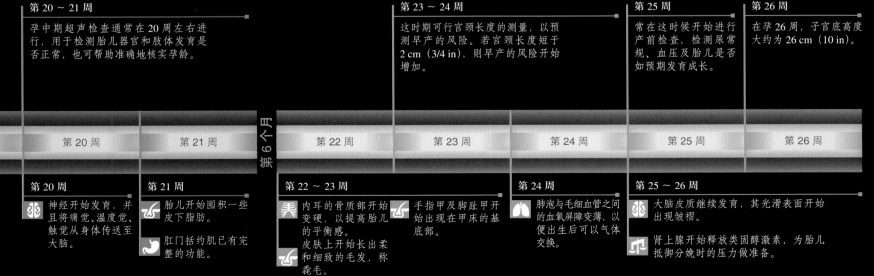

第 20 ~ 21 周

孕中期超声检查通常在 20 周左右进行，用于检测胎儿器官和肢体发育是否正常，也可帮助准确地核实孕龄。

第 23 ~ 24 周

这时期可行宫颈长度的测量，以预测早产的风险。若宫颈长度短于 2 cm（3/4 in），则早产的风险开始增加。

第 25 周

常在这时候开始进行产前检查，检测尿常规、血压及胎儿是否如预期发育成长。

第 26 周

在孕 26 周，子宫底高度大约为 26 cm（10 in）。

第 6 个月

| 第 20 周 | 第 21 周 | 第 22 周 | 第 23 周 | 第 24 周 | 第 25 周 | 第 26 周 |

第 20 周

神经开始发育，并且将痛觉、温度觉、触觉从身体传送至大脑。

第 21 周

胎儿开始囤积一些皮下脂肪。

肛门括约肌已有完整的功能。

第 22 ~ 23 周

内耳的骨质部开始变硬，以提高胎儿的平衡感。

皮肤上开始长出柔和细致的毛发，称毳毛。

手指甲及脚趾甲开始出现在甲床的基底部。

第 24 周

肺泡与毛细血管之间的血氧屏障变薄，以便出生后可以气体交换。

第 25 ~ 26 周

大脑皮质继续发育，其光滑表面开始出现皱褶。

肾上腺开始释放类固醇激素，为胎儿抵御分娩时的压力做准备。

妊娠第 4 个月是孕中期的开始。子宫增大已达到盆腔顶部，并且可以在耻骨联合上方触及。这意味着妊娠很快开始"显怀"。

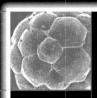

第 13 周

一些早孕症状，如晨吐渐渐改善。另外一些症状又会出现，诸如便秘及消化不良等。在胎儿方面，汗腺出现了，并在头皮上看见头发。胎儿的颈部轮廓清晰，下腭较前挺直，头部相对于躯干似乎较大，占头臀长的一半。上肢的长度与躯干成比例，但下肢看上去很小。肌肉和神经系统已发育，胎儿能完成不协调的肢体运动，脊髓延长至整条椎管；大脑和外周神经系统中的神经细胞不断增加，并不断迁徙至适当的位置。此外，神经纤维也渐渐地被脂肪髓鞘包裹而与周围组织隔离。

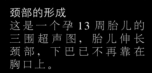

颈部的形成
这是一个孕 13 周胎儿的三围超声图，胎儿伸长颈部，下巴已不再靠在胸口上。

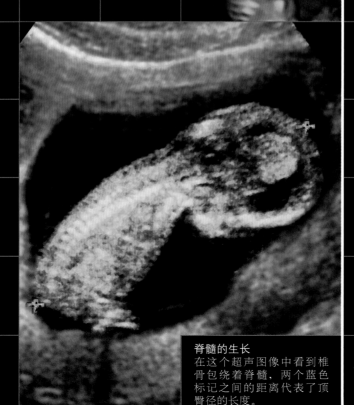

脊髓的生长
在这个超声图像中看到椎骨包绕着脊髓，两个蓝色标记之间的距离代表了顶臀径的长度。

第 14 周

由于母体血流量及血容量的变化，使得准妈妈看起来容光焕发。容光焕发和膨隆的腹部显示出怀孕的体态，胎儿生长迅速，在接下来的 3 周内，胎儿身体增大 1 倍，糖及脂肪是该阶段能量的主要来源。最终，胎儿身体长度超过头的长度。虽然胎盘仍扮演着肾脏的角色来控制液体平衡，但是胎儿的泌尿系统已充分发育，并产生微量而稀释的尿液。膀胱每 30 分钟充盈及收缩一次，它只能保存少量，约小于一茶匙的液体。微小的趾甲已开始在甲床上生长。

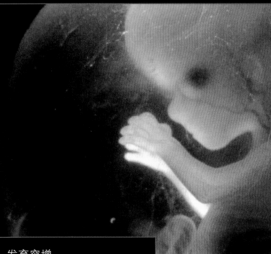

发育突增
这图像显示增大的肝脏（深色团块）；肝脏产生红细胞使胎儿生长发育迅速。

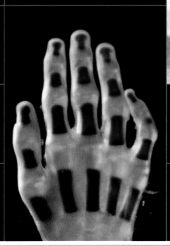

胎儿手骨
在这个扫描图像中，红色的区域代表硬骨正在指骨及掌骨中形成。

第 15 周

当胎儿快速生长时，它们从母亲的血液中摄取氨基酸以供给自身肌肉和器官发育。胎儿汲取羊水时可以尝到母亲膳食的味道。胎儿的肺不断扩大并产生少量黏液。这时外生殖器已可以看出，因此可以从超声图像上辨别性别。在这个月，女性胎儿的卵巢中将有成千上万的卵母细胞形成，与此同时，卵巢从腹腔下移至盆腔。脐带不断增粗增长，因为他们要从胎盘运送越来越多的含氧血和营养物质给胎儿，并把低氧血和代谢废物运回母体。

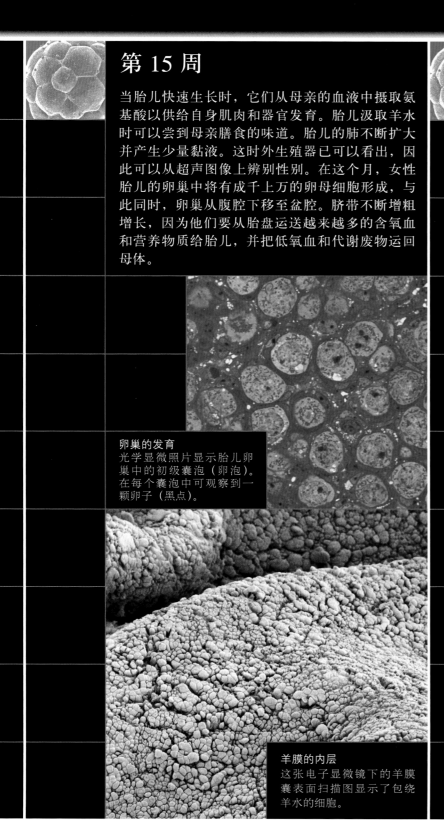

卵巢的发育
光学显微照片显示胎儿卵巢中的初级囊泡（卵泡）。在每个囊泡中可观察到一颗卵子（黑点）。

羊膜的内层
这张电子显微镜下的羊膜囊表面扫描图显示了包绕羊水的细胞。

第 16 周

胎儿的双眼移到向前看的准确位置，双耳向上移到最终的位置。这时它的面部看上去已明显像人了。甲状腺从舌根进入了颈部。这时胎儿体形几乎与胎盘大小一致。胎盘的第二波生长便于其与子宫黏附得更牢。与此同时，从胎盘流向胎儿的血流增加了。孕妇需接受一些筛查，包括羊膜腔穿刺术。它是通过收集羊水来分析胎儿的细胞。这项检查可以从孕 15 周开始，但通常在 15~16 周进行。一般情况下它只针对一些胎儿染色体异常风险偏高的孕妇。染色体异常会引起如唐氏综合征等疾病。

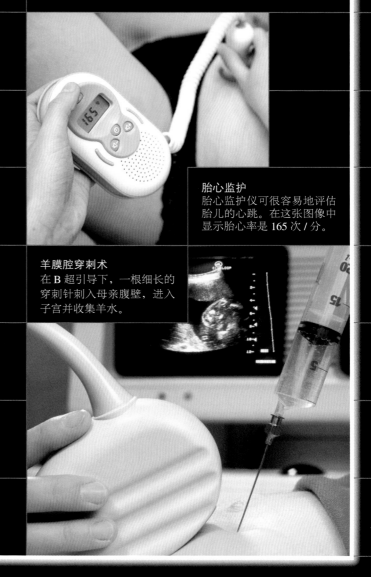

胎心监护
胎心监护仪可很容易地评估胎儿的心跳。在这张图像中显示胎心率是 165 次 / 分。

羊膜腔穿刺术
在 B 超引导下，一根细长的穿刺针刺入母亲腹壁，进入子宫并收集羊水。

第 4 个月 | 第 13 ~ 16 周
母亲和胎儿

妊娠第 4 个月标志着中孕期的开始。一些早孕的症状，如疲劳、恶心等通常开始好转。妊娠开始显露。因而表现出"容光焕发"。孕妇常常感到处于最佳的健康状态，这个月会进行许多筛查，用于确定胎儿是否存在发育异常的风险。若为高风险，则建议在该月末可行羊水穿刺，以检测唐氏综合征等异常。此期胎儿仍快速生长，尿液自尿道排入羊水。胎儿开始产生少量尿液，柔和细致的毳毛长满皮肤。胎儿面部细继续发育，其比例开始更接近成年人。

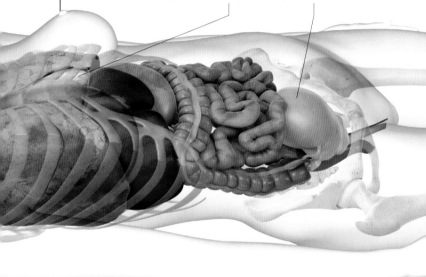

在孕 16 周
在这个月母体产生的显著变化是血压的下降和激素水平的升高。这种激素的变化可使孕早期常见的晨吐症状好转。

血容量和血压
这个月母体血液容量显著地增加，这时候血压稍微下降，之后则继续上升直到分娩。

子宫增大
子宫开始增大并进入腹腔，引起腹壁拉伸以适应妊娠第二这种情况 这种结构成妊娠第一标志变化。尽管出现较晚，但作为腹壁伸展的结果，这时可产生妊娠纹通常称为腹部膨隆"。

母亲

- 68 次/分
- 104/66 mmHg
- 4.5 L(8 pt)

30%
在这个月，血液中的人绒毛膜促性腺激素 (hCG) 水平下降约 30%。

流至皮肤的血液增多，导致孕妇特异性的妊娠期潮热 (pregnancy glow)。

在这个月，怀孕的迹象开始明显，这主要取决于母亲体重及体型的变化。

统计数据

1 2 3 4 5 6 7 8 9 10 11 12 13 14 15 16 17 18 19 20 21 22 23 24 25 26 27 28 29 30 31 32 33 34 35 36 37 38 39 40

胎儿

- 158 次/分
- 12 cm (4.5 in)
- 100 g (3.5 oz)

100%
在怀孕的第 4 个月，胎儿大小增长 1 倍。

30 分钟
胎儿膀胱每 30 分钟排空 1 次，少量尿液排入羊水。

在孕期第 4 个月，胎儿的心跳声已可由便携式多普勒超声听到。胎儿的心率是其母亲心率的 2 倍之多。

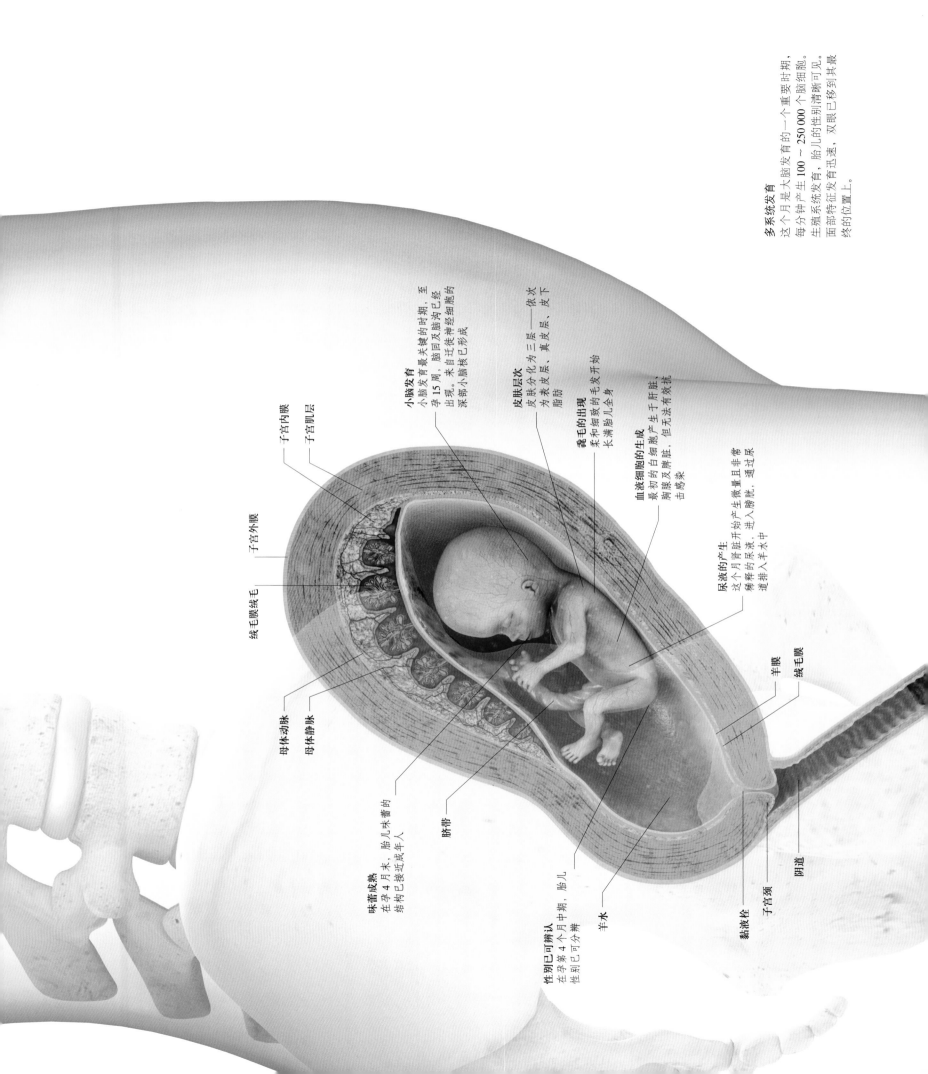

多系统发育
这个月是大脑发育的一个重要时期，每分钟产生 100 ～ 250 000 个脑细胞。生殖系统发育，胎儿的性别清晰可见，双眼已移到靠近其最终的位置上。面部特征发育迅速。

小脑发育
小脑发育最关键的时期，至孕 15 周，来自迁徙神经细胞的脑回及脑沟已经出现。深部小脑核已形成

皮肤层次
皮肤分化为三层——依次为表皮层、真皮层、皮下脂肪

毳毛的出现
柔和细致的毛发开始长满胎儿全身

血液细胞的生成
最初的白细胞产生于肝脏，胸腺及脾脏，但无法有效抵击感染

尿液的产生
这个月肾脏开始产生量非常稀释的尿液，进入膀胱，通过尿道排入羊水中

子宫内膜

子宫肌层

子宫外膜

绒毛膜绒毛

母体动脉

母体静脉

脐带

羊水

味蕾成熟
在孕 4 月末，胎儿味蕾的结构已接近成年人

性别已可辨认
在孕第 4 个月中期，胎儿性别已可分辨

子宫颈

阴道

黏液栓

羊膜

绒毛膜

从怀孕到分娩

母亲

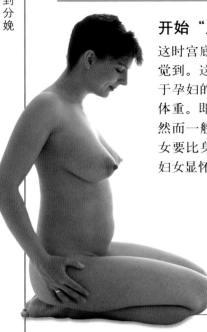

开始"显怀"

这时宫底上升超出盆腔，腹部检查时可轻易地感觉到。这一阶段看起来是否像怀孕，一方面取决于孕妇的身高和体形，另一方面取决于她增加的体重。即使是同一个妇女，每一次妊娠也不一样。然而一般来说，身材较高、超重或初次怀孕的妇女要比身材矮小、体形苗条或二次及多次妊娠的妇女显怀的时间要晚。

明显隆起
虽然腹部隆起并不明显，而且可轻易地被宽松的衣服所掩盖，但是腰围已明显地变粗，乳房也不断增大。

早孕反应减轻

大约 7/10 的妇女受到早孕反应的影响。在早孕期后开始缓解，通常在 14 周消失。仅少数孕妇妊娠反应持续整个孕期，其确切原因尚不清楚，但与低血糖、胆汁分泌增多及某些激素水平升高有关，如雌激素和人绒毛膜促性腺激素（hCG）。

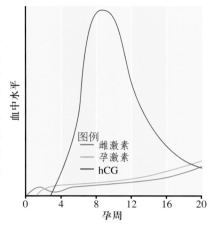

与激素水平相关
血中人绒毛膜促性腺激素（hCG）水平，在 12 周已显著下降，这可能是此时早孕反应缓解的原因。

妊娠期潮红（pregnancy glow）

妊娠的"容光焕发"大约起始于怀孕的第 4 个月，这是由于循环血容量增加和血管扩张的结果。更多的血流向皮肤，使孕妇出现潮红的外貌。血管扩张是由孕期孕激素水平升高引起的。尽管孕期血容量上升 45%，但血中血细胞比容仅上升 20%，大部分增加的血容量是由于液体潴留，这种血液稀释导致血红蛋白水平下降。许多孕妇因此被诊断为贫血，并予以铁剂治疗。现在医生们意识到血液稀释是妊娠的自然现象，铁剂不再是常规处方。

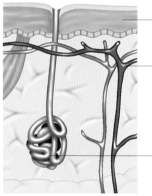

— 皮肤是正常温度

— 血管运输正常血液量

— 除了运动中，汗腺产生最少量的汗液

血管的正常宽度
正常情况下，流向体表的血液取决于室温、运动和生活方式等因素，如饮酒。

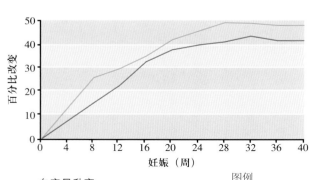

血容量升高
总血容量和心排血量从早孕期开始上升，约 32 周到达顶峰。

图例
— 心排血量
— 总血容量

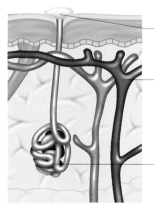

— 出汗，皮肤是潮红的

— 当血容量增加，更多的血液流过扩张的血管

— 汗腺更活跃以抵抗高温

扩张的血管
在妊娠期，由于血容量的增加及血管的扩张，导致流向皮肤的血液增多。

血压变化

在孕 20 周之前，血压是下降的，之后开始上升。体位对血压的影响显著，当孕妇平卧时，增大的子宫压迫腹腔后部的大静脉，不论孕妇是坐、平卧，还是侧卧，都会影响血压。所以每次量血压时孕妇的体位应相同。这一点很重要，以便可以准确地比较每次的测量值。

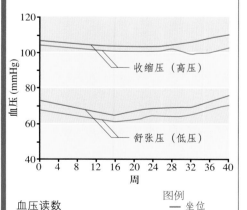

血压读数
孕妇平卧位与坐位相比较，收缩压（上方）和舒张压（下方）读数均一致下降。无论哪种体位，测量血压时袖带与心脏应在同一水平。

图例
— 坐位
— 平卧位

胎儿

筛查实验

妊娠第 4 个月通常会进行各种筛查以评估胎儿的发育，超声扫描可以识别一些畸形。另外一些只能通过血液检查检出，或更多创伤更大的检查，比如羊膜腔穿刺术（见下文）。决定是否进行筛查是个人的意愿，但在做出决定之前获取尽可能多的相关风险和受益方面的信息是非常重要的。讨论高风险所导致的后果应为决定进程的一部分，遗传顾问、医生和其他专业人员可以帮助父母做出决定。

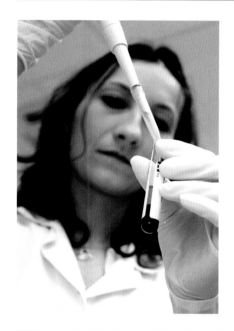

血标本的分析
唐氏综合征及其他一些胎儿畸形可通过检测血液中不同胎盘激素的水平来发现。

唐氏综合征筛查试验

一些检测用于预测唐氏综合征的风险，而所有这些检验都是检测血液中各种激素及蛋白质的水平。一种检验的"假阳性"结果显示胎儿患唐氏综合征的风险性极高，但是在随后的诊断检验中会被证明这个结果是错的。

筛查方法	时间（周）	检出率（%）	假阳性率（%）
三联法	15 ～ 20	69	5
四联法	15 ～ 20	76	5
联合法	11 ～ 13	85	5
综合法	11 ～ 13 15 ～ 22	85	1

羊膜腔穿刺术

这是一个从子宫中取出少量羊水，然后在实验室进行分析的过程。一根长而细的针刺入腹壁，用超声引导确保正确的进针位置。从包绕胎儿的羊膜囊内抽取大约 4 茶匙或 20 ml（0.75 fl oz）羊水。羊水中含有活的胎儿皮肤细胞，用以分析细胞内的遗传物质。羊水穿刺术可在孕 15 周进行，但通常在 15 ～ 16 周进行。一般情况下，这项检查仅用于胎儿染色体异常风险较高的孕妇，例如唐氏综合征（见第 237 页）。羊水穿刺实际上是确定胎儿细胞的染色体数目，也可以确定胎儿是男胎还是女胎。之后，羊水穿刺可以预测胎肺成熟和诊断感染。

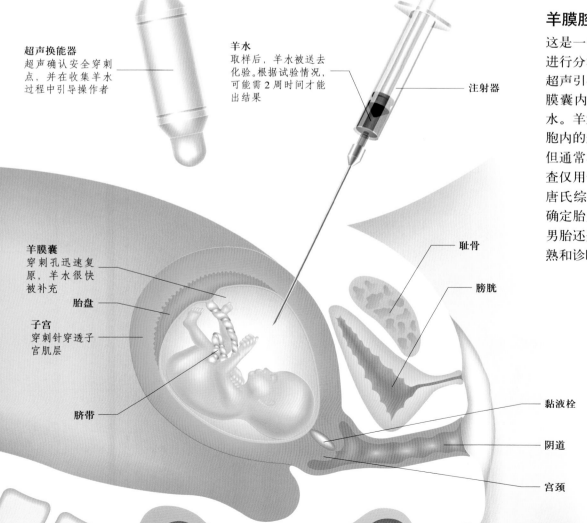

超声换能器
超声确认安全穿刺点，并在收集羊水过程中引导操作者

羊水
取样后，羊水被送去化验。根据试验情况，可能需 2 周时间才能出结果

注射器

羊膜囊
穿刺孔迅速复原，羊水很快被补充

胎盘

子宫
穿刺针穿透子宫肌层

脐带

耻骨

膀胱

黏液栓

阴道

宫颈

羊水的抽取
穿刺过程中，必须非常小心以确保穿刺针未伤到胎儿重要结构，包括胎盘。超声用于引导穿刺针到达安全的地方抽取羊水。

脑部的发育

怀孕的第 4 个月，脑如芸豆大小，与身体的其他部分相比已是相当大了。脑细胞来源于排列在神经管腔中央的细胞。这个阶段，脑细胞以惊人的速度（10 万~ 25 万 / 分）分化，并从神经管迁徙至不断增大的脑部。胎儿每次运动都有电信息从肌肉传递到发育中的脑部。这有助于刺激小脑的（控制体位和运动）发育，以及大脑半球运动皮质区的发育。这些皮质区将来涉及自主肌肉运动的开始。

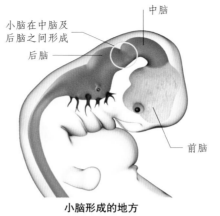

小脑形成的地方

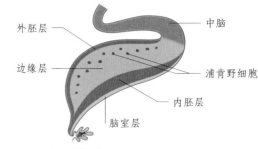

1 胚层分化
在孕 12 周，快速繁殖的脑细胞，包括参与调节肌肉活动的浦肯野细胞，移动至表面以形成灰质的外胚层。

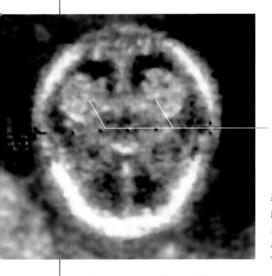

脉络丛
充满神经系统的脑脊液在脉络丛中产生

孕 13 周的胎儿大脑
此孕 13 周胎儿的大脑超声显示左右大脑半球的脉络丛。上面的暗区是充满液体的侧脑室。

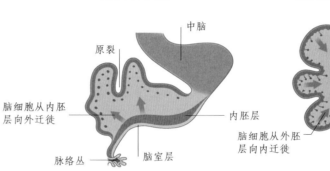

2 原裂的形成
在孕 13 周，小脑开始自我折叠，形成一个大的裂隙。发育中的脑细胞持续不断地从内胚层向外移动。

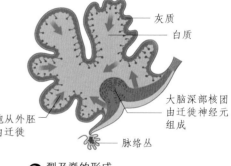

3 裂及脊的形成
到孕 15 周，小脑产生更多皱褶。这些脑回里含有大量参与胎儿运动的特殊细胞。

尿液的产生

怀孕的第 4 个月初，胎儿肾脏开始产生少量尿液。微小的膀胱仅能储存数毫升的液体。如下图所示，稀释的尿液有规律地排入羊水。随着妊娠的推进会产生更多的尿量，并且尿液变得更加浓缩。胎儿吞咽羊水，然后通过排尿将羊水再循环。

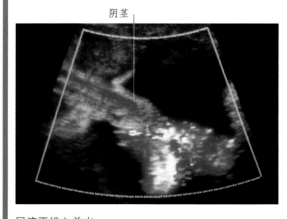

阴茎

尿液正排入羊水
此多普勒超声扫描显示一个男胎（左侧）正排出尿液（以蓝色、白色、红色为标记），通过其阴茎排入羊水。

泌尿系统的发育

泌尿系统的发育开始于妊娠第 4 周胚胎的盆腔下部。肾脏在妊娠第 5 周开始形成，在 5 周至 4 个月期间，肾脏位置显著改变，从盆腔移至腹腔。妊娠第 4 个月，肾脏能产生尿液。尿液由肾脏排出，沿输尿管至膀胱，然后由尿道排出。在妊娠第 6 个月前，女性胎儿阴道入口和尿道开口部分结构是相同的。

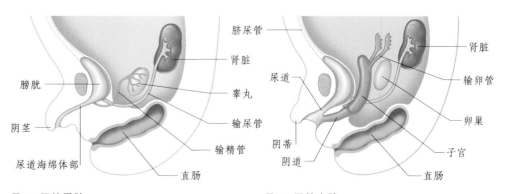

孕 14 周的男胎
男胎的生殖和泌尿系统的发育是紧密相连的，这是由于两个系统通过阴茎共同分享同一出口。

孕 14 周的女胎
女胎的生殖与泌尿系统的发育是分开的。在阴道板前方，由泌尿生殖窦处的膀胱演化形成较短的尿道。

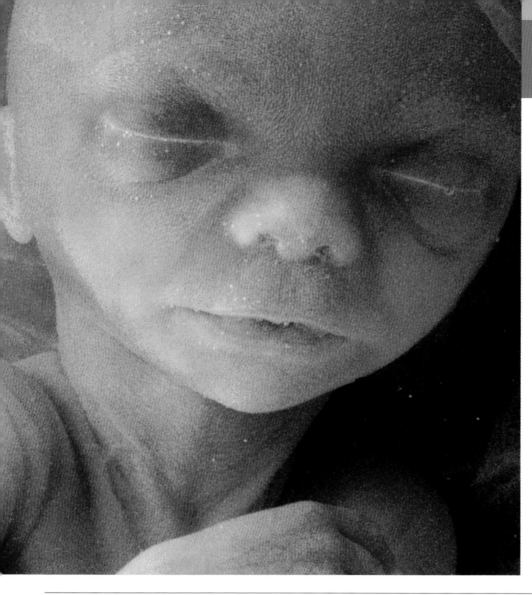

外观改变

这时生长迅速，胎儿的面部发育很快。尽管胎儿仍有着相对较大、凸出的前额，但眼睛已从头的两侧移向前部。这极大地改变了它的面部外观。尽管它的眼睑还没有发育完全并保持融合，但胎儿已开始看上去似人类。外耳已形成，并有一个纽扣样的鼻子。手臂、手腕、手掌和手指的发育要比小腿、脚掌和脚趾快，皮肤更薄，看上去呈红色。因为许多细小血管清晰可见。

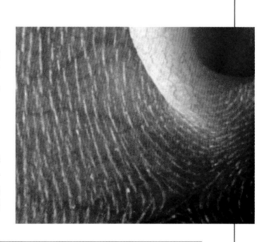

五官的发育
此图片拍摄于子宫内，显示孕 4 个月胎儿融合的眼睑。脐带飘浮在后方。

毳毛
孕 4 月大小胎儿娇嫩的皮肤上覆盖一层细小的毳毛，甚至在发育中的耳垂上出现。

生殖器的形成

在胚胎发育早期，男性和女性胎儿的生殖器看上去相同——这称为未分化阶段。在妊娠第 4 个月前胎儿性别不易分辨。在男性，2 个隆起（阴唇阴囊隆起）沿中线融合形成阴囊。圆形隆起（生殖结节）延长，形成阴茎。在女性，阴唇阴囊隆起分开，围绕着阴道入口形成阴唇。

1 未分化阶段早期
生殖结节及阴唇阴囊隆起自孕 4 周开始出现，在男性及女性胎儿外观是相似的。

2 未分化阶段后期
在孕 6 周，分裂形成，发育中的肛门从泌尿生殖膜分离。

3 在孕 14 周
在怀孕第 4 个月中期，外生殖器的性别已变得明显，泌尿生殖膜在男胎中融合，但在女胎中则形成处女膜。

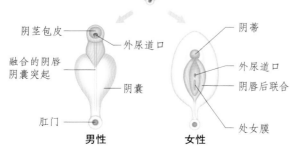

生殖结节
泌尿生殖褶
阴唇阴囊突起
泄殖腔膜

交接器原茎
泌尿生殖膜
肛门膜

阴茎包皮
外尿道口
融合的阴唇阴囊突起
阴囊
肛门
男性

阴蒂
外尿道口
阴唇后联合
处女膜
女性

子宫的形成

子宫和宫颈的形成源于双侧苗勒氏管融合的末端。在妊娠第 4 个月，2 个融合管之间的分隔完全消失，留下一根中空、肌性管道——子宫。阴道的形成源于阴道板，即一个扁平、圆形的细胞集合体。他们增粗并向下生长，形成一个实心的柱状体。大约孕 16 周，这一结构形成空腔，之后阴道完全形成。

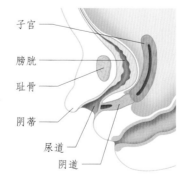

子宫
膀胱
耻骨
阴蒂
尿道
阴道

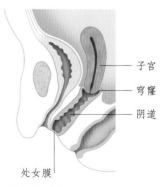

子宫
穹窿
阴道
处女膜

1 孕 14 周的子宫
子宫现在形成一个长管，阴道开始形成空腔。在孕 14 周，阴道下部开口于尿道的开口，但是它们很快发育形成各自的入口。

2 新生儿的子宫
子宫在盆腔中自然地略微前倾前屈。阴道下端由一层不完整的薄膜所保护，称为处女膜。

妊娠第 5 个月，胎儿的身长快速增长，体重也可增加 1 倍。不断增大的子宫使妊娠
更加显现，使母亲更加感知到子宫内生命的成长。

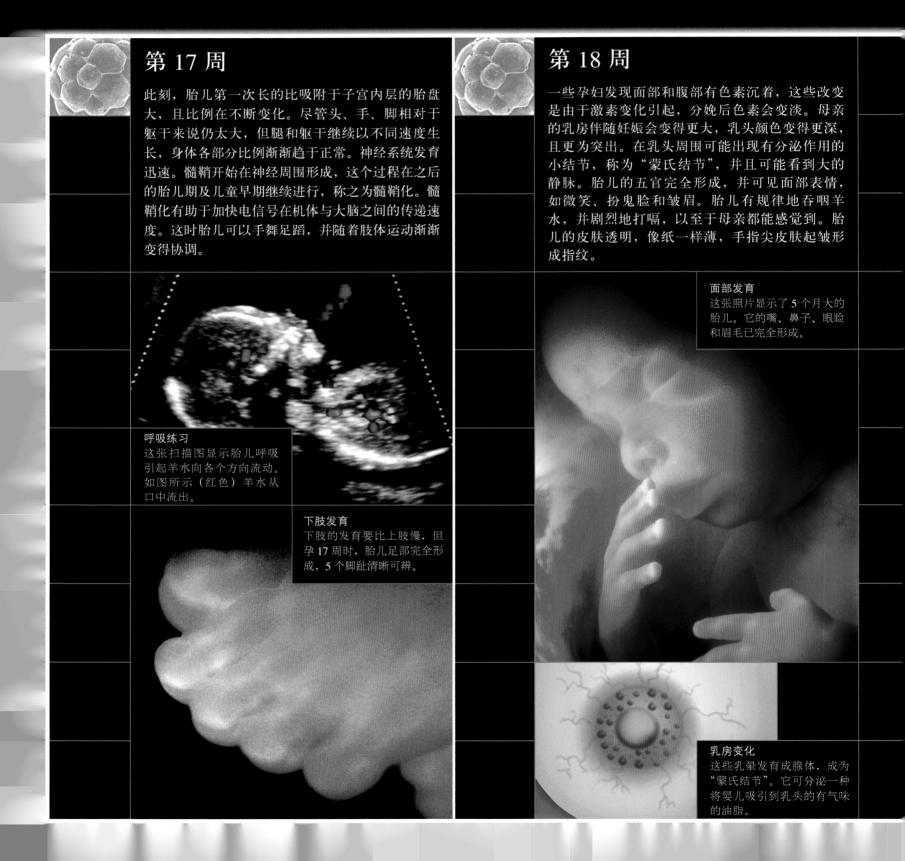

第 17 周

此刻，胎儿第一次长的比吸附于子宫内层的胎盘大，且比例在不断变化。尽管头、手、脚相对于躯干来说仍太大，但腿和躯干继续以不同速度生长，身体各部分比例渐渐趋于正常。神经系统发育迅速。髓鞘开始在神经周围形成，这个过程在之后的胎儿期及儿童早期继续进行，称之为髓鞘化。髓鞘化有助于加快电信号在机体与大脑之间的传递速度。这时胎儿可以手舞足蹈，并随着肢体运动渐渐变得协调。

呼吸练习
这张扫描图显示胎儿呼吸引起羊水向各个方向流动。如图所示（红色）羊水从口中流出。

下肢发育
下肢的发育要比上肢慢，但孕 17 周时，胎儿足部完全形成，5 个脚趾清晰可辨。

第 18 周

一些孕妇发现面部和腹部有色素沉着，这些改变是由于激素变化引起，分娩后色素会变淡。母亲的乳房伴随妊娠会变得更大，乳头颜色变得更深，且更为突出。在乳头周围可能出现有分泌作用的小结节，称为"蒙氏结节"，并且可能看到大的静脉。胎儿的五官完全形成，并可见面部表情，如微笑、扮鬼脸和皱眉。胎儿有规律地吞咽羊水，并剧烈地打嗝，以至于母亲都能感觉到。胎儿的皮肤透明，像纸一样薄，手指尖皮肤起皱形成指纹。

面部发育
这张照片显示了 5 个月大的胎儿。它的嘴、鼻子、眼睑和眉毛已完全形成。

乳房变化
这些乳晕发育成腺体，成为"蒙氏结节"。它可分泌一种将婴儿吸引到乳头的有气味的油脂。

第 19 周

第 19 周末，所有剩余的乳牙牙蕾形成——10 个在上颌，10 个在下颌。这些小牙蕾静静地躺在牙龈下，直至出生后某一时间才长出。胎儿眉毛和发际变得可见，但眼睑仍牢牢地闭合在一起，以保护发育中娇弱的眼睛。胎儿继续快速生长，宫底向上生长，大约每周长 1 cm（3/8 in）。现阶段宫底几乎与母亲脐孔相平。一些部位的胎儿软骨开始变硬形成骨区，称为"骨化"过程，在出生后仍继续进行以利于儿童生长。

发育中的牙蕾
乳牙的牙蕾开始像一颗真正的牙齿。左上方可以看到正在发育的恒牙的牙蕾。

膨大的腹部
孕程近半，宫底以惊人的速度向上生长。

第 20 周

妊娠第 18 ~ 20 周进行中孕筛查，其目的是检查胎儿的肢体和器官是否发育正常。这时可以看见外生殖器，超声扫描图像上胎儿的性别已经变得更为明显。女胎的卵巢已经从腹腔下降进入盆腔。男胎的睾丸也正下降中，但还没有进入阴囊。由于神经系统的发育，胎儿与环境相互作用的能力正在增强。令人惊讶的是，胎儿已经能察觉出一些声音和味道。携带有痛觉、温度觉和触觉的神经通路开始发育，尝试性的意识感觉已存在。

中期筛查
孕 20 周的超声扫描检查胎儿身体主要器官和系统，以确定其发育是否正常。

第 21 周

胎儿持续生长，脂肪在皮肤下聚积。尽管皮肤仍然是粉红色且有皱折，但已发育成 2 层，并且透明度下降，掌纹和指纹较明显。少量胎粪（一种黑绿色的固体物质，由肠腔细胞和吞咽羊水后产生的废物组成）通过肠腔排出。约 21 周时，肛门括约肌开始具备功能。

骨骼形成
这个超声扫描显示了一只张开的手。高亮处突出了骨（白色）在每一根手指中正在形成。

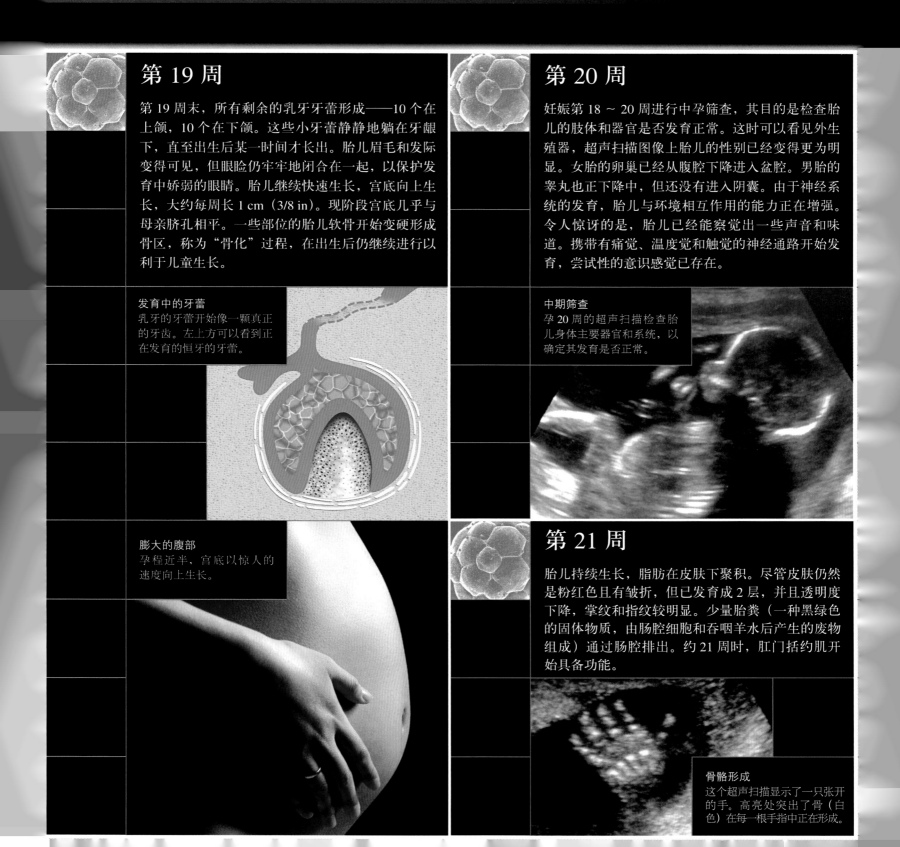

第 5 个月 | 第 17 ～ 21 周

母亲和胎儿

母亲通常在这个月开始感觉到胎儿的活动——称为胎动。并开始注意到皮肤色素的变化，比如出现一条深色的线（黑中线），这些色素变化都认为是激素作用的结果，通常在分娩后消失或变淡。母亲的乳房变大，乳头和周围乳晕变深。中孕端通常在孕 20 周进行，检测胎儿一些重大畸形，检查胎盘的位置，辨别胎儿的性别。胎动开始变得有规律，并开始打嗝。脂肪层开始使神经纤维绝缘，这使胎儿的运动更快且更协调。

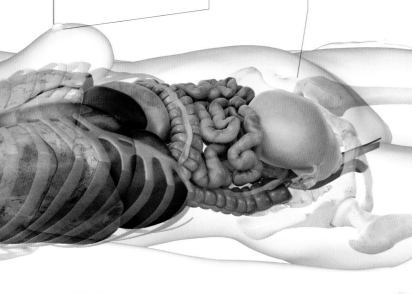

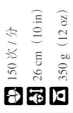

母亲

👤 72 次 / 分
🩸 105/69 mmHg
🩸 4.6 L（8 pt）

20%
母亲的血容量比孕前增加 20%。

第一次被母亲感觉到的胎儿运动称胎动。通常发生在这个月。

从第 5 个月开始，宫底以上升的速度达到每周 1 cm。

母亲在 21 周
这个月母亲常第一次感觉到胎儿的运动，母亲的乳房明显增大，为哺乳期做准备。

乳房改变
乳头及乳晕的颜色渐渐加深，像小荚样的润滑小腺体出现在乳晕周围

黑色素形成
黑色素生成增加导致可在脐孔与下腹之间出现一条细而深的线。深色斑有时被称为妊娠"面具"

胎儿

👶 150 次 / 分
📏 26 cm（10 in）
⚖️ 350 g（12 oz）

50 : 50
妊娠中第一次胎儿与胎盘一样重。

90%
胎儿体内水分含量接近 90%，在出生时减少至 70%，成年则减至 60%。

中孕超声筛查以检查胎儿是否按预期生长，并能检出重大畸形及身体缺陷。胎儿的性别在扫描图像上已明显可辨。

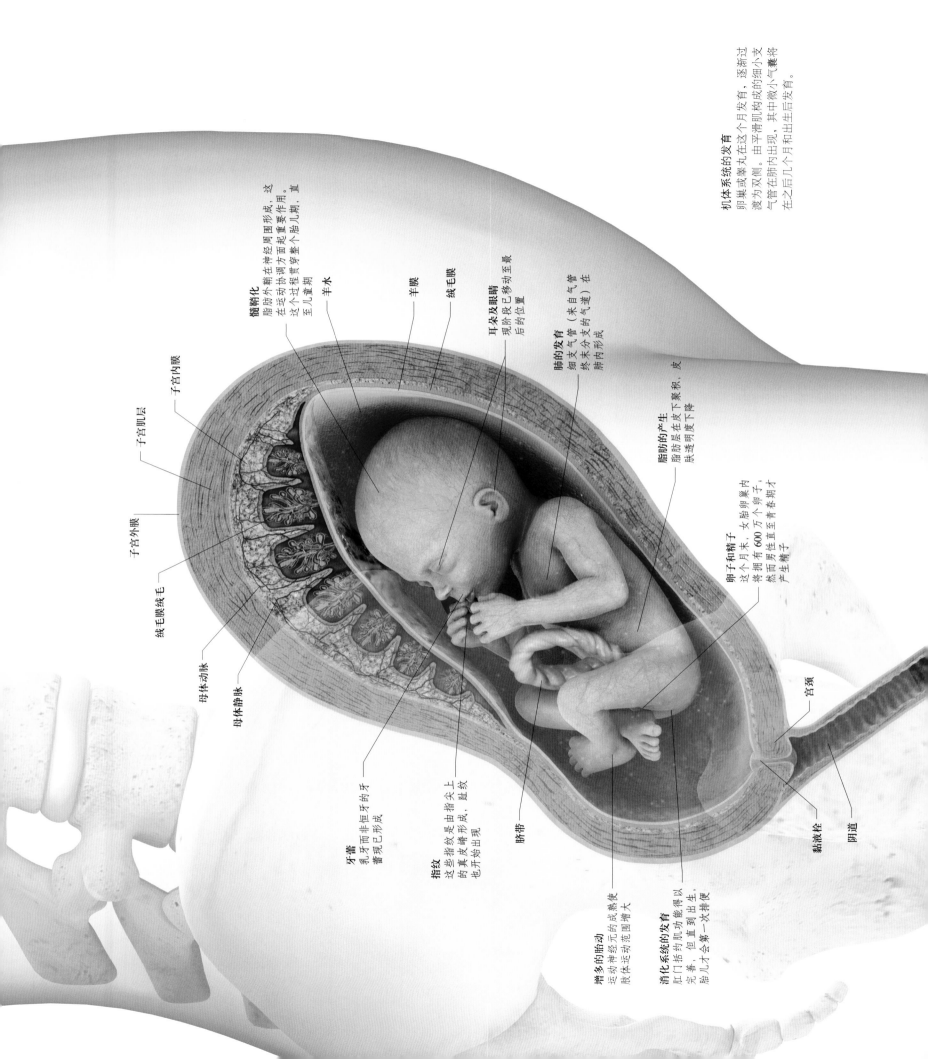

子宫内膜

子宫肌层

子宫外膜

绒毛膜绒毛

母体动脉

母体静脉

髓鞘化
脂肪外鞘在神经周围形成，这在运动协调方面起重要作用，直至这个过程穿贯穿整个胎儿童期，直至童年

羊水

羊膜

绒毛膜

耳朵及眼睛
现阶段已移动至最后的位置

肺的发育
细支气管（来自气管）在终末支分支形成肺内形成

脂肪的产生
脂肪层在皮下聚积，皮肤透明度下降

卵子和精子
这个月末，女胎卵巢内将拥有 600 万个卵子，然而男性直至青春期才产生精子

牙蕾
乳牙及非恒牙的牙蕾呈现已形成

指纹
这些指纹是由指尖上的真皮嵴形成，趾纹也开始出现

脐带

增多的胎动
运动神经元的成熟使肢体运动范围增大

消化系统的发育
肛门括约肌功能得以完善，但直到出生，胎儿才会第一次排便

宫颈

黏液栓

阴道

机体系统的发育
卵巢或睾丸在这个月发育，逐渐过渡为双侧。由平滑肌构成的细小支气管在肺内出现，其中微小气囊将在之后几个月和出生后发育。

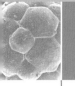

母亲

胎动

孕妇第一次感觉到的胎儿运动，称为胎动，有时将其比作颤动感。胎动出现是妊娠的一个重要节点，尤其在怀孕的第 5 个月，初产妇常常将胎动误认为是肠胀气。通常经产妇感觉到胎动的时间要早于初产妇，比她们怀第一个孩子时要早，可能是因为她们有所期待，或者是子宫壁比之前要略薄，使胎动更容易被察觉。

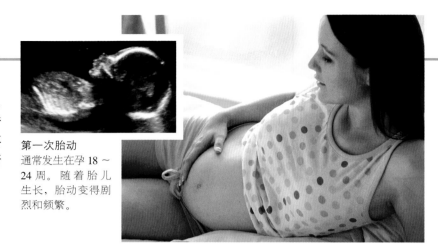

第一次胎动
通常发生在孕 18 ～ 24 周。随着胎儿生长，胎动变得剧烈和频繁。

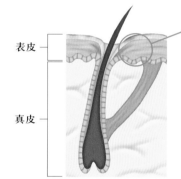

皮肤表面
深颜色的斑点出现在皮肤表面

角质细胞
角质细胞包含一些由黑色素细胞活性所决定的黑色素颗粒

表皮

真皮

黑色素细胞
黑色素生成细胞释放黑色素小体，这时黑色素细胞比正常情况下更活跃，所以其上方表皮颜色通常要更深一些

黑素小体
黑色素包含小体释放黑素颗粒，那些颗粒分散在表面皮肤（角质细胞）

黑色素的生成
皮肤色素的变化被认为是色素细胞（黑色素细胞）刺激增多引起，这是由雌激素和孕激素水平升高所致。不是所有的皮肤细胞都能同样地吸收色素形成色斑。

皮肤色素改变

孕期激素的变化可以影响皮肤的色素沉着，这通常在第 5 个月变得明显。孕妇可能从下腹部向上到肚脐，有时更高，形成一条细而深的黑色素线，称为黑中线。一些孕妇也会在脸上形成不规则的斑块，称为黄褐斑。这些斑块可影响到双侧脸颊、鼻子、前额或上嘴唇。这些色素的变化通常在孩子出生后变淡或消失。

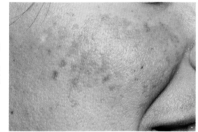

黄褐斑
脸上褐色斑块状的色素沉着，有时被描述成"妊娠面具"。

黑中线
Linea nigra 这个词在拉丁语中简单的意思是"黑色的线"，接近 78% 的孕妇受其影响。

乳房的变化

早孕期作为对雌激素水平升高的反应，乳房开始变化。至第 5 个月，乳房明显增大。与此同时，乳房日益变软，乳头变大，周围的乳晕变深，并且皮下的静脉看起来更清晰。乳晕中小的、有润滑作用的腺体，称之为"蒙氏结节"，通常可见小的突起。在中孕期，乳房产生一些乳汁，称之为初乳。这些乳汁可以从乳头溢出。

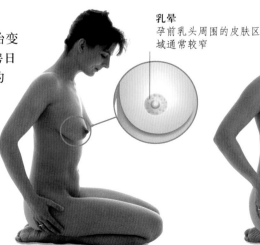

乳晕
孕前乳头周围的皮肤区域通常较窄

次级乳晕
可能形成苍白的次级乳晕，周围的静脉也可能变得更清晰

乳头及乳晕
在第 5 个月，乳头变得更大，乳头着色更深

蒙氏结节
乳晕中的小腺体分泌润滑油，将婴儿吸引到乳头，并且有助于预防感染

大小及颜色
孕期乳房继续增大，为哺乳做准备，乳头和乳晕的颜色日益加深。

妊娠前

第 5 个月

胎儿

中孕筛查

妊娠第 5 个月，胎儿的器官和主要机体系统发育完善。中孕筛查通常在孕 20 周进行，以检测胎儿发育是否正常，以及主要的结构异常。重要的检查包括确定胎儿心脏为四个腔，并且跳动正常；同时也检测腹部皮肤以确定皮肤覆盖完整，内脏无外露。由于胎儿不停地在运动，一次扫描不一定能够筛查到每个器官，所以可能需要母亲往返做进一步的检查。

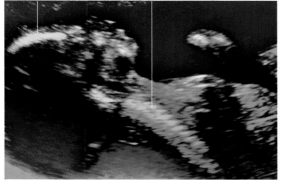

脊柱检查
检查脊椎位置及宽度，能够确定一些发育缺陷，包括脊柱裂。

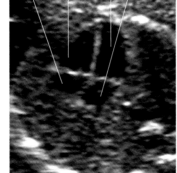

心脏发育
通常心脏是评估的重要器官，以确保四个腔室发育正常。

确定性别

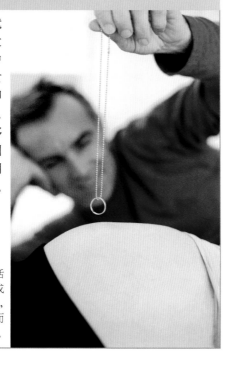

精子与卵子一旦受精，胎儿的性别就已固定。孕 12 周时胎儿生殖系统已发育得相当完善，但在 20 周左右，中孕筛查前胎儿的性别通常不明显。女性胎儿的卵巢已经包含了数百万个卵子，而且阴道已经开始发育成空腔。男性胎儿的睾丸位于腹腔内，尚未移入阴囊。阴囊在阴茎根部形成一个固定袋状物，这在扫描图像上通常更明显。骨盆的形状也可以帮助鉴定性别。

老妇人的传说
确定一个孩子性别的"自然"方法，包括在腹部上摆动一枚戒指：如果戒指摇摆成一个圆圈，那么这个妇女怀着一个男孩，如果戒指前后摆动，则是一个女孩。然而这种方法比投掷硬币的准确性高不了多少。

中孕筛查可以检出的一些情况

中孕筛查通常作为胎儿异常发育的筛查，它可以检测出母胎主要的缺陷。下述表格显示了一些较易通过 B 超筛查发现的缺陷。

缺陷名称	检出率
无脑畸形（头顶缺失）	99%
重大肢体异常（肢体缺失或过于短小）	90%
脊柱裂（脊髓开放）	90%
严重肾脏问题（肾脏缺失或异常）	85%
唇腭裂（唇顶部空缺或口腔顶部裂开）	75%
脑积水（脑内液体过多）	60%
严重心脏畸形（心室瓣膜、血管畸形）	25%

胎盘位置

中孕筛查期间，超声图像记录到胎盘是否正常附着于子宫前壁、后壁或宫底部，是否为低置胎盘（位置接近于宫颈）。随着子宫增大，低置胎盘通常上移而远离宫颈。无论如何，低置胎盘的孕妇在 32 周时应再行扫描检查，以确保胎盘位置不会影响阴道分娩。

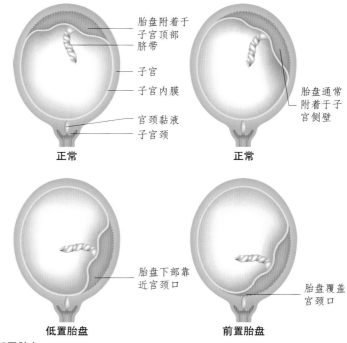

低置胎盘
胎盘覆盖宫颈或距宫颈 2.5 cm 之内称为前置胎盘（见第 228 页）。如果胎盘始终处于这个位置，则须实施剖宫产术分娩。

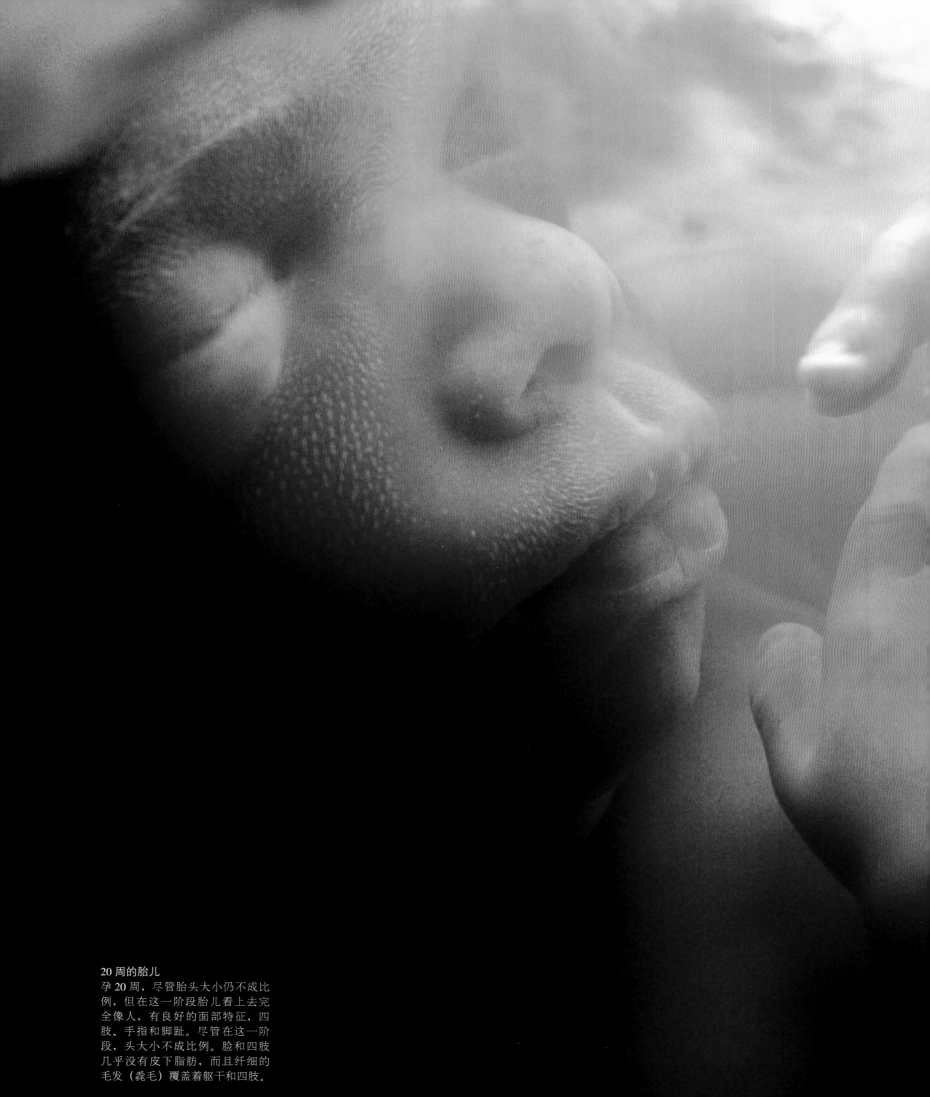

20 周的胎儿
孕 20 周，尽管胎头大小仍不成比例，但在这一阶段胎儿看上去完全像人，有良好的面部特征，四肢、手指和脚趾。尽管在这一阶段，头大小不成比例。脸和四肢几乎没有皮下脂肪，而且纤细的毛发（毳毛）覆盖着躯干和四肢。

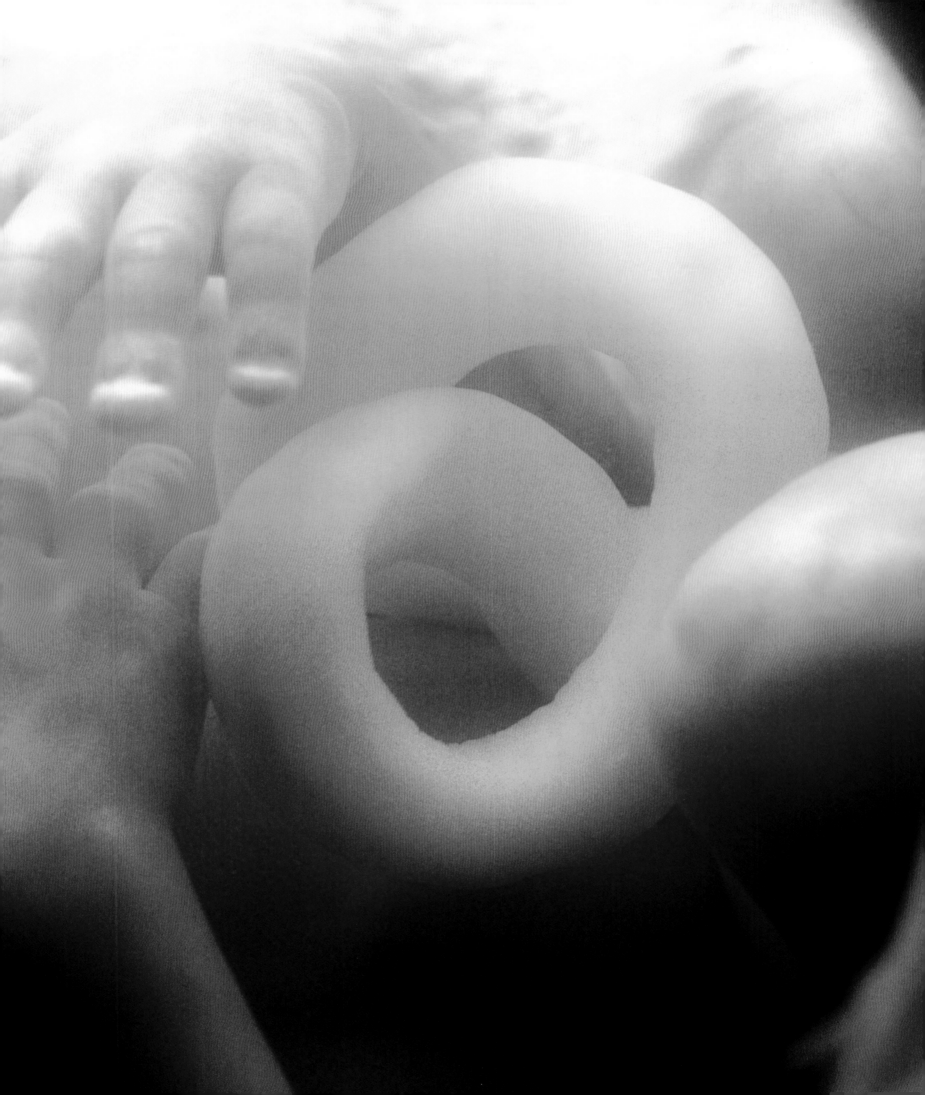

胎儿

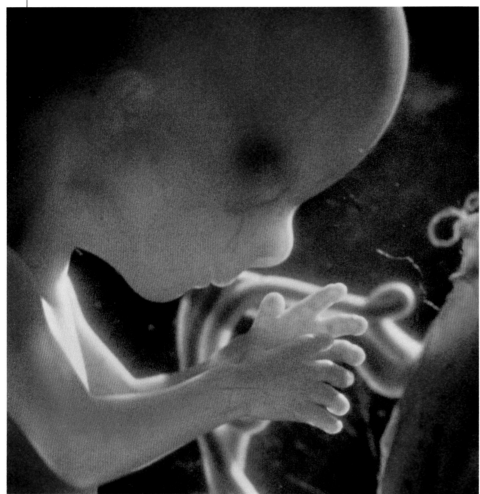

较长的肢体
手臂像腿和身体一样长得更长。相反，双手和手指与手臂相比，比例仍较大。

身体比例的变化

早孕期是胎儿神经系统发育的关键时期。结果，大脑和头部迅速生长，直到达到胎儿身体总长度的一半。在第5个月，胎儿躯干和四肢进入快速生长的井喷期，所以头部就身体比例来说看上去更像成年人。从此时直到出生，头部的生长与极速生长的身体相比，相对减小。测量头骨和股骨可用来准确确定怀孕的时间和估测胎龄，但是通常采纳第一次（11～14周）超声或者中孕（20周）超声的检查。

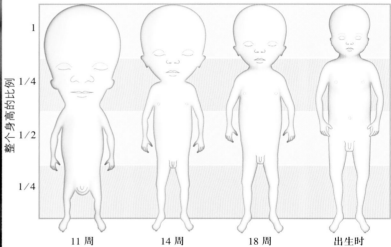

生长速度的变化
早孕阶段，胎头生长的速度要比身体快得多，之后胎头生长减缓。到第5个月时，胎儿的比例看起来像一个成年人。

胎动增加

第4个月末，胎儿的肢体完全形成，而且关节可以活动。现在可以做足月儿能够完成的整套动作，诸如打哈欠、吮吸拇指和练习呼吸运动。胎儿能时不时地舞动手脚，但会被响声惊吓。尽管大多数活动是反射性动作，但是神经系统持续不断地髓鞘化（见后页）意味着其中一些运动变得更协调。胎儿开始做有意识的动作，如触摸自己嘴唇和吮吸大拇指。尽管可以活动眼睛，但是眼睑保持闭合状态，直到第7个月才睁开。

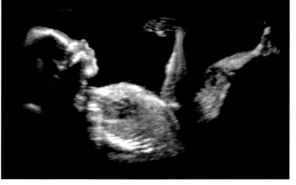

四肢运动
这张超声扫描图显示一个胎儿正舞动手脚来伸缩肌肉，它"拳打脚踢"子宫，母亲可以感受到这些活动并在腹壁上引起明显的起伏。

打嗝

中孕中期，胎儿开始打嗝；在此之后，打嗝的强度和频度会增加，并持续于整个孕期。打嗝是由于膈肌不自主收缩，引起突发的气流使声带间的开口（声门）关闭。这种反射是为了防止刚出生的新生儿在吮吸过程中牛奶进入肺部，但这点并不确定。

髓鞘化

第 5 个月，一些连接胎儿肢体与脊髓的神经轴突正形成脂质的外膜，这个过程称为髓鞘化——使神经电绝缘，以便它们在传导信息时不影响周围的神经细胞。髓鞘化之后，从大脑到身体（以及从身体到大脑）的信息传递变得更加便捷。于是，胎儿运动变得更快捷、更协调，而不是缓慢而失调。髓鞘化在整个胎儿期及儿童早期持续存在。

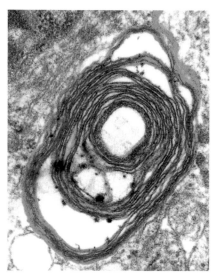

髓鞘包绕着神经轴突
这张电镜照片显示髓鞘包绕神经轴突就像在电线外包绕塑料膜一样起到绝缘作用。

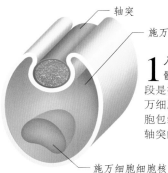

轴突
施万细胞细胞质

1 入鞘
髓鞘化的第一阶段是神经轴突陷入施万细胞。每个施万细胞包绕一根神经细胞轴突的一小部分。

施万细胞细胞核

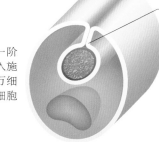

包绕轴突的细胞膜

2 "关闭"
当轴突深深陷入施万细胞后，细胞边缘会合形成双层膜，称之为轴突系膜。

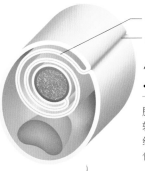

髓磷脂层
纵向沟

3 继续缠绕
随着髓鞘化进一步发展，轴突系膜继续包绕着轴突转动，不停地自我缠绕形成一个紧紧包裹的轴突。

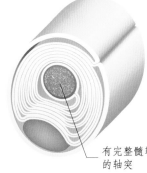

4 完整的髓鞘
数层膜在轴突周围形成髓鞘，使信息向下一个轴突传递时不会影响其他神经的活动。

有完整髓鞘的轴突

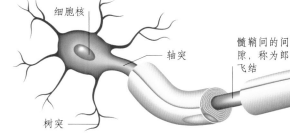

细胞核
轴突
髓鞘间的间隙，称为郎飞结
髓鞘
树突
施万细胞细胞核

神经细胞结构
施万细胞（神经膜细胞）包绕神经细胞轴突，犹如串在线上的珠子。电信号在郎飞结之间跳跃，加速了信号在神经细胞间的传递。

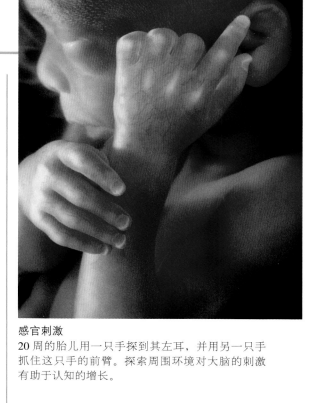

感官刺激
20 周的胎儿用一只手探到其左耳，并用另一只手抓住这只手的前臂。探索周围环境对大脑的刺激有助于认知的增长。

环境的认知

胎儿从何时起确切地感知周围的环境尚不清楚。脑细胞间初次的连接（突触）在孕 12 周形成，但是一般认为真正的认知直到 20 周左右才开始。不同类型的认知同步发展，例如对"安静"的认知——胎儿醒着但似乎在休息；对"活动"的认知——胎儿醒着并活动得相当活跃。胎儿对母体里的声音和来自外部环境的声音均能做出反应。随着髓鞘化和大脑发育的推进，胎儿对自身的认知和运动的认知将会增加。

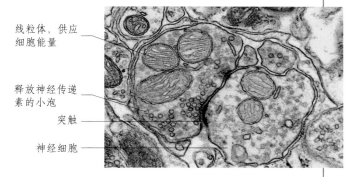

线粒体，供应细胞能量

释放神经传递素的小泡

突触

神经细胞

神经细胞间的连接
这张电子显微镜图像显示突触形成了神经细胞（绿色）间的连接。电流信号通过神经传递素（红点）的活动被转运到对侧。

妊娠第 6 个月，孕妇进入了中孕末期。子宫和乳房不断增大，每分钟心排血量增加。这一阶段大多数孕妇每周体重增加 500 g。

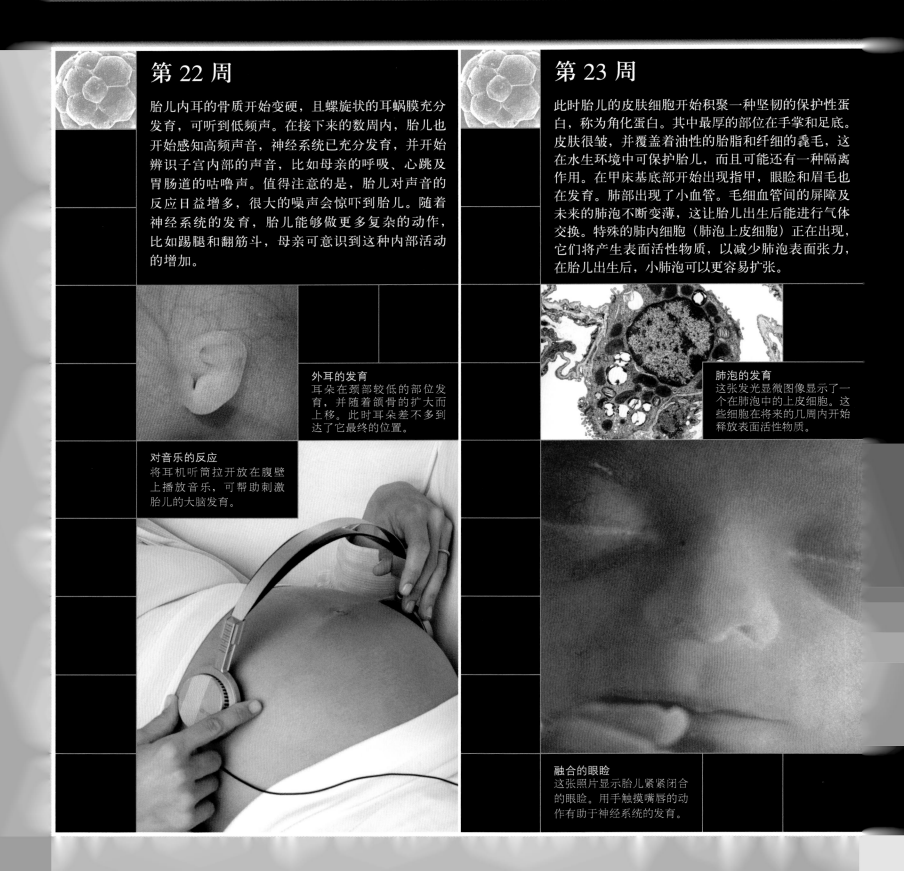

第 22 周

胎儿内耳的骨质开始变硬，且螺旋状的耳蜗膜充分发育，可听到低频声。在接下来的数周内，胎儿也开始感知高频声音，神经系统已充分发育，并开始辨识子宫内部的声音，比如母亲的呼吸、心跳及胃肠道的咕噜声。值得注意的是，胎儿对声音的反应日益增多，很大的噪声会惊吓到胎儿。随着神经系统的发育，胎儿能够做更多复杂的动作，比如踢腿和翻筋斗，母亲可意识到这种内部活动的增加。

外耳的发育
耳朵在颈部较低的部位发育，并随着颌骨的扩大而上移。此时耳朵差不多到达了它最终的位置。

对音乐的反应
将耳机听筒拉开放在腹壁上播放音乐，可帮助刺激胎儿的大脑发育。

第 23 周

此时胎儿的皮肤细胞开始积聚一种坚韧的保护性蛋白，称为角化蛋白。其中最厚的部位在手掌和足底。皮肤很皱，并覆盖着油性的胎脂和纤细的毳毛，这在水生环境中可保护胎儿，而且可能还有一种隔离作用。在甲床基底部开始出现指甲，眼睑和眉毛也在发育。肺部出现了小血管。毛细血管间的屏障及未来的肺泡不断变薄，这让胎儿出生后能进行气体交换。特殊的肺内细胞（肺泡上皮细胞）正在出现，它们将产生表面活性物质，以减少肺泡表面张力，在胎儿出生后，小肺泡可以更容易扩张。

肺泡的发育
这张发光显微图像显示了一个在肺泡中的上皮细胞。这些细胞在将来的几周内开始释放表面活性物质。

融合的眼睑
这张照片显示胎儿紧紧闭合的眼睑。用手触摸嘴唇的动作有助于神经系统的发育。

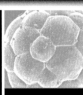

第 24 周

与视觉和听觉相关的胎儿大脑部分变得更加活跃，记忆在发展，此时脑电波的活动与初生婴儿相近。嘴巴与嘴唇日益敏感，而且胎儿打嗝和打哈欠的频率较前增加。身体和双腿的生长速度已追上头部。牙龈中出现整副的成人牙蕾，而且鼻孔张开。

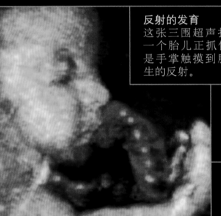

反射的发育
这张三围超声扫描图显示一个胎儿正抓住脐带。这是手掌触摸到脐带即会发生的反射。

第 25 周

胎儿快速生长，肌肉和脂肪囤积。母体子宫也相应增高、增大，使母体重心发生改变。为了保持平衡，她必须调整姿势。这些改变可导致诸如背痛等问题。随着子宫增高，压迫胃和膈肌，深呼吸的能力降低，并且胃酸反流、消化不良的症状加重。胎儿大脑变得日益复杂，神经细胞正在制造新的连接和许多神经通路。一些通路接受来自机体的感觉信息，而另外一些则发出指令，用于协调自主和非自主运动。

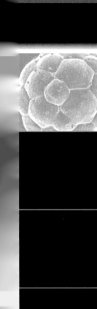

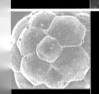

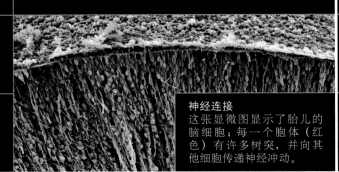

神经连接
这张显微图显示了胎儿的脑细胞；每一个胞体（红色）有许多树突，并向其他细胞传递神经冲动。

第 26 周

胎儿大脑的灰质（大脑皮质）框架已与意识、人格和思考能力相关的神经活动相关。在这期间，胎儿手的协调性极大地提高，胎儿可以握紧手形成一个拳头，并能长时间吮吸它的拇指。大脑表面仍然看上去光滑，但随着大脑皮质进一步成熟，它将开始折叠并形成特征性的皱褶。男胎的睾丸从盆腔下降进入阴囊。在妊娠第 9 周期间形成的眼睑一直保持闭合状态，这时也开始睁开。胎儿将有规律地睁眼，可以转向透过母亲腹壁照射过来的强光。

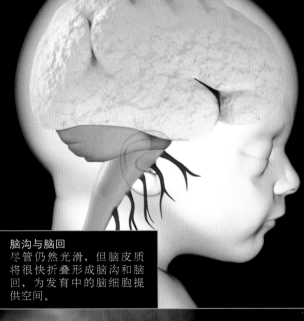

脑沟与脑回
尽管仍然光滑，但脑皮质将很快折叠形成脑沟和脑回，为发育中的脑细胞提供空间。

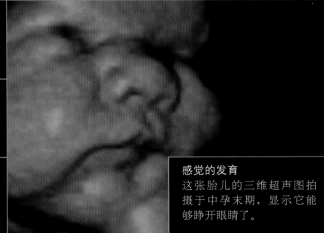

感觉的发育
这张胎儿的三维超声图拍摄于中孕末期，显示它能够睁开眼睛了。

第 6 个月 | 第 22 ～ 26 周

母亲和胎儿

当中孕期接近尾声，大多数妇女感觉良好并呈露出健康与红润。

但在这个月腹部开始出现妊娠纹，通常宫颈长度以预测早产风险，测量宫颈长度以预测早产风险；若孕妇前次妊娠发生过晚期流产，通常建议进行这个检查。胎儿机体各系统快速发育，能开始利用胎盘供给的能量和营养物质蓄积一些脂肪，这使体重快速增长。红细胞之前仅在肝脏生成，现在在长骨的骨髓也能产生。如果胎儿早产于这个月末，胎儿也有一定的存活概率。

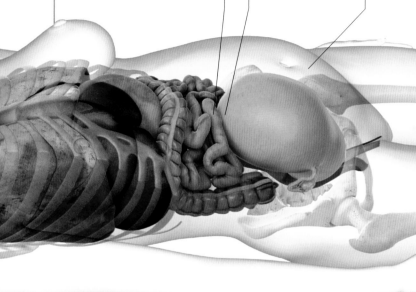

孕 26 周的母亲

不断增大的子宫开始引起肺活量减少，可导致气喘，其他身体不适，诸如便秘也可发生。

便秘
子宫增大可压迫消化系统，引起便秘

宫高
耻骨上方的子宫高度很好地提示妊娠时间，孕 24 cm，此后子宫高约大约每周 1 cm 的速度向上扩大

妊娠纹
扩大的子宫导致腹壁伸展，致使皮肤的胶原蛋白和弹力纤维迅速变薄，妊娠纹出现

母亲

- ❤ 72 次 / 分
- 🩺 105/70 mmHg
- 🫁 4.8 L (8.5 pt)

50%
这个月，孕激素水平上升了 50%，雌激素水平也在稳步上升。

宫颈长度筛查用来检查宫颈是否扩张以预测早产。

此时大多数胎儿已习惯于比较规律的睡眠周期，中间夹杂着活跃的动作期。

统计数据

```
1 2 3 4 5 6 7 8 9 10 11 12 13 14 15 16 17 18 19 20 21 22 23 24 25 26 27 28 29 30 31 32 33 34 35 36 37 38 39 40
```

胎儿

- ❤ 150 次 / 分
- 📏 36 cm (14 in)
- ⚖ 750 g (26 oz)

1/3
现在头部、躯干、腿部各占胎儿全身长度的 1/3。

12%
胎儿骨骼中含 12% 的钙，相比之下，成人骨骼中含 90% 的钙。

65%
26 周出生的早产儿生存概率为 65%，相比之下，24 周的早产儿仅有 25% 的概率。

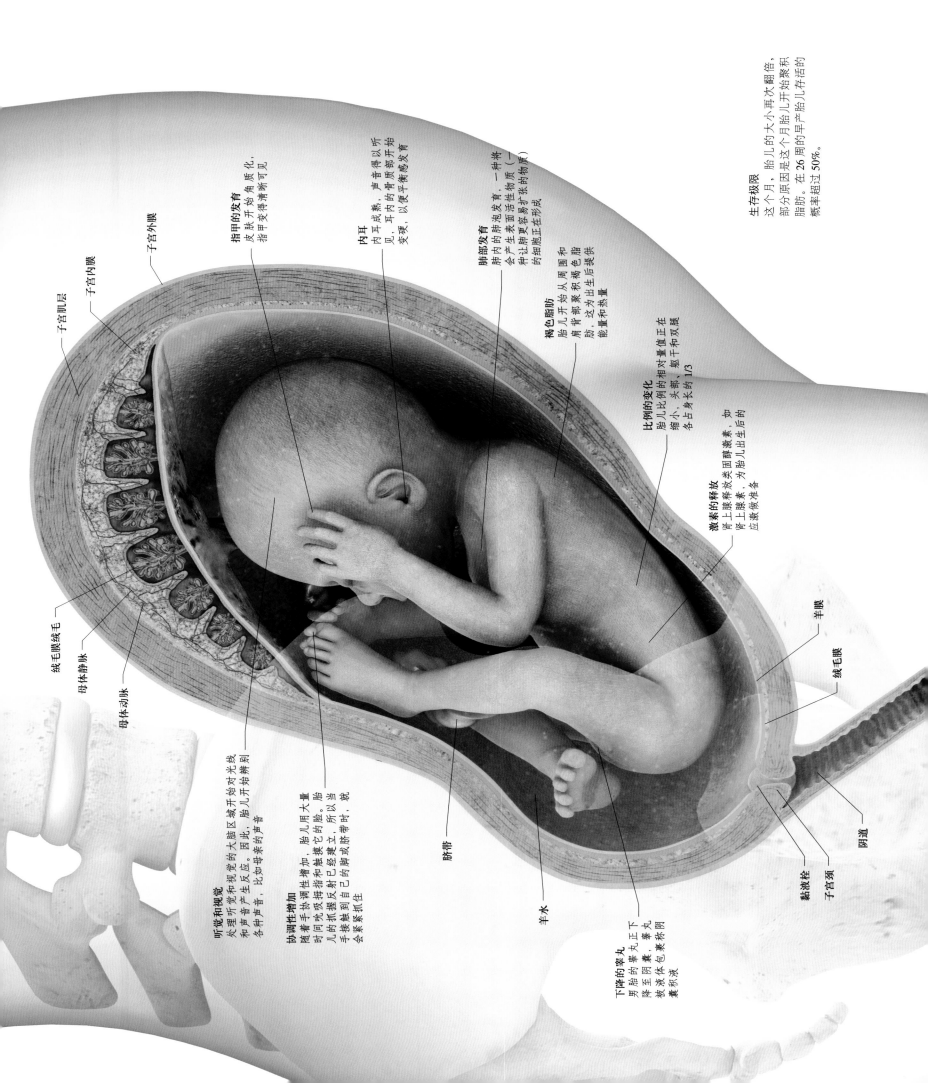

子宫外膜

子宫内膜

子宫肌层

指甲的发育
皮肤开始角质化，
指甲变得清晰可见

内耳
内耳皮质，声音得以听
见，耳内的骨质部开始
变硬，以便平衡感发育

肺部发育
肺内的肺泡发育，一种将
会产生肺表面活性物质（一
种让肺更容易扩张的物质）
的细胞正在形成

褐色脂肪
胎儿开始从周围和
肩背部累积褐色脂
肪，这为出生后提供
能量和热量

比例的变化
胎儿比例的相对量值正在
缩小，头部、躯干和双腿
各占身长的1/3

激素的释放
肾上腺释放类固醇激素，如
肾上腺素，为胎儿出生后的
应激做准备

生存极限
这个月，胎儿的大小再次翻倍，
部分原因是这个月胎儿开始累积
脂肪。在26周的早产胎儿存活的
概率超过50%。

绒毛膜绒毛

母体静脉

母体动脉

听觉和视觉
处理听觉和视觉的大脑区域开始对光线
和声音产生反应，比如对声音产生反应的
各种声音。因此，胎儿开始辨别可见

协调性增加
随着手协调性增加，胎儿用大量
时间吃吸捏指和触摸它的脸。胎
儿的抓握反射已经建立，所以当
手接触到自己的脚或脐带时，就
会紧紧抓住

下降的睾丸
男胎的睾丸正下
降至胎儿的阴囊，
被液体包裹，睾丸
囊积液

脐带

羊水

子宫颈

黏液栓

阴道

羊膜

绒毛膜

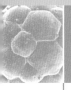

母亲

妊娠纹

妊娠纹是由皮肤内褶皱样的断裂形成，众所周知，它在妊娠中常见。它的出现部分是由于体重增长过快和腹壁过度扩展，也与激素的作用有关。妊娠纹最初是紫红色的，经过一段时间变淡成银灰色。一些妇女即便经历多次妊娠也完全没有妊娠纹，原因尚不清楚。妊娠开始即超重会增加妊娠纹出现的风险。保湿按摩和进食大量必需脂肪酸可有助于减少妊娠纹的生成。

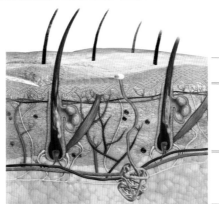

表皮
皮肤暴露在外的一层称为表皮，在妊娠纹表面的上方保持完整。

真皮
真皮是皮肤内较深的一层支持性组织，当被拉伸并变薄，出现无痛性断裂，在皮肤表面就出现了妊娠纹。

皮下脂肪
妊娠期间，大量增加的脂肪聚集在真皮的下方，促进妊娠纹的产生。

妊娠纹产生的原因
当真皮内的胶原蛋白和弹力纤维快速变薄并拉伸，即出现了妊娠纹。

受影响的部位
妊娠纹可以在任何地方形成，但是最常见的是在腹部、臀部、大腿及乳房。

妊娠期间性欲的变化

妊娠期间性欲可以上升、下降或保持不变。尽管预计到激素的变化，但所有妇女的性欲还是各不相同。心理因素起着很大的作用，妊娠期间流向生殖区域的血流增加、润滑度增加且通常更易达到性高潮且感觉更强烈。性欲减弱可能与身体疲劳有关，特别是在怀孕最后的 3 个月。这时血中催乳素水平上升，为哺乳做准备，而催乳素往往会降低性欲。性欲低也不是必然发生的，因为高水平的雌孕激素会减弱催乳素的作用。

宫颈长度扫描

当有早产风险时，可行阴道超声扫描测量宫颈长度。采用润滑的超声探头轻轻置入阴道内，评估宫颈是否较以往变短，变软。除了测量宫颈的长度外，还需测量宫颈管上部（内口）的形状。内口紧，呈"T"形，早产的可能性低。当宫颈变短，且内口开始扩张呈"Y"形，进而呈"V"形，最后呈"U"形。这种漏斗状的形成使部分羊膜突出于内口，极大增加了早产的概率。

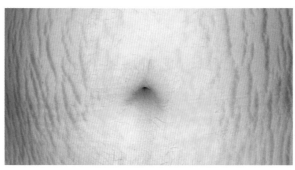

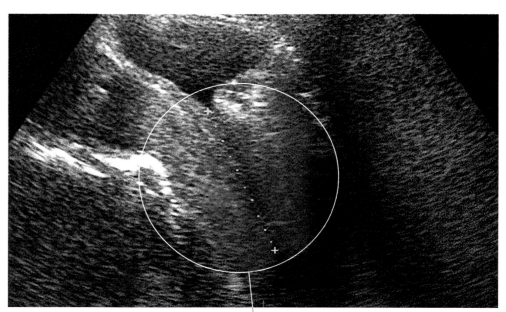

早产发生的风险
这张曲线图显示了孕 23 周宫颈长度与早产风险的关系。如果宫颈长度缩短至 2 cm 以下，早产风险增大。

纵轴：早产发生的风险（%）— 0, 20, 40, 60, 80, 100
横轴：子宫颈长度（mm）— 0 5 10 15 20 25 30 35 40 45 50 55 60 65 70

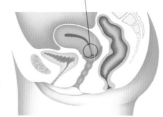

子宫颈的位置

正常的子宫颈长度
这张超声扫描图显示的是孕 5 个月时的宫颈。图像显示宫颈长度超过 2.5 cm，是正常的。在这种情况下，因宫颈机能不全造成早产的风险较低。宫颈功能不全的结果是造成早产——宫颈不能支撑胎儿在特定的位置上。该图片中看不到胎儿。

胎儿

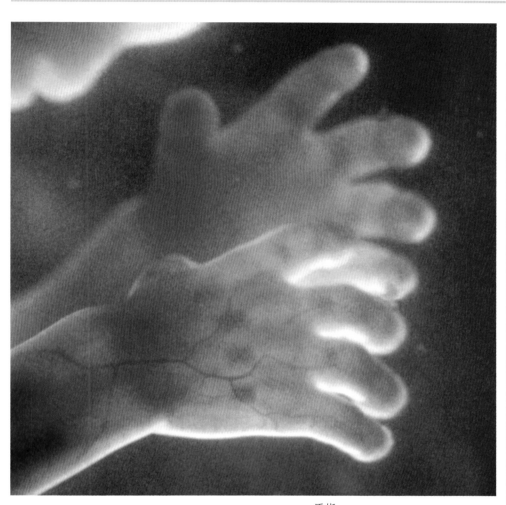

手指脚趾的发育

妊娠第 6 个月，胎儿手指和脚趾已完全发育完善，甲床已形成，开始出现指甲板。在手掌和足底上形成折痕的表皮嵴在胚胎早期就已形成。随着胎儿皮肤变厚，看起来越发不透明，表皮嵴变得更明显。这些折痕是由胎儿的遗传基因所决定的。同时，指尖肉垫上的指纹也变得清晰。对每一个个体而言，指纹是唯一的，而且它们形成的螺纹被认为可反映出发育早期的营养和胎盘的血流状况。一些研究认为，指纹可帮助预测未来生活中发展为高血压的可能。

手指
这张 6 个月大小胎儿的图像显示了手和手指发育良好。甲床形成，指甲盖正开始生长，其下方肉垫上正开始显现出它们独一无二的指纹。

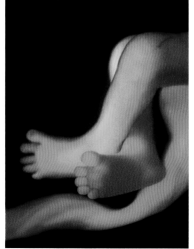

伸展的脚趾
这张孕 22 周的胎儿腿部电脑生成的图像显示胎儿已经会伸展脚趾了。

红细胞的产生

红细胞是体内数量最多的细胞，将氧气携带到胎儿身体各部。在胚胎期，红细胞首先在卵黄囊中产生，自妊娠第 3 或第 4 个月起则通过发育的肝和脾产生。妊娠第 6 个月，胎儿长骨空腔内的红骨髓开始接管这个任务。胎儿肾脏和胎盘内产生的一些物质调控这个过程。

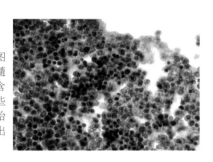

胎儿的骨髓
这张光学显微镜图像显示了胎儿骨髓的一部分。它内含许多红细胞，这些细胞已经从胚胎干细胞中分化出来（见第 99 页）。

心率

胎心率在此阶段为 140～150 次/分。昼夜间胎心率变化具有可预测的模式。与母亲的心率和血压变化一样，胎儿最低心率和血压多发生在凌晨（大约 4 时）；在中午睡醒之前，心率和血压再次回升到一个自然峰值。尽管有传说男胎心率较快，但一项含有10 000 个胎心率的研究表明，事实并非如此。然而，胎心率确实随着妊娠阶段而变化的。

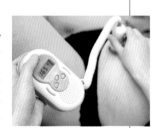

多普勒
用多普勒胎儿监护仪经母亲腹壁探测到胎儿心跳。胎心率显示在屏幕上。

胎心率
下面的图表显示了妊娠不同阶段的胎心率。胎儿心率在孕早期时出现峰值，然后渐渐向下波动直至出生。

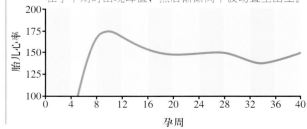

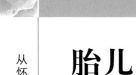

从怀孕到分娩

胎儿

听觉的发育

听觉是最早发育的感觉之一。内耳、中耳和外耳分别从胚胎三个不同的部位发育而来，但他们一起工作以探测到声音。复杂的外耳壳（外耳）是从 6 个微小的隆起（耳丘）发育而来的，耳丘在 6 周大的胚胎内即可见到，这些耳丘慢慢增大，然后融合形成折叠的外耳。耳朵在颈部较低的位置开始形成，随着颌骨的发育，胎儿头部不同部位以不同的速度生长，结果耳朵逐渐上移，直到与眼睛齐平。外耳的形状帮助收集和传送声波进入耳道，声波经过耳膜（鼓膜）、通过中耳内的三块小骨（听小骨）送达内耳。在这里，声音振动被转换成神经信号，这些信号再传送到大脑进行加工处理。

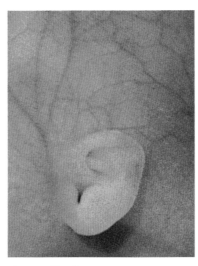

孕 22 周的耳朵
到孕 22 周，耳朵几乎完全形成。外耳已上升到正确的解剖位置，在头部中间偏上，与眼睛齐平。

辨认母亲的声音

胎儿最能辨认出母亲的声音，一部分原因是最常听到她的声音，但这也因为身体是声音和振动的良好导体。在体内，声音通过母体组织传导至胎儿；在体外，声音通过空气到达腹壁外。随着胎儿对周围环境的感知增多，辨认母亲的声音是它最初学会的事情之一。母亲的声音具有强大的安抚作用，也为产后宝宝提供抚慰。

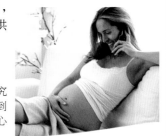

对心率的作用
一些关于新生儿的研究表明，只要新生儿听到母亲说话时，他们的心率就会减慢。

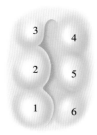 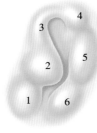

耳丘
在胚胎早期，6 个耳丘开始形成外耳。它们增大并融合，最终形成折叠的耳郭。

第 1 个月　　第 6 个月

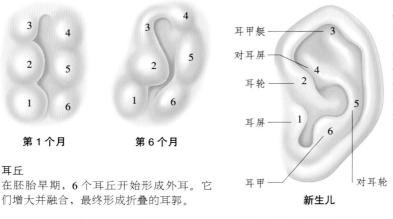

耳甲艇
对耳屏
耳轮
耳屏
耳甲
对耳轮

新生儿

胎儿可以听到什么？
子宫内充满了噪声，比如母亲心跳的声音和肠道的咕咕声。这意味着胎儿在宫内暴露于大约 70 dB 的声音，这与普通谈话的音量相似。

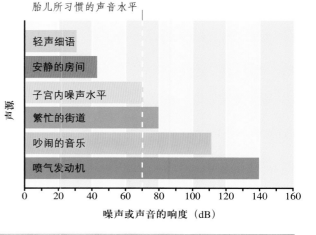

胎儿所习惯的声音水平

声源	
轻声细语	
安静的房间	
子宫内噪声水平	
繁忙的街道	
吵闹的音乐	
喷气发动机	

噪声或声音的响度（dB）

反射的发育

新生儿出生时已拥有 70 多个原始反射，这些原始反射在生命早期对新生儿起着保护作用。随着神经连接的产生，这些反射在发育早期被编入神经系统。一些反射，比如觅食和吸吮反射有助于喂养；再如抓握反射，是使身体平衡的生存本能，抓握反射大约在孕 10 周发育——这时胎儿能合拢手指，但只是不完全合拢。到孕 6 个月，才出现真正的微弱的握持反射。

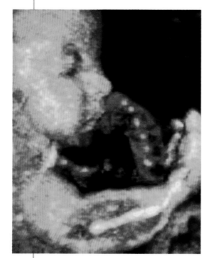

握持反射
这张 24 周胎儿的彩色三维超声扫描图显示胎儿正抓住它的脐带玩（紫色的是脐带）。

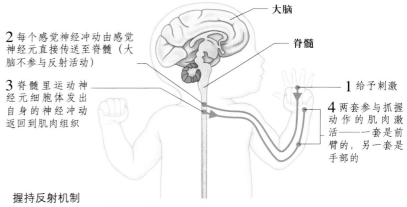

大脑
脊髓

2 每个感觉神经冲动由感觉神经元直接传送至脊髓（大脑不参与反射活动）

3 脊髓里运动神经元细胞体发出自身的神经冲动返回到肌肉组织

1 给予刺激

4 两套参与抓握动作的肌肉激活——一套是前臂的，另一套是手部的

握持反射机制
如果用一根手指抚摸婴儿的手掌，他就会紧紧抓住。一个由脊髓发起的快速的神经活动序列是形成这个反射的原因。

图例
—— 感觉神经
—— 运动神经

早产

孕 37 周前出生的单胎称为早产。如果一个 24 周的胎儿早产，在新生儿重症监护下有一定的存活率。他们需要复苏，并接受来自专业人员 24 小时的护理以确保恒定的温度、适量的氧气和营养物质。有可能的话，鼓励母亲挤出她们的乳汁，通过一根喂养管经新生儿的鼻子向下进入他们娇小的胃。因为早产儿容易发生呼吸问题，也容易发生感染，所以连续监护至关重要。他们的身体各系统，包括肺和免疫功能，还不完全成熟。到妊娠 6 个月，宝宝看上去很小，皮肤充满皱折，几乎没有皮下脂肪。胎儿的肝脏还不能加工处理红细胞色素——胆红素，所以产生黄疸，使皮肤呈橘红色。这需要一种特殊的"蓝光"来治疗，将色素转化成一种经尿液和肠蠕动排出的形式。治疗期的长短取决于婴儿的出生体重、孕龄和血中胆红素的水平。一旦新生儿情况允许，就鼓励父母积极协助护理。建议母婴之间有"肌肤之亲"，这能给婴儿带来抚慰，也有助于建立母婴间的亲密关系。

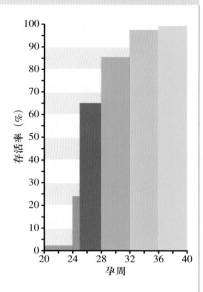

存活率
胎儿在宫内的时间越长，其存活率就越高。一个孕 24 周的宝宝有 24% 的存活概率，到孕 28 周则上升至 80%。已知人顺利成长的最小早产儿，出生于加拿大，为孕 21^{+5} 周。

肺发育不全
许多孕 34 周前出生的婴儿都有一些呼吸困难。这主要是由于缺乏表面活性物质 ——由肺部气囊（肺泡）的特殊细胞分泌的一种防止肺泡塌陷的物质。

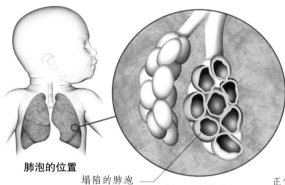
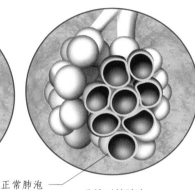

肺泡的位置 / 塌陷的肺泡 / 孕 24 周的肺泡 / 正常肺泡 / 分娩时的肺泡

黄疸的治疗
蓝光照射婴儿，用来治疗引起橘色皮肤的黄疸。防护罩用来保护眼睛

呼吸机
根据婴儿需要，呼吸机将不同流量的氧气供给肺部。低正压有助于小肺泡的张开

心电监护
严密监护婴儿的心脏以保证其正常工作。典型的心率是每分钟 140 ～ 150 次

生命支持和监护
这张图像显示的是一个孕 24 周的早产儿在新生儿重症监护病房照片，各种管子和传感器监护着胎儿，并输送氧气、乳汁和药物。

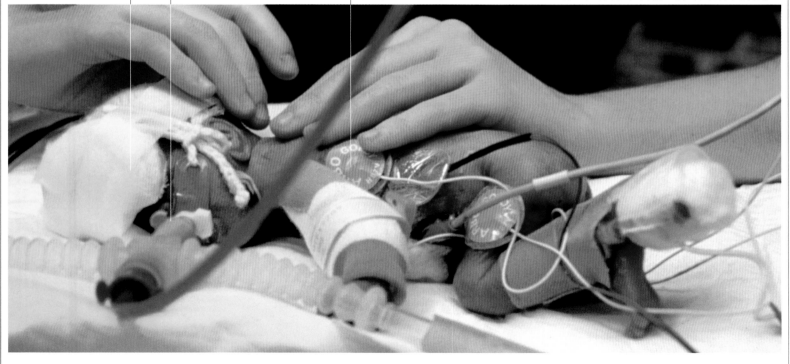

呼吸系统的形成

胎儿的呼吸系统在经过一步步的发育后，进入最为关键的妊娠晚期。胎儿的呼吸系统充满液体，直到出生后方行使其重要功能——呼吸。在此之前该系统充满着液体。

在宫内，胎儿通过母亲胎盘内血液循环获得氧气。出生后，婴儿立刻开始自己呼吸，从外周空气中获得氧气，同时呼出二氧化碳废气。位于下呼吸道的主要通气管道是气管，在第 15 周开始发育。同期，长出分支，形成左、右主气管。右肺最终发育为三叶，而左肺发育为两叶，并为心脏留出额外空间。通常肺的发育尚不完全，直至孕 36 周。所以早产儿在最初的几天或几周内需要治疗，帮助克服呼吸困难。

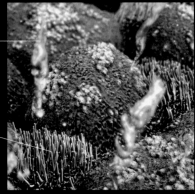

释放的表面活性物质帮助肺泡扩张和回流

肺泡 II 型细胞分泌表面活性物质；在表面含有纤细、毛发样的结构

表面活性物质的产生
表面活性物质是肺泡内一种特殊类型细胞产生的化学物质，它使表面张力降低，从而肺泡可以轻易地扩张和回缩。这张图显示了由这些肺泡细胞分泌的表面活性物质（绿色）。

气管
主要的呼吸通道

发育中的软骨
环状软骨帮助保持较大的气道敞开

上呼吸系统

嘴、鼻和咽喉与下呼吸道和肺同时发育，但分化于胚胎的不同部位。孕 5 周，不断增厚的头前部向内折叠，形成两鼻窝。由不断发育的上腭压迫产生一组织隆起，形成鼻子的结构。来自每一侧的上下腭弓生长并融合，使嘴成形。

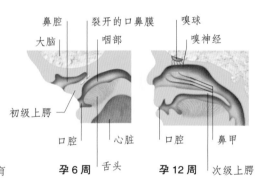

鼻腔　裂开的口鼻膜　嗅球
大脑　　咽部　　嗅神经

初级上腭

口腔　心脏　　口腔　鼻甲
孕 6 周　舌头　**孕 12 周**　次级上腭

口腔和鼻腔
口腔和鼻腔最初由上腭分隔开来。随着发育进展，两个气道在喉咙背侧会合。

孕 4 周 肺芽阶段
呼吸系统是从前肠分叉的细小肺芽发育而来的。肺芽的基底部最终变成气管和喉咙。其末端分支形成左侧和右侧支气管芽，这将变成左右主支气管。这些继续分支形成二级和三级支气管芽。

三级支气管芽
二级支气管芽分裂形成三级支气管芽

右主支气管
分裂形成 3 个二级支气管芽

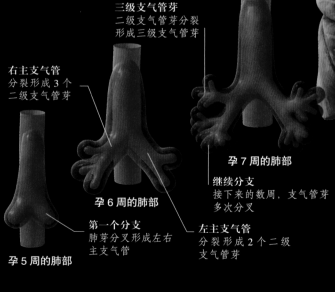

脑

前肠

肺芽

孕 7 周的肺部

孕 6 周的肺部

第一个分支
肺芽分叉形成左右主支气管

孕 5 周的肺部

继续分支
接下来的几周，支气管芽多次分叉

左主支气管
分裂形成 2 个二级支气管芽

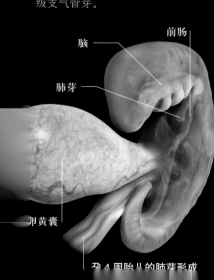

卵黄囊

孕 16 周的肺部

上皮细胞
这将很快分化成两个类型的细胞

结缔组织细胞

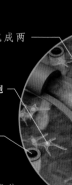

毛细血管
它们将渐渐向肺泡移近

孕 4 周胎儿的肺芽形成

孕 5 ～ 7 周 假腺期
发育中的呼吸系统持续不断地分叉，形成越来越多、越来越小的管腔。在二级和三级支气管形成之后，到 24 周左右它们将再分叉 14 次。这些分叉决定了肺叶和肺小叶的位置、大小和形状。在这发育早期，是

孕 16 周 小管期
终末支气管分叉形成管道样呼吸性细支气管，它们在末端形成圆形的突起称之为终末肺泡。血管在近

呼吸性细支气管
这是呼吸道分支的最远端

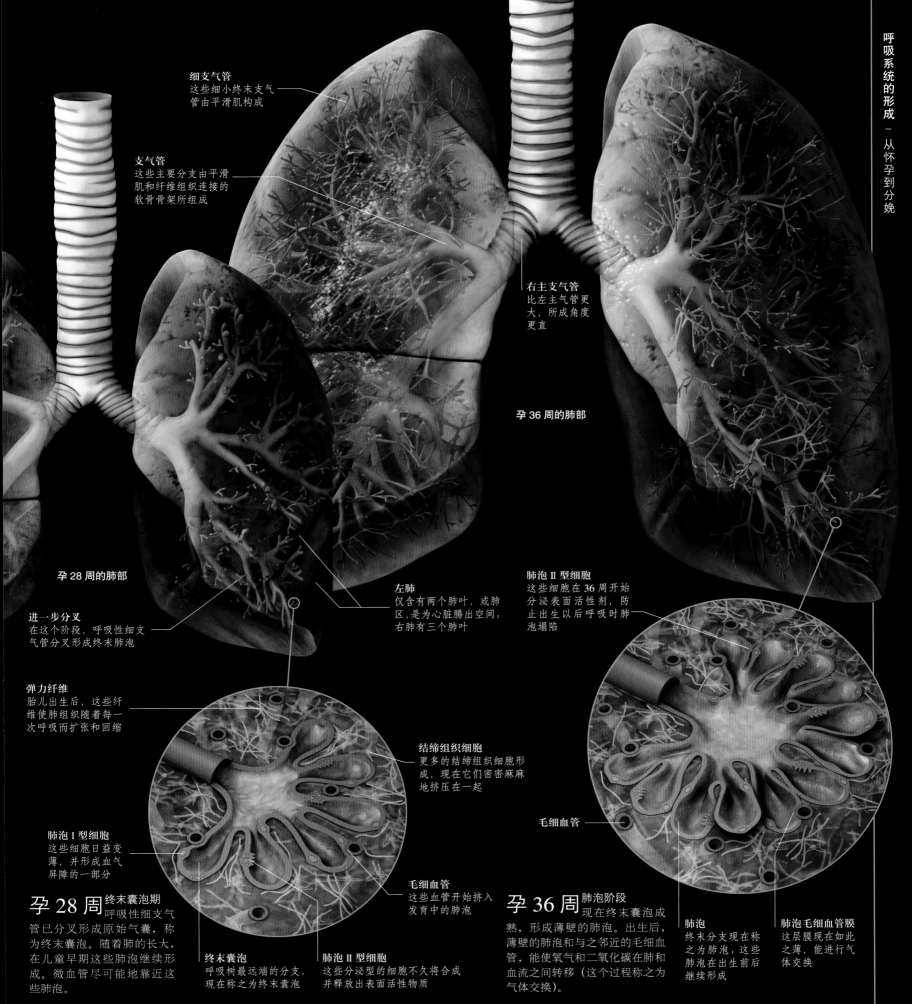

细支气管
这些细小终末支气管由平滑肌构成

支气管
这些主要分支由平滑肌和纤维组织连接的软骨骨架所组成

右主支气管
比左主气管更大，所成角度更直

孕 36 周的肺部

孕 28 周的肺部

左肺
仅含有两个肺叶，或肺区，是为心脏腾出空间，右肺有三个肺叶

肺泡 II 型细胞
这些细胞在 36 周开始分泌表面活性剂，防止出生以后呼吸时肺泡塌陷

进一步分叉
在这个阶段，呼吸性细支气管分叉形成终末肺泡

弹力纤维
胎儿出生后，这些纤维使肺组织随着每一次呼吸而扩张和回缩

结缔组织细胞
更多的结缔组织细胞形成，现在它们密密麻麻地挤压在一起

毛细血管

肺泡 I 型细胞
这些细胞日益变薄，并形成血气屏障的一部分

毛细血管
这些血管开始挤入发育中的肺泡

孕 28 周 终末囊泡期
呼吸性细支气管已分叉形成原始气囊，称为终末囊泡。随着肺的长大，在儿童早期这些肺泡继续形成。微血管尽可能地靠近这些肺泡。

终末囊泡
呼吸树最远端的分支，现在称之为终末囊泡

肺泡 II 型细胞
这些分泌型的细胞不久将合成并释放出表面活性物质

孕 36 周 肺泡阶段
现在终末囊泡成熟，形成薄壁的肺泡。出生后，薄壁的肺泡和与之邻近的毛细血管，能使氧气和二氧化碳在肺和血流之间转移（这个过程称之为气体交换）。

肺泡
终末分支现在称之为肺泡，这些肺泡在出生前后继续形成

肺泡毛细血管膜
这层膜现在如此之薄，能进行气体交换

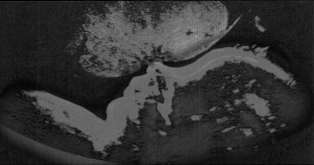

这张二维超声图像显示了宫内孕 33 周的胎儿，空间正变得日益狭窄，可以看见它的鼻子压着胎盘。

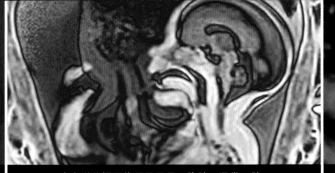

这张磁共振图像显示足月双胞胎，通常双胎比单胎早分娩，约孕 37 周。

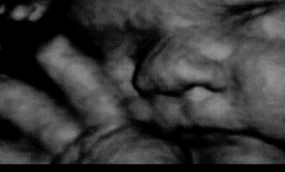

这张三维超声图像显示一个足月胎儿正在揉眼睛。现在它的眼睛已睁开，并且对光线敏感，尽管还不能够聚焦。

晚孕期

第 7 ～ 9 个月 | 第 27 ～ 40 周

孕晚期是成熟和快速生长的时期。到 40 周，胎儿各器官已发育成熟，能够独立生活。

妊娠晚期，胎儿重要的发育包括脂肪的聚积以及机体各系统已成熟。这样在胎儿出生后，身体各系统能够完全发挥各自的功能。呼吸系统发生尤其引人注目的转变——新生儿第一次能够自己呼吸。为做到这一点，肺泡内的特殊细胞产生一种表面活性物质来降低表面张力，使肺毫不费力地充气。胎儿的大脑在最后的 3 个月继续扩大，所以头围从大约 28 cm 增大到 38 cm。与此同时，胎儿的身长从大约 38 cm 增加到 48 cm，而体重从平均的 1.4 kg

增加到 3.4 kg。最后 10 周是飞速生长的时期，胎儿增加的体重是它足月出生体重的一半。晚孕末期，胎儿完全成形，并且已经以一个头部向下的胎位定下来以备分娩。妈妈在最后 3 个月里可能出现背痛，这是因为姿势固定下来导致肌肉和韧带的负重感增加。疲劳也可能是一个问题，主要因为胎儿体重的增加。乳房开始分泌一种奶油状的乳汁，叫初乳，对出生后数日的婴儿具有滋养作用。

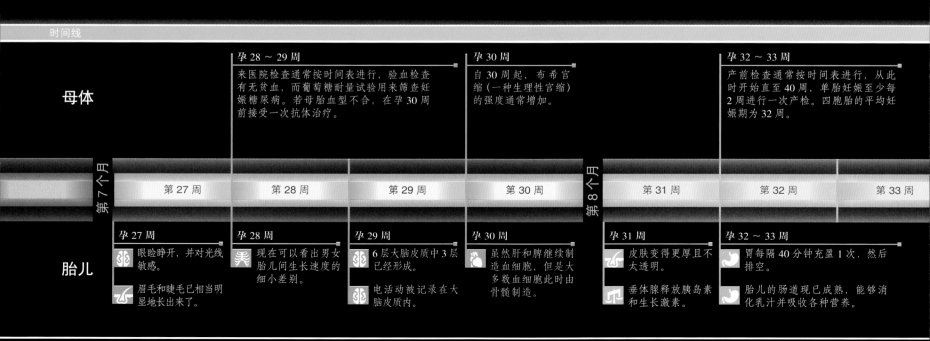

时间线

母体

孕 28 ～ 29 周
来医院检查通常按时间表进行，验血检查有无贫血，而葡萄糖耐量试验用来筛查妊娠糖尿病。若母胎血型不合，在孕 30 周前接受一次抗体治疗。

孕 30 周
自 30 周起，布希宫缩（一种生理性宫缩）的强度通常增加。

孕 32 ～ 33 周
产前检查通常按时间表进行，从此时开始直至 40 周，单胎妊娠至少每 2 周进行一次产检。四胞胎的平均妊娠期为 32 周。

第 7 个月

| 第 27 周 | 第 28 周 | 第 29 周 | 第 30 周 |

第 8 个月

| 第 31 周 | 第 32 周 | 第 33 周 |

胎儿

孕 27 周
眼睑睁开，并对光线敏感。
眉毛和睫毛已相当明显地长出来了。

孕 28 周
现在可以看出男女胎儿间生长速度的细小差别。

孕 29 周
6 层大脑皮质中 3 层已经形成。
电活动被记录在大脑皮质内。

孕 30 周
虽然肝和脾继续制造血细胞，但是大多数血细胞此时由骨髓制造。

孕 31 周
皮肤变得更厚且不太透明。
垂体腺释放胰岛素和生长激素。

孕 32 ～ 33 周
胃每隔 40 分钟充盈 1 次，然后排空。
胎儿的肠道现已成熟，能够消化乳汁并吸收各种营养。

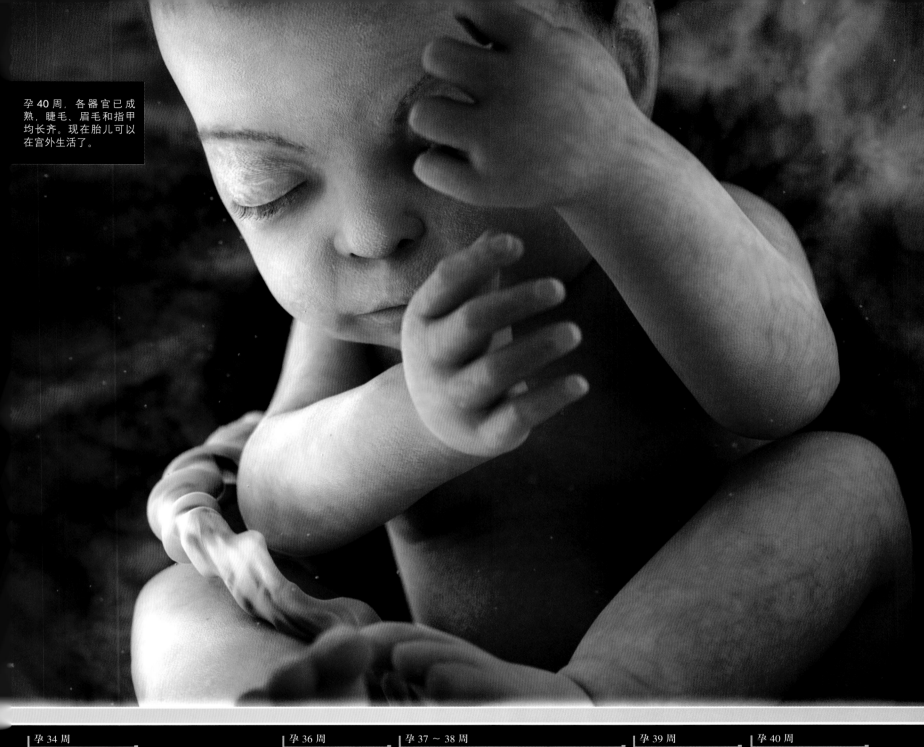

孕 40 周，各器官已成熟，睫毛、眉毛和指甲均长齐。现在胎儿可以在宫外生活了。

孕 34 周		孕 36 周	孕 37 ~ 38 周	孕 39 周	孕 40 周
安排在这周的产检，通常是讨论分娩计划，如有需要还要接受维生素 K 针剂注射。		可以由专家来检测胎盘功能、胎儿生长、胎心率和一般状况。	腹部检查确定胎儿是否为头位，如果是臀位，胎儿仍有时间自己倒转。双胞胎的最佳出生时间，被认为是 37 周。	乳房产生初乳，并为哺乳做准备。	如果胎儿还没有分娩，仍按计划进行产前检查。如果到了 42 周还未分娩，则需引产。

第 9 个月

第 34 周	第 35 周	第 36 周	第 37 周	第 38 周	第 39 周	第 40 周

孕 34 周	孕 35 周	孕 36 ~ 37 周	孕 38 周	孕 39 ~ 40 周
吸吮反射建立。	现在肺不断产生肺表面活性物质，当胎儿出生后呼吸时，肺泡能更容易扩张和回缩。	大多数的毳毛已经脱落，并被细毫毛代替。 肱骨、股骨、胫骨里发生骨化。 由于肾脏快速发育，现在尿液更浓缩了。	此时指甲长到手指末端。 眼睛可以移动，但还不能聚焦。	此时肝脏已发育成熟，足以接管胎盘的所有代谢功能。 此时男胎的睾丸通常已经下降进入阴囊。

准妈妈现进入晚孕期。如果早产，胎儿此时有能力独立生活，但需给予特别护理，方可有较高的存活概率。现在大脑、肺和消化系统处于发育的关键时期。

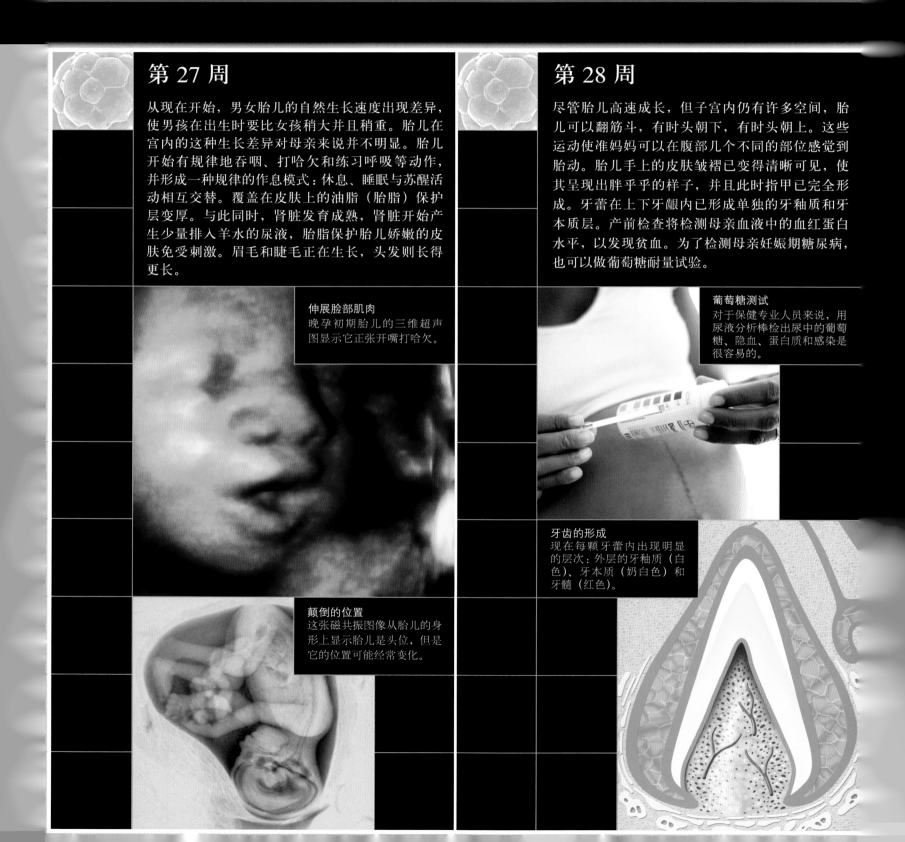

第 27 周

从现在开始，男女胎儿的自然生长速度出现差异，使男孩在出生时要比女孩稍大并且稍重。胎儿在宫内的这种生长差异对母亲来说并不明显。胎儿开始有规律地吞咽、打哈欠和练习呼吸等动作，并形成一种规律的作息模式：休息、睡眠与苏醒活动相互交替。覆盖在皮肤上的油脂（胎脂）保护层变厚。与此同时，肾脏发育成熟，肾脏开始产生少量排入羊水的尿液，胎脂保护胎儿娇嫩的皮肤免受刺激。眉毛和睫毛正在生长，头发则长得更长。

伸展脸部肌肉
晚孕初期胎儿的三维超声图显示它正张开嘴打哈欠。

颠倒的位置
这张磁共振图像从胎儿的身形上显示胎儿是头位，但是它的位置可能经常变化。

第 28 周

尽管胎儿高速成长，但子宫内仍有许多空间，胎儿可以翻筋斗，有时头朝下，有时头朝上。这些运动使准妈妈可以在腹部几个不同的部位感觉到胎动。胎儿手上的皮肤皱褶已变得清晰可见，使其呈现出胖乎乎的样子，并且此时指甲已完全形成。牙蕾在上下牙龈内已形成单独的牙釉质和牙本质层。产前检查将检测母亲血液中的血红蛋白水平，以发现贫血。为了检测母亲妊娠期糖尿病，也可以做葡萄糖耐量试验。

葡萄糖测试
对于保健专业人员来说，用尿液分析棒检出尿中的葡萄糖、隐血、蛋白质和感染是很容易的。

牙齿的形成
现在每颗牙蕾内出现明显的层次：外层的牙釉质（白色）、牙本质（奶白色）和牙髓（红色）。

第 29 周

为了容纳正在形成的数百万个神经细胞，胎儿大脑表面变得日益折叠以扩大其表面积。大多数神经已形成相互绝缘的脂性髓鞘，这加速了胎儿动作发育。包裹胎儿的羊水及羊膜囊完全形成。当胎儿在子宫内扭动和翻转时，羊膜囊的两层，里面的羊膜和外面的绒毛膜彼此相互滑动以减小摩擦力。即使到了妊娠最后几周，胎儿已长到最大，羊膜囊仍保持着令人惊奇的韧性，并且随着胎儿的生长继续伸展。

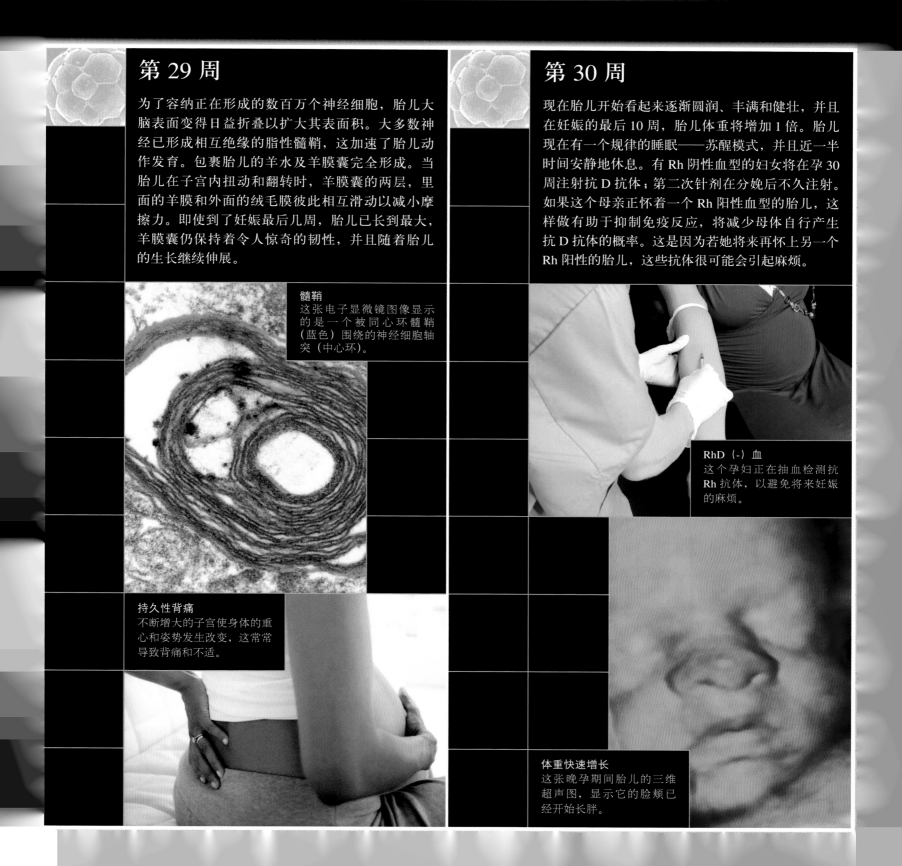

髓鞘
这张电子显微镜图像显示的是一个被同心环髓鞘（蓝色）围绕的神经细胞轴突（中心环）。

持久性背痛
不断增大的子宫使身体的重心和姿势发生改变，这常常导致背痛和不适。

第 30 周

现在胎儿开始看起来逐渐圆润、丰满和健壮，并且在妊娠的最后 10 周，胎儿体重将增加 1 倍。胎儿现在有一个规律的睡眠——苏醒模式，并且近一半时间安静地休息。有 Rh 阴性血型的妇女将在孕 30 周注射抗 D 抗体；第二次针剂在分娩后不久注射。如果这个母亲正怀着一个 Rh 阳性血型的胎儿，这样做有助于抑制免疫反应，将减少母体自行产生抗 D 抗体的概率。这是因为若她将来再怀上另一个 Rh 阳性的胎儿，这些抗体很可能会引起麻烦。

RhD（-）血
这个孕妇正在抽血检测抗 Rh 抗体，以避免将来妊娠的麻烦。

体重快速增长
这张晚孕期间胎儿的三维超声图，显示它的脸颊已经开始长胖。

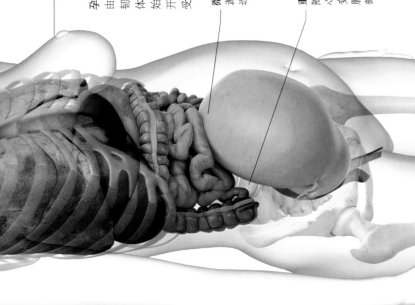

第 7 个月 | 第 27 ～ 30 周

母亲和胎儿

第 7 个月标志着孕晚期的开始。在这个月的第 1 周里，胎儿的眼睑通常睁开并开始眨眼。营养物质不断转向生成肌肉和脂肪，所以胎儿延续着上个月末开始的猛长势头。此时胎儿的肾脏产生的尿量不断增加，并频繁地排入羊水。皮肤由一种叫作胎脂的油脂保护层覆盖，其功能之一是在恰当时间帮助胎儿通过产道时起到润滑作用。母亲可以进行葡萄糖耐量试验来检测妊娠期糖尿病。如果早孕期血液检查显示母亲是 Rh 阴性血型，通常会在这个月的中旬接受第一剂抗 D 抗体注射。

母亲

 72 次/分

106/70 mmHg

5.1 L (9 pt)

40%

潮气量——一次吸气中吸入或呼出的空气量——自妊娠开始以来已经增加 40%。

孕 30 周的母亲
由于重心的改变，肌肉和韧带受到牵拉，且感觉身体渐渐增大，孕妇可能开始遭受背痛的折磨。她也开始注意到响声会使胎儿受到惊吓。

微弱的宫缩
源自宫底的微弱的猛烈收缩在接近月末时变得更加明显。

重心的改变
随着子宫增大，母亲的重心向前移，并使其姿势改变。这样增加了背部下方的腰椎的弯曲度，可导致背部疼痛。

自 30 周起，布希宫缩的强度开始增加。

到妊娠第 7 个月末，母亲体重通常增加 7 kg。

统计数据

胎儿

150 次/分

40 cm (15.5 in)

1.3 kg (2.75 lb)

33%

孕 30 周时，有 1/3 的胎儿是臀位，但是仅有 3% 的胎儿直到出生还保持这个姿势。

10%

28 周之前，双胎的体重增长和单胎相同，但之后，生长速度相对下降约 10%。

在第 30 周，胎儿仅有 1/10 的时间是苏醒的。

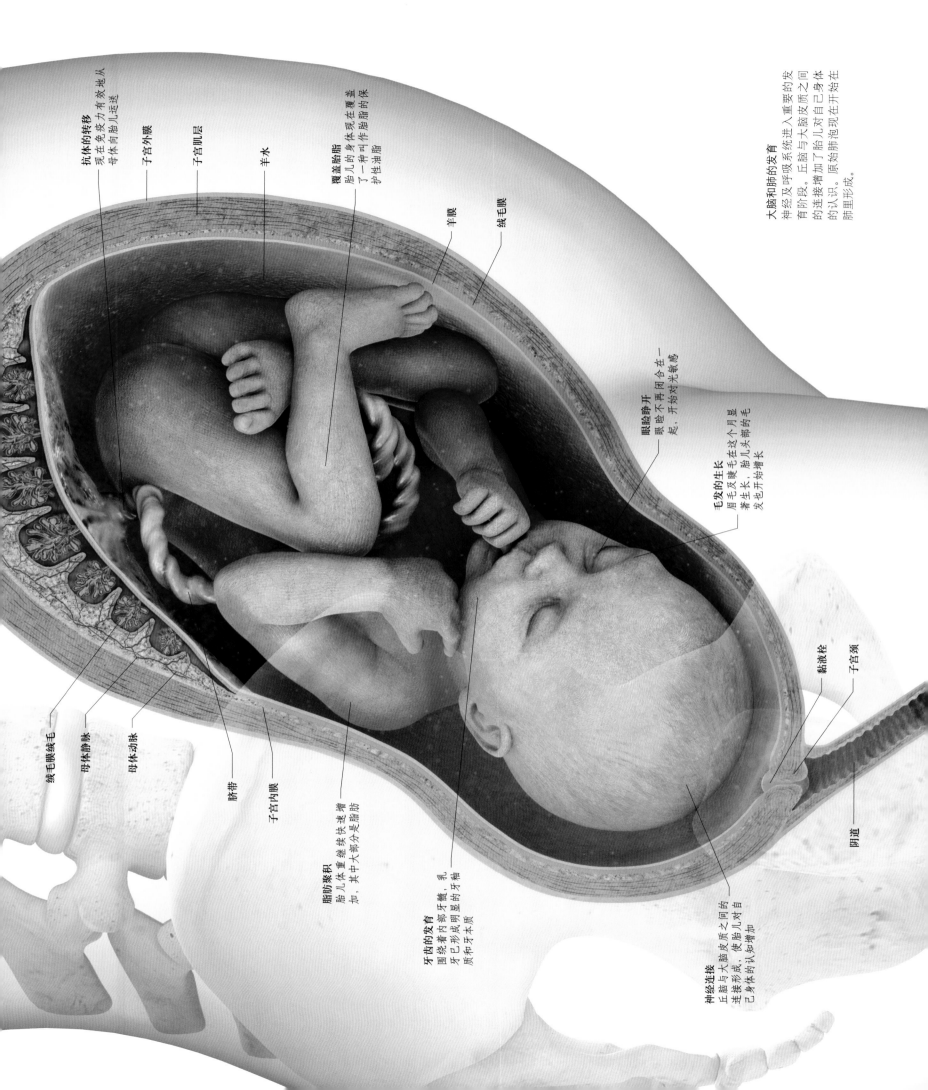

抗体的转移
现在免疫力有效地从
母体向胎儿运送

子宫外膜

子宫肌层

羊水

覆盖胎脂
胎儿的身体现在覆盖
了一种叫作胎脂的保
护性油脂

羊膜

绒毛膜

大脑和肺的发育
神经及呼吸系统进入重要的发
育阶段。丘脑与大脑皮质之间
的连接增加了胎儿对自己身体
的认识。原始肺泡现在开始在
肺里形成。

眼睑睁开
眼睑及睫毛在这个月显
起，开始对光敏感

毛发的生长
眉毛及睫毛生长，显
著生长，胎儿头部的毛
发也开始增长

黏液栓

子宫颈

绒毛膜绒毛

母体静脉

母体动脉

脐带

子宫内膜

阴道

脂肪聚积
胎儿体重继续快速增
加，其中大部分是脂肪

牙齿的发育
胎儿内部牙髓、乳
牙已形成，明显的牙釉
质和牙本质

神经连接
丘脑与大脑皮质之间的
连接形成，使胎儿对自
己身体的认识增加

母亲

重心的改变

在孕晚期，子宫容积和重量不断增加，使孕妇的重心向前移。为了抵消重心前移，维持身体平衡，孕妇很自然地向后靠。但是这引起沿着脊柱的长肌很费力地将肩膀向后拉，并挺起腹部。当肩膀向后拉，头就自然地向前移，身体姿势的这些变化可导致背部、肩部和颈部的疼痛。

柔韧的脊椎

脊椎骨相互咬合形成一系列滑动的关节，这样产生四个柔软的弯曲，使之具有强度、柔韧性和稳定性。这些弯曲称之为颈曲、胸曲、腰曲和骶曲。妊娠期随着重心改变，孕妇很自然地向后靠，使更多的力量施加在形成腰曲的五块脊骨上。

产前课程

产前课程会提供重要信息，帮助孕妇和她的伴侣从心理上和生理上做好分娩的准备。这些课程通常涵盖以下内容：分娩期间婴儿和母亲会发生什么，分娩时所采用的体位，可能的干预，比如剖宫产术、胎吸分娩和产钳分娩。教授呼吸动作的练习和放松技术，以及讨论不同的减痛方法。

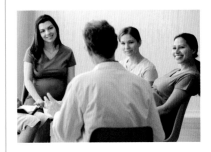

分娩教育
产前课程是一种放松的方式，为分娩、胎儿出生和出生后最初几个月做准备。

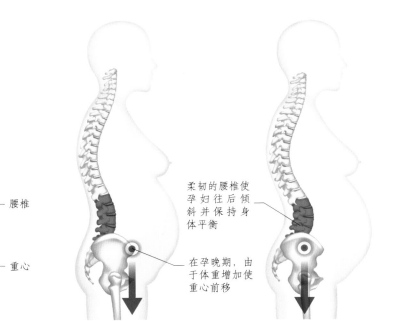

怀孕前的脊柱

孕晚期的脊柱

柔韧的腰椎使孕妇往后倾斜并保持身体平衡

在孕晚期，由于体重增加使重心前移

往后倾斜以调整重心

腰椎

重心

产前预约

孕晚期常规检查包括母亲的血压、宫高和胎位。尿液分析检测蛋白质、葡萄糖、血尿及其他感染征象，抽血则检测贫血和葡萄糖耐量试验。如果母亲 Rh 阴性，她的伴侣是 Rh 阳性，应定期检测抗体水平，如抗体水平太高，则可能需要注射治疗。

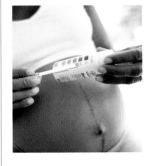

检测葡萄糖水平
如果在孕妇尿液中发现有葡萄糖，那么需要做葡萄糖耐量试验来检测妊娠糖尿病。

孕期背痛

孕晚期身体姿势的改变，在背下部的肌肉、韧带和关节上施加了额外压力，从而引起疼痛。背痛增强的其他因素包括运动量的减少、腹部中心区域肌肉张力的下降，当分娩临近时使韧带松弛的松弛激素分泌增加，这常导致身体的许多关节炎症和疼痛。孕期背部问题也可能是因为孕妇用背扛重物时，背部向前倾，但没有弯曲膝盖。

骶髂关节的炎症
引起背中下部持续性疼痛

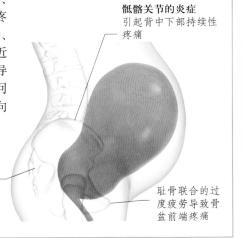

局部疼痛的部位
与来自关节和韧带过度疲劳一样，其周围的肌肉可呈痉挛状态，引起较大范围的疼痛和触痛。

椎骨上的压力
引起尾骨周围疼痛

耻骨联合的过度疲劳导致骨盆前端疼痛

孕晚期产检的预约

孕 28 周	检测妊娠期糖尿病和贫血，如果 Rh 血型不合可能需要注射治疗
孕 34 周	讨论分娩计划，如果 Rh 血型不合可能给予第二次注射治疗
孕 41 周	组织讨论可能的引产方式
孕 41 周零 3 天	去孕妇日间护理病房，超声检查评估胎儿状况

胎儿

睾丸的下降

睾丸在男性胚胎的腹腔内肾脏附近发育。它们贴在每侧称之为睾丸引带的韧带上面。妊娠 28 ～ 35 周，每个睾丸引带变得更短、更厚，这像一个引导者，牵拉着睾丸向下通过腹股沟管并进入阴囊。移出腹部进入阴囊有助于睾丸保持低温环境，青春期当产生精子后，低温环境可使精子的质量提高。

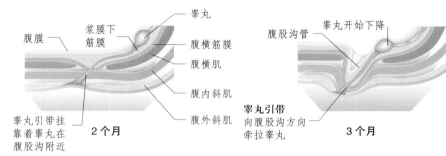

浆膜下筋膜
腹膜
睾丸
腹横筋膜
腹横肌
腹内斜肌
腹外斜肌
睾丸引带挂靠着睾丸在腹股沟附近
2 个月

腹股沟管
睾丸开始下降
睾丸引带
向腹股沟方向牵拉睾丸
3 个月

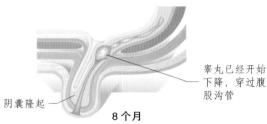

阴囊隆起
睾丸已经开始下降，穿过腹股沟管
8 个月

睾丸完成下降之后，睾丸引带开始分解
现在睾丸已经下降至阴囊内
9 个月

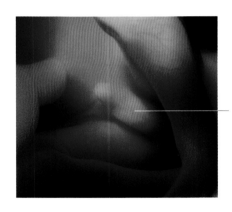

阴囊

最后的下降
睾丸在出生前，应该已经下降进入阴囊。1% 的足月儿及 10% 的早产儿会有一个睾丸将维持着不下降的状态。

睾丸在哪里及如何移动
睾丸从腹腔内经过腹股沟管下降至阴囊内。腹股沟管是一个跨过了盆骨的窄小通道。当睾丸在阴囊里到达了它适当的位置，两侧的睾丸引带将分解。

眼睛的发育

自早孕末期一直闭合的眼睑在孕第 7 个月初开始分开，使胎儿睁开眼睛，并开始眨眼。每个眼球背面所有的视网膜层现在已发育，包括称之为视锥和视杆的感光细胞。少量光线穿透母亲的腹壁，刺激胎儿的视杆细胞，这些细胞在光线暗淡情况下察觉出黑色、白色、灰色的阴影。胎儿可以辨别出光明与黑暗、白昼和夜晚的区别，可看见它的手、膝盖和脐带的轮廓。由于视锥细胞刺激而出现的色觉，被认为直到出生后才发育。

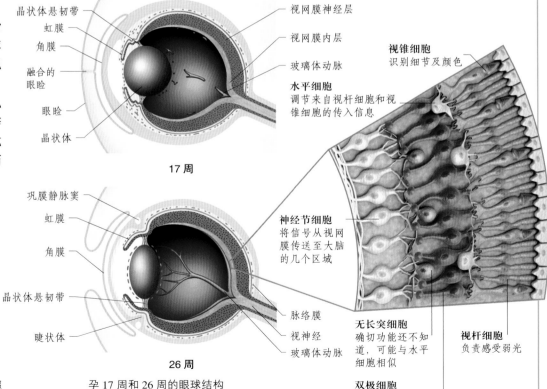

晶状体悬韧带
虹膜
角膜
融合的眼睑
眼睑
晶状体
视网膜神经层
视网膜内层
玻璃体动脉
17 周

水平细胞
调节来自视杆细胞和视锥细胞的传入信息

视锥细胞
识别细节及颜色

巩膜静脉窦
虹膜
角膜
晶状体悬韧带
睫状体
脉络膜
视神经
玻璃体动脉
26 周

神经节细胞
将信号从视网膜传送至大脑的几个区域

无长突细胞
确切功能还不知道，可能与水平细胞相似

双极细胞
从神经节细胞向视杆和视锥细胞传递信息

视杆细胞
负责感受弱光

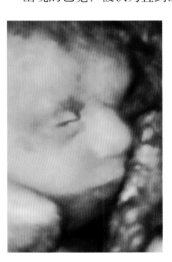

眼睛开始睁开
这张 7 个月胎儿的三维超声图显示，眼睑开始分开，对光敏感形成，胎儿会转向光亮处。

孕 17 周和 26 周的眼球结构
眼球的一些发育发生在 17 ～ 26 周，晶状体变得不再是球体，而是更像椭圆体，眼睑分开，睫状体形成使晶状体移动和形状改变。

161

从怀孕到分娩

胎儿

牙齿的形成

第一套 20 个乳牙在妊娠第 8 周左右开始发育。牙蕾在下颌两侧的组织（牙板）里发育。此层引导牙蕾至正确位置并分裂开来，然后牙蕾向内折叠形成一个贝壳样的结构。内层的釉质（珐琅质）上皮细胞在发育的牙齿表面沉积硬的釉质，而牙乳头则在下方形成较软的牙本质和牙髓。在第 7 个月，釉质和牙本质已形成两个独立的层。恒牙的牙蕾形成于第 3 个月，但直到 6 岁之前都一直处于休眠状态。

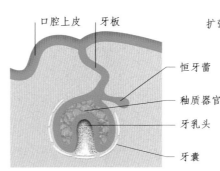

口腔上皮　牙板　　　　扩张的牙乳头　分离的牙板　发育中的恒牙蕾

恒牙蕾
釉质器官
牙乳头
牙囊

1 钟状早期
在第 10 周前，乳牙在牙囊内开始形成。恒牙蕾在其旁边开始形成。

2 钟状晚期
牙板原本将牙齿连至牙龈表面，至第 14 周，此层已不需要，并开始分解。

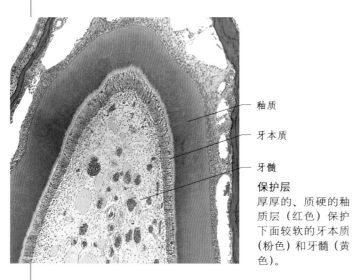

釉质
牙本质
牙髓
保护层
厚厚的、质硬的釉质层（红色）保护下面较软的牙本质（粉色）和牙髓（黄色）。

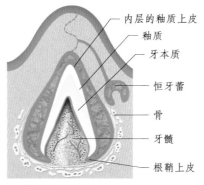

内层的釉质上皮
釉质
牙本质
恒牙蕾
骨
牙髓
根鞘上皮

3 釉质和牙本质
至妊娠第 7 个月，在内层牙髓周围，乳牙已形成独立的釉质和牙本质。

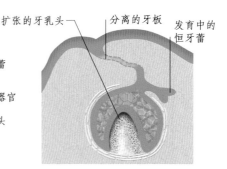

釉质　　　　　　　　牙本质

齿根膜韧带
牙泡
发育中的恒牙蕾

4 早期发育阶段
牙齿向牙龈表面生长，直到冠状面突破表面。在妊娠第 6 个月和出生后 2 年之间乳牙会爆发性发育。

肌肉和脂肪的聚集

整个妊娠期间胎儿的身长稳定地增长。因此可通过超声测量来相对准确地评估胎龄。胎儿体重的增长速度在最初是缓慢的，但在第 7 个月开始加速。肌肉和脂肪开始沉积，胎儿开始爆发式生长，在妊娠第 30 ~ 40 周体重成倍增长。

生长峰
整个妊娠期间胎儿的身长稳定地增长。但大部分的体重增长从妊娠第 7 个月开始。

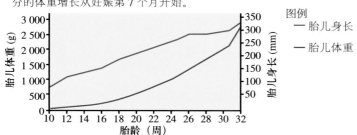

图例
— 胎儿身长
— 胎儿体重

胎脂

胎脂是一种白色的、脂样的物质，覆盖于胎儿皮肤表面。孕 20 周左右开始出现，到第 7 个月已覆盖胎儿身体的大部分。胎脂由胎儿皮肤油脂（皮脂）、皮肤细胞和胎毛（细毛）组成。胎脂可以湿润并保护皮肤，隔离持续的羊水刺激，因为在妊娠第 7 ~ 9 个月，胎儿肾发育，羊水中含有胎儿浓缩的尿液。胎儿分娩经过产道时，胎脂还可以润滑胎儿。

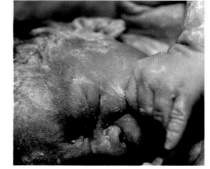

保护性覆盖
出生时，又厚又滑的胎脂仍然可能存在。胎脂在拉丁文中的意思是"乳酪般光滑"。

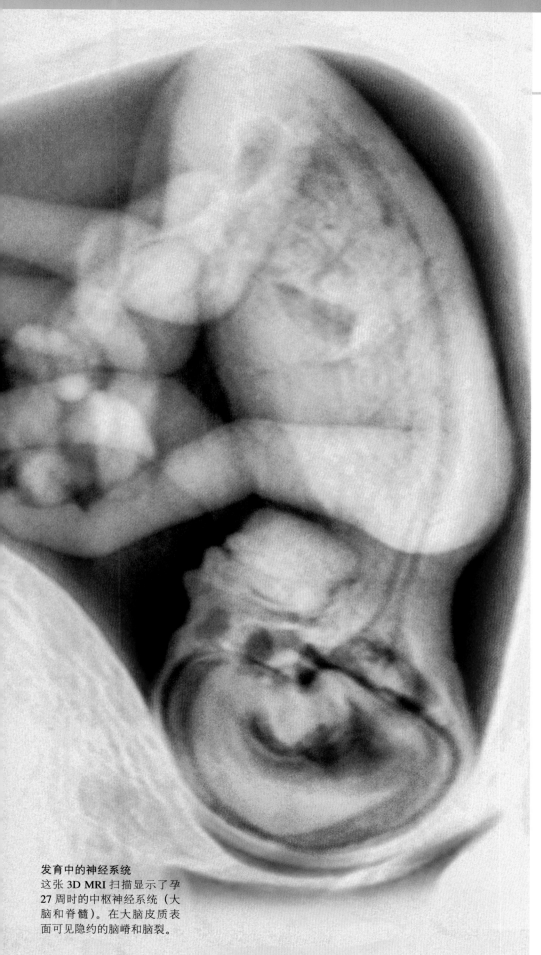

发育中的神经系统
这张 **3D MRI** 扫描显示了孕 27 周时的中枢神经系统（大脑和脊髓）。在大脑皮质表面可见隐约的脑嵴和脑裂。

意识的产生

意识的大致定义是：对身体的感知、对自身的感知和对世界的感知。至孕 7 个月，胎儿开始发育其中的一项，即对自己身体的感知，因为它现在可以对气味、抚摸和声音产生反应。意识的其他方面只有在出生后才开始发育。在妊娠第 7 个月，脑细胞之间连接（突触）的数量增加，神经活动与意识、个性相关，并且思考的能力开始发育。大脑和身体之间开始形成很多不同的神经通路。一些神经通路接受身体传来的感觉信息，而另一些则发送指令，以帮助协调自主和非自主运动。大多数进入大脑的信息通过丘脑，在丘脑中经过处理然后运送至大脑皮质正确的地方进行分析。丘脑也参与意识、警觉和感知的调节。

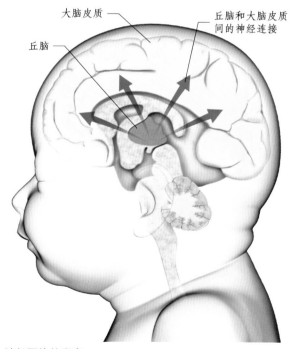

大脑皮质

丘脑和大脑皮质间的神经连接

丘脑

神经网络的发育
这张图显示的是孕 28 周时的胎儿大脑。在此时，丘脑（绿色区域）和大脑皮质之间的神经连接已形成。丘脑的一个作用是处理感觉信号。形成的连接允许这些信号从丘脑传递到皮质的相关部分。

妊娠第 8 个月，胎儿的体重以惊人的速度增长，身体所有系统已趋成熟，以备不久后的分娩。准妈妈们可能忙着打扫整理和准备婴儿房，不过适当的休息和放松仍然很重要。

第 31 周

胎儿的骨骼系统已基本发育至出生时大小。由于胎儿将来还会有大幅度的体重增长，因此在此期胎儿会显得又瘦又长。皮肤会增厚，呈粉色而非红色，因为这时皮下已有脂肪层。胎儿的身体柔软易弯，在羊膜腔内有空间将脚翘至头上，甚至把脚趾放进嘴里。由于子宫内空间狭小，多胎的生长速度会较单胎放缓，并且有早产倾向。一些胎儿在此阶段就会呈头位为分娩做准备，而另一些则到妊娠末期才会转成头位。

双胎的生长
MRI 扫描显示了妊娠第 8 个月两个紧贴在一起的胎儿。单独的胎盘（右下）提示为单卵双胎。

活动范围
胎儿可以轻易地将脚举过头顶。脚趾能伸展开来并且脚撑在子宫壁上。

第 32 周

胎儿肺部的肺泡在此期快速增长。尽管它们里面含有液体，胎儿在妊娠的后 5 个月已开始练习呼吸运动。这些运动开始时很短暂，持续不超过 10 秒。几周后，呼吸模式开始变得有节律，直至胎儿建立起接近每分钟 40 次的呼吸，这种呼吸频率是出生后所必需的。妊娠最后 3 个月，准妈妈们可能会觉得越来越累，不仅要携带胎儿、增大的子宫以及羊水，心脏也要泵出更多的血供周身所用。白天有规律地躺下休息增加胎儿血供，对母亲和胎儿都有好处。

血流量增加
白天适当地躺下休息有利于增加胎盘血供。

感觉意识
3D 超声扫描显示胎儿正在摸自己的脸。此时胎儿的感觉意识进一步增强，探索自己身体的时间也越多。

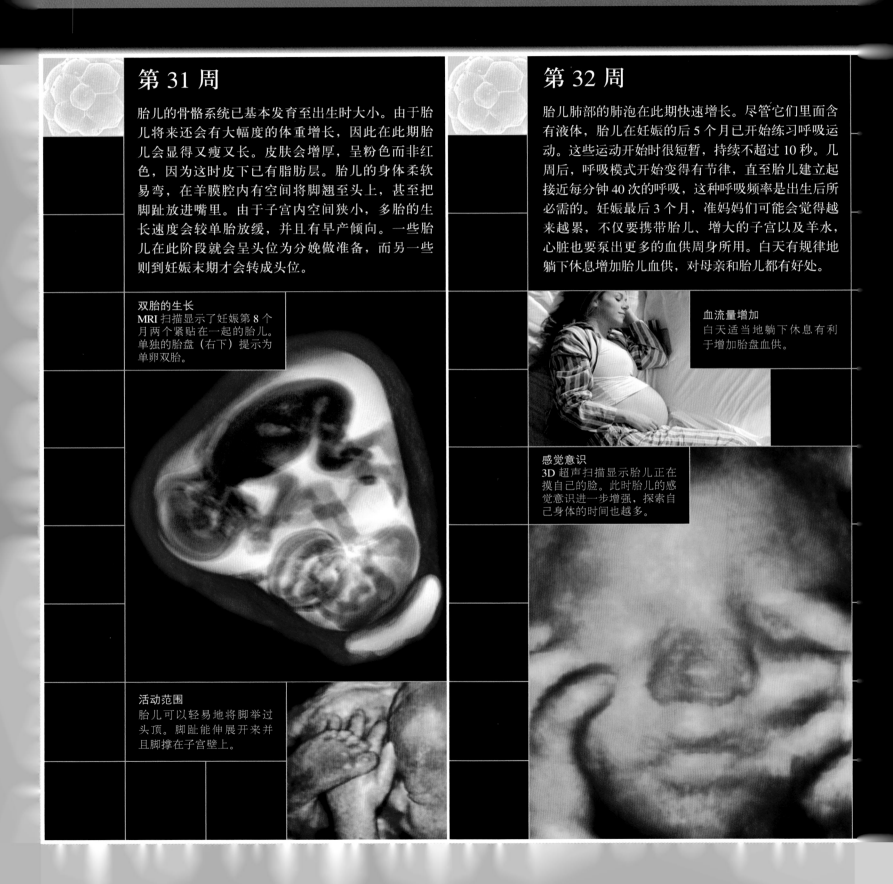

第 33 周

胎儿可以听见周围环境的很多声音。他可以感觉到母亲的心跳、肠子的蠕动、呼吸声以及血流通过胎盘和脐带的声音。随着脑部发育逐渐成熟，胎儿记忆并且适应这些声音，而且对母亲声音的分辨力较其他人更好。很响的噪声会惊吓到胎儿，这时母亲会感到胎儿踢了一脚的反应。母亲可能开始注意到子宫有规律地收缩，这种收缩叫布希收缩，可以增强子宫肌肉的力量以备将来的分娩。此时胎儿的小肠已经成熟，可以完全吸收消化牛奶里的营养成分。

脐带血管
这张电子显微图像显示了脐带里的一根血管，正是它们为胎儿提供养料。

第 34 周

胎儿睡眠时间减少，清醒和活动的时间大大增加，至出生时，24 小时里有大约 8 小时是清醒的。胎儿的自我意识越来越强，经常会触摸自己的脸，抓脐带以及吸吮拇指。吸吮反射已经很强，如果在此时至足月之间出生，它就能轻易地自己进食。随着胎儿体重增加、长大，子宫内可以活动的空间也越来越小。胎动也越来越协调，母亲会感到胎动犹如连贯的滑动而不是单个的踢腿，而且胎动与以前相比明显增多。

这张超声图像中显示的已发育完全的外耳可以收集和接听声音。很响的噪声会惊吓到胎儿。

第 35 周

胎儿的肺部开始产生表面活性物质，这种物质能使肺泡更容易张开。如果胎儿此时出生，可以自主呼吸，但是在子宫里多待几周有利于增加体重和发育成熟：松弛素——整个孕期都有分泌——又增加了一个功能，就是松弛耻骨韧带并且软化宫颈以备分娩。

这幅图像显示的是肺部的肺泡细胞。那些如同手指般的突起物释放一种重要的物质——表面活性物质。

第 8 个月 | 第 31 ～ 35 周
母亲和胎儿

在这个月继续蓄积体内脂肪很重要，因为它为胎儿在出生后的数天，即母乳分泌之前，提供能量。此时胎儿睡眠时间减少，清醒时间增多。胸壁起伏练习呼吸，为胎儿出生后第一次呼吸做准备。母亲体内的松弛素增加，松弛了耻骨韧带和宫颈，为分娩做准备。增大的子宫压迫膀胱，使得孕妇出现尿急症状。大多数孕妇此时开始觉得疲惫感增加。随着妊娠接近末期，通常产前检查次数增多以监护母亲和胎儿。

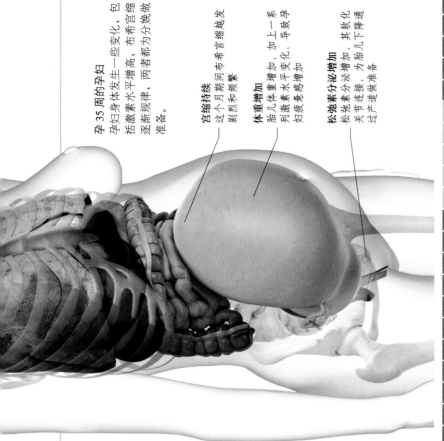

孕 35 周的孕妇
孕妇身体发生一些变化，包括催乳素水平增高，布希宫缩逐渐规律，两者都为分娩做准备。

宫缩持续
这个月期间布希宫缩越发剧烈和频繁。

体重增加
胎儿体重增加，加上一系列激素水平变化，导致孕妇疲惫感增加。

松弛素分泌增加
松弛素分泌增加，其软化关节连接，为胎儿下降通过产道做准备。

母亲
- 74 次 / 分
- 109/73 mmHg
- 5.5 L (10 pt)

800 ml
此时子宫内羊水量达到 800 ml。妊娠第 9 个月开始减少。

增加 40%
此时孕妇总体血容量比妊娠前增加 40%。

胎儿
- 144 次 / 分
- 46 cm (18 in)
- 2.4 kg (5.25 lb)

500 ml
胎儿每天吞咽 500 ml 羊水。大多数通过尿液排入羊水。

对于男胎，睾丸开始通过腹股沟管下降入阴囊。

孕 35 周时，肺部的肺泡里的特殊细胞开始释放表面活性物质。它使得肺泡可以充气和放气而不会塌陷。这对于胎儿出生后的呼吸很重要。

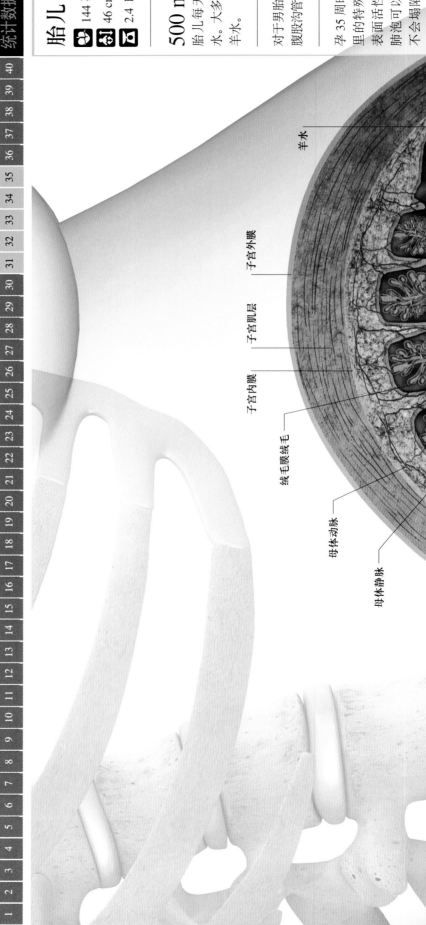

羊水

子宫外膜

子宫肌层

子宫内膜

绒毛膜绒毛

母体动脉

母体静脉

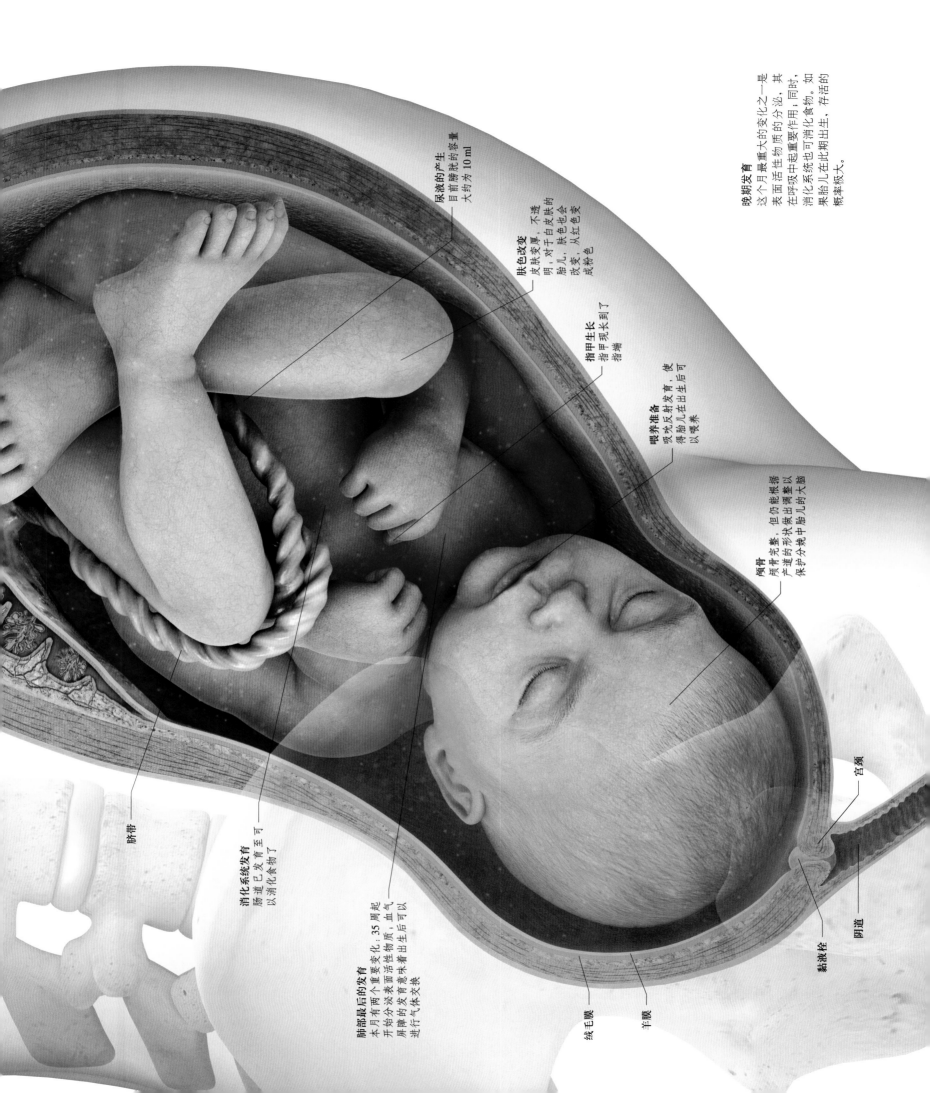

尿液的产生
目前膀胱的容量
大约为 10 ml

肤色改变
皮肤变厚，不透
明，对于白皮肤的
胎儿，肤色也会
改变，从红色变
成粉色

指甲生长
指甲现长到了
指端

喂养准备
吸吮反射发育，使
得胎儿在出生后可
以喂养

颅骨
质骨完整，但仍能根据
产道的形状调整以
保护分娩中胎儿的大脑

脐带

消化系统发育至可
肠道已发育至可
以消化食物了

绒毛膜

羊膜

肺部最后两个重要发育变化：35 周起
本月有两个重要表面活性物质，血气
开始分泌表面活性意味着出生着出可以
屏障，可进行气体交换

宫颈

黏液栓

阴道

晚期发育
这个月最重大的变化之一是
表面活性物质的分泌。其
在呼吸中起重要作用；同时，
消化系统也可消化食物。如
果胎儿在此期出生，存活的
概率极大。

母亲

布希宫缩

子宫在整个妊娠期间都会有规律地收缩，叫做布希宫缩，这种练习性宫缩从第 8 个月起会变得比较明显，有时会被误认为分娩发动。这种宫缩是一种收紧的感觉，可能持续 1 分钟或更长。但是它们不会像临产那样引起宫颈扩张。它们挤压胎儿，被认为是对胎儿感觉发育的一种很重要的刺激，同时也为临产时子宫肌肉收缩做准备。

妊娠期的子宫活动
这张图显示布希宫缩时子宫腔内压力逐渐增加（单位为 mmHg）。这些宫缩在孕 8 个月时开始变强，但与真正临产的宫缩相比还是很微弱的。

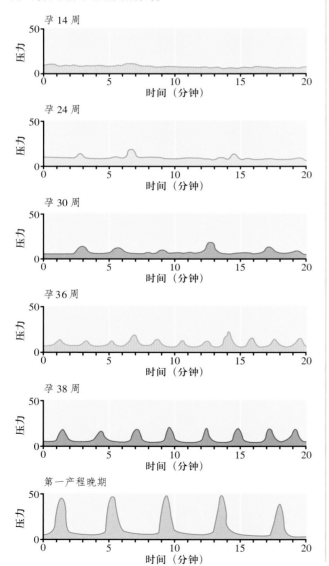

孕 14 周

孕 24 周

孕 30 周

孕 36 周

孕 38 周

第一产程晚期

（各图纵轴为：压力 0–50；横轴为：时间（分钟）0–20）

妊娠晚期的松弛素

松弛素是一种软化盆腔关节和韧带的激素，同时也软化身体其他部位的韧带，为分娩做准备。尽管这些变化会引起妊娠晚期出现腰背痛和盆腔痛，但松弛素也使孕妇骨盆的骨骼更有弹性，使得产道足够大，允许胎头通过。此外，松弛素还能帮助子宫和胎盘血管发育；也可以松弛子宫，使子宫能随妊娠进展而拉伸。

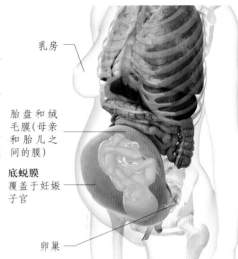

乳房

胎盘和绒毛膜(母亲和胎儿之间的膜)

底蜕膜
覆盖于妊娠子宫

卵巢

哪里产生松弛素
乳房、卵巢、胎盘、绒毛膜和底蜕膜都产生松弛素。

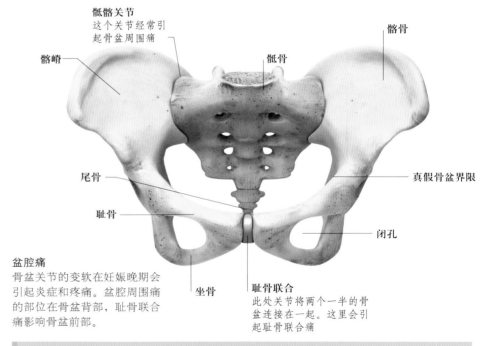

骶髂关节
这个关节经常引起骨盆周围痛

髂嵴

髂骨

骶骨

尾骨

真假骨盆界限

耻骨

闭孔

盆腔痛
骨盆关节的变软在妊娠晚期会引起炎症和疼痛。盆腔周围痛的部位在骨盆背部，耻骨联合痛影响骨盆前部。

坐骨

耻骨联合
此处关节将两个一半的骨盆连接在一起。这里会引起耻骨联合痛

疲惫感加重

到妊娠末期，孕妇经常会感到越来越疲惫，部分是因为孕晚期负担加重，部分是因为体内发生着很多激素变化。格外的疲劳可能是缺铁（贫血）的信号。因此产前检查时在妊娠不同阶段会检查血常规以筛查贫血。

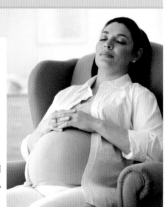

休息的益处
坐下休息或躺下可以增加子宫血流量，因此对母儿都有益处。

胎儿

快速生长

随着胎盘的成熟，其功能达到顶峰，将氧气、葡萄糖和其他重要营养物质最大限度地输送给胎儿。这些物质中 70% 对于胎儿大脑的快速发育至关重要。胎儿的躯体在此时已基本发育完善，可以把重要的能量转化成皮下脂肪储藏起来。由于皮下脂肪增加，皮肤皱纹减少，因而胎儿看上去营养良好。此阶段的生长使得胎儿在子宫内蜷曲起来。

肌肉形成
这张子宫内孕 8 个月大的胎儿彩色 MRI 扫描图显示胎儿的肌肉组织（粉色区域）已经良好地形成。

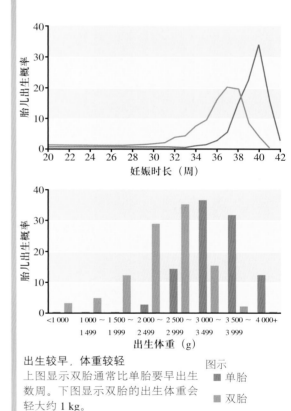

双胎妊娠

双胎共享 1 个子宫，因此也共享一个母体资源，包括营养和空间。由于这种竞争关系，双胎的生长从此时开始较单胎生长缓慢，同时也有早产倾向。双胎平均妊娠 38 周，而单胎在 40 周左右。由于出生较早，双胎体重通常比单胎轻。

出生较早，体重较轻
上图显示双胎通常比单胎要早出生数周。下图显示双胎的出生体重会轻大约 1 kg。

图示
■ 单胎
■ 双胎

"练习" 呼吸

胎儿肺部的肺泡已基本形成，胎儿此时有半数时间在 "练习" 呼吸——之所以这么说是因为胎儿在为出生后呼吸氧气做准备。"练习" 呼吸时，羊水并不真正进入胎儿的肺部，但同时伴随的横膈和胸壁的运动对于刺激正常的肺部发育是很重要的。

红色区域显示羊水被吐出

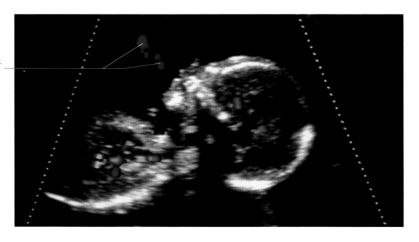

早期呼吸
这张彩色多普勒超声显示 17 周左右的胎儿 "练习" 呼吸羊水。红色的斑块显示胎儿嘴中吐出的液体。

胎儿已经完全发育成熟，并且呈头朝下的姿势为分娩做准备。妊娠的最后几周，胎儿进一步贮存脂肪，以适应对子宫外失去保护的生活。

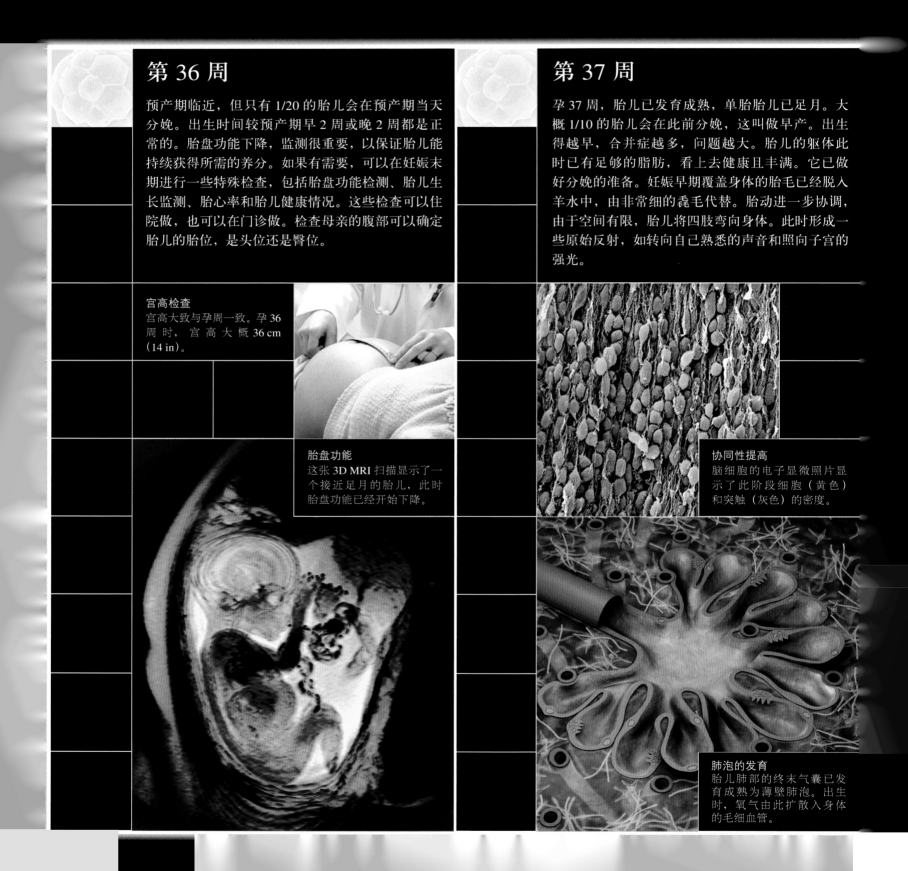

第 36 周

预产期临近，但只有 1/20 的胎儿会在预产期当天分娩。出生时间较预产期早 2 周或晚 2 周都是正常的。胎盘功能下降，监测很重要，以保证胎儿能持续获得所需的养分。如果有需要，可以在妊娠末期进行一些特殊检查，包括胎盘功能检测、胎儿生长监测、胎心率和胎儿健康情况。这些检查可以住院做，也可以在门诊做。检查母亲的腹部可以确定胎儿的胎位，是头位还是臀位。

宫高检查
宫高大致与孕周一致。孕 36 周 时，宫 高 大 概 36 cm（14 in）。

胎盘功能
这张 3D MRI 扫描显示了一个接近足月的胎儿，此时胎盘功能已经开始下降。

第 37 周

孕 37 周，胎儿已发育成熟，单胎胎儿已足月。大概 1/10 的胎儿会在此前分娩，这叫做早产。出生得越早，合并症越多，问题越大。胎儿的躯体此时已有足够的脂肪，看上去健康且丰满。它已做好分娩的准备。妊娠早期覆盖身体的胎毛已经脱入羊水中，由非常细的毳毛代替。胎动进一步协调，由于空间有限，胎儿将四肢弯向身体。此时形成一些原始反射，如转向自己熟悉的声音和照向子宫的强光。

协同性提高
脑细胞的电子显微照片显示了此阶段细胞（黄色）和突触（灰色）的密度。

肺泡的发育
胎儿肺部的终末气囊已发育成熟为薄壁肺泡。出生时，氧气由此扩散入身体的毛细血管。

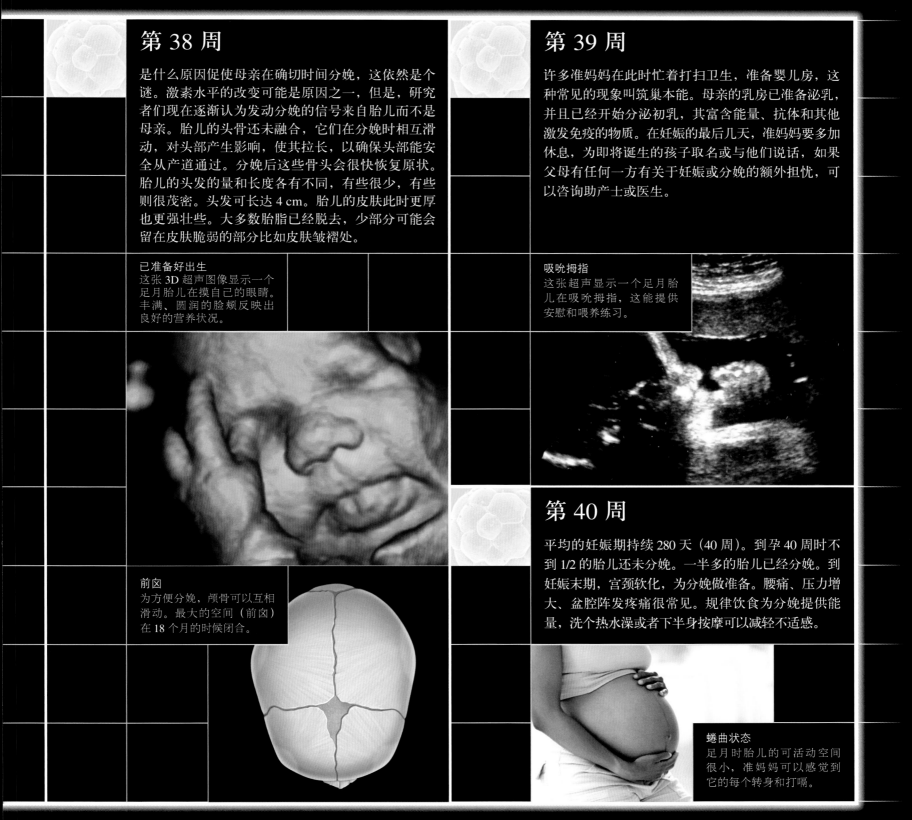

第 38 周

是什么原因促使母亲在确切时间分娩，这依然是个谜。激素水平的改变可能是原因之一，但是，研究者们现在逐渐认为发动分娩的信号来自胎儿而不是母亲。胎儿的头骨还未融合，它们在分娩时相互滑动，对头部产生影响，使其拉长，以确保头部能安全从产道通过。分娩后这些骨头会很快恢复原状。胎儿的头发的量和长度各有不同，有些很少，有些则很茂密。头发可长达 4 cm。胎儿的皮肤此时更厚也更强壮些。大多数胎脂已经脱去，少部分可能会留在皮肤脆弱的部分比如皮肤皱褶处。

已准备好出生
这张 3D 超声图像显示一个足月胎儿在摸自己的眼睛。丰满、圆润的脸颊反映出良好的营养状况。

前囟
为方便分娩，颅骨可以互相滑动。最大的空间（前囟）在 18 个月的时候闭合。

第 39 周

许多准妈妈在此时忙着打扫卫生，准备婴儿房，这种常见的现象叫筑巢本能。母亲的乳房已准备泌乳，并且已经开始分泌初乳，其富含能量、抗体和其他激发免疫的物质。在妊娠的最后几天，准妈妈要多加休息，为即将诞生的孩子取名或与他们说话，如果父母有任何一方有关于妊娠或分娩的额外担忧，可以咨询助产士或医生。

吸吮拇指
这张超声显示一个足月胎儿在吸吮拇指，这能提供安慰和喂养练习。

第 40 周

平均的妊娠期持续 280 天（40 周）。到孕 40 周时不到 1/2 的胎儿还未分娩。一半多的胎儿已经分娩。到妊娠末期，宫颈软化，为分娩做准备。腰痛、压力增大、盆腔阵发疼痛很常见。规律饮食为分娩提供能量，洗个热水澡或者下半身按摩可以减轻不适感。

蜷曲状态
足月时胎儿的可活动空间很小，准妈妈可以感觉到它的每个转身和打嗝。

第 9 个月 | 第 36～40 周
母亲和胎儿

到孕 37 周，发育基本完成，胎儿被认为已足月。但是仍然留在子宫内还是有一些益处的，而且一些胎儿直到 42 周才会分娩。胎儿体重继续增加。从 23 周起覆盖胎儿的胎毛脱落、细小柔软的毳毛取而代之。皮肤上的胎脂保护胎儿不被羊膜腔内逐渐增加的浓缩的尿液所侵蚀。指甲生长迅速，出生后可能很快就需要剪掉。胎儿的呼吸练习具有节律性，并且呼吸得很快——大约每分钟 40 次。胎儿可能会被很响的声音惊吓到，也会辨认出家庭成员的声音。母亲的子宫在腹部继续线上升，并对横隔造成压迫，引起快速的浅呼吸、疲惫感以及消化不良。

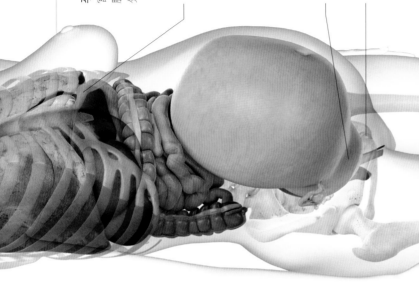

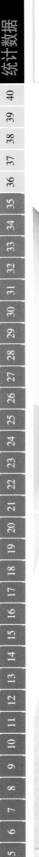

母亲

- 75 次 / 分
- 108/68 mmHg
- 1.25 L (2.25 pt)

孕 40 周的产妇
宫高在这个月降低，因为胎头已衔接或已入盆，为分娩做好准备。

肋骨上的压迫感减轻
妊娠第 9 个月，胎头下降，助骨压迫减轻，孕妇有较松弛感，使得呼吸精感轻松。

1 000 倍
子宫的容积较非妊娠女性增大 1 000 倍。

700 g (25 oz)
胎盘此时重约 700 g，直径 20～25 cm，厚度 2～3 cm。

胎头压迫膀胱
孕妇可能会感到尿急，因为胎头此时的位置压迫了膀胱。

骨盆连接松弛
耻骨联合会松弛以增加弹性，使得胎儿能更容易地通过产道。

统计数据

胎儿

- 150 次 / 分
- 37～38 cm (14.5～15 in)
- 3.5 kg (7.75 lb)

不到 5%
不到 5% 的胎儿在预产期当天分娩，30% 较预产期早出生，70% 晚于预产期。

96%
孕 40 周时 96% 的胎儿是头位的，3% 的胎儿为臀位，剩下的 1% 为其他胎位。

子宫内膜

绒毛膜绒毛

子宫外膜

母体动脉

母体静脉

子宫肌层
子宫外面这层肌层能在分娩时强有力地促使子宫收缩

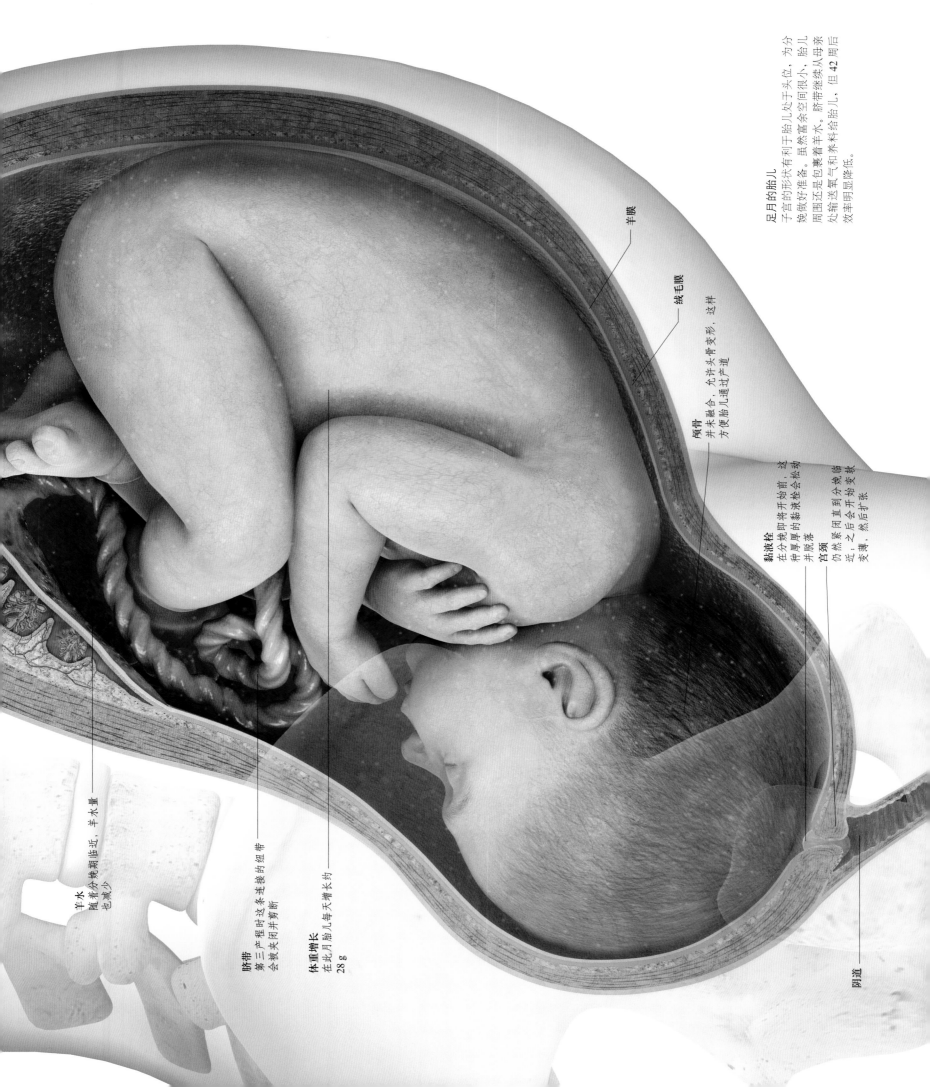

足月的胎儿
子宫的形状有利于胎儿处于头位，为分娩做好准备。虽然富余空间很小，胎儿周围还是包裹着羊水。脐带继续从母亲处输送氧气和养料给胎儿，但 42 周后效率明显降低。

羊膜

绒毛膜

颅骨
并未融合，允许头骨变形，这样方便胎儿通过产道

黏液栓
在分娩即将开始前，这种厚厚的黏液栓会松动并脱落

宫颈
仍然紧闭直到分娩临近，之后会开始变软、变薄，然后扩张

阴道

羊水
随着分娩规临近，羊水量也减少

脐带
第三产程时这条连接的纽带会被夹闭并剪断

体重增长
在此月胎儿每天增长约28 g

从怀孕到分娩

母亲

分泌母乳

妊娠末期，乳房开始分泌一种富含营养的乳状物质叫初乳。在妊娠最后 3 个月，乳头会偶尔自发地分泌这种物质。分娩后随着胎盘排出体外，雌孕激素、胎盘生乳素急剧下降。但是，催乳素仍然很高，正是这种激素刺激母乳分泌。通常建议胎儿一分娩就尽早接触乳房，吸吮有助于刺激乳汁分泌。通常分娩后 2 ~ 6 天乳汁开始大量分泌。在此之前，婴儿能获取少量初乳，这种初乳提供能量、抗体和其他激发免疫的物质。分娩后 2 ~ 6 天，在成熟的母乳大量分泌之前，婴儿通常会损失出生体重的 10%。

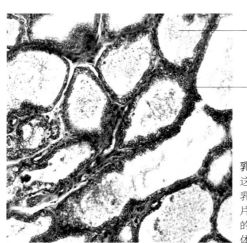

母乳
由腺体产生，并分泌到小囊泡里

分泌小叶
分泌腺体聚集在一起形成分泌带

乳房泌乳组织
这张健康分泌乳汁的乳房组织光学显微图片显示了乳汁由专门的腺体细胞分泌入腺体空间（囊泡）。

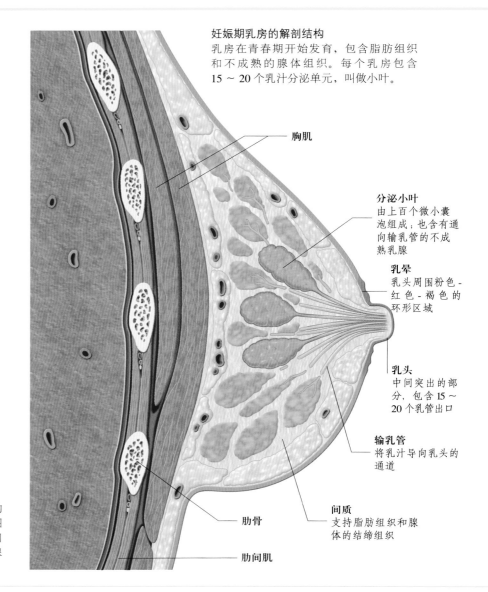

妊娠期乳房的解剖结构
乳房在青春期开始发育，包含脂肪组织和不成熟的腺体组织。每个乳房包含 15 ~ 20 个乳汁分泌单元，叫做小叶。

胸肌

分泌小叶
由上百个微小囊泡组成；也含有通向输乳管的不成熟乳腺

乳晕
乳头周围粉色 - 红色 - 褐色的环形区域

乳头
中间突出的部分，包含 15 ~ 20 个乳管出口

输乳管
将乳汁导向乳头的通道

间质
支持脂肪组织和腺体的结缔组织

肋骨

肋间肌

分娩日

妊娠一开始依据末次月经计算出预产期。根据妊娠早期 B 超测量结果评估胎龄，根据胎龄评估结果有时会纠正并产生新的预产期。37 周后，单胎被认为足月可以离开子宫，然而在子宫内多生长 3 周——使孕周到 40 周，通常对胎儿有益处。如果孕 42 周，胎儿还在子宫内，则需要引产，因为胎盘老化，无法发挥出其最好的功能。

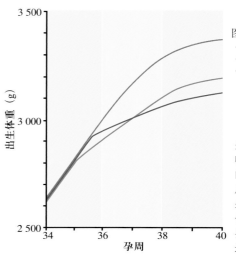

筑巢本能
妊娠末期，女性经常迫切地想要清洁屋子和准备婴儿室以迎接家庭新成员的到来。

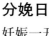

图例
— 平均
— 吸烟者
— 营养不良者

出生体重 (g)

3 500

3 000

2 500

34　36　38　40
孕周

生活方式的影响
吸烟或营养不良的孕妇在孕 35 周后所生婴儿的出生体重低于平均体重。这可能对婴儿将来的健康造成影响。

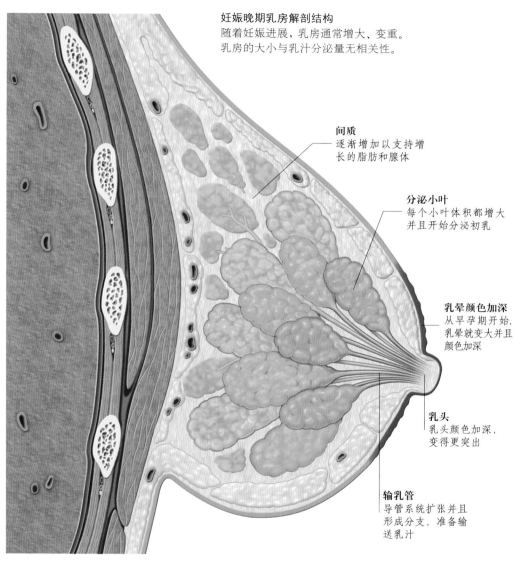

妊娠晚期乳房解剖结构
随着妊娠进展，乳房通常增大、变重。
乳房的大小与乳汁分泌量无相关性。

间质
逐渐增加以支持增长的脂肪和腺体

分泌小叶
每个小叶体积都增大并且开始分泌初乳

乳晕颜色加深
从早孕期开始，乳晕就变大并且颜色加深

乳头
乳头颜色加深，变得更突出

输乳管
导管系统扩张并且形成分支，准备输送乳汁

参与泌乳的激素

同妊娠和分娩期类似，泌乳在一系列激素复杂的相互作用下产生。除了那些妊娠期已有的激素外，还有一些新的激素产生。

孕激素	孕激素最初由黄体（排卵后的空卵泡）分泌，然后由胎盘分泌。高水平的孕激素刺激乳房的腺泡和小叶的生成
雌激素	妊娠前，雌激素参与青春期的乳房发育。妊娠期雌激素水平增加则刺激输乳管系统的生长和发育
催乳素	催乳素由垂体腺分泌，促进乳汁分泌（泌乳）。吸吮乳头会促使催乳素释放，使乳房内总是充满乳汁。通常催产素与催乳素一起分泌
催产素	通过刺激乳头或情绪波动时（如婴儿啼哭），垂体会分泌催产素。腺泡的平滑肌收缩，将乳汁射入输乳管——这叫下奶反射
胎盘生乳素（HPL）	HPL在怀孕的第2个月开始就由胎盘产生。HPL模仿催乳素和生长激素的作用，使乳房、乳头和乳晕增大
皮质激素	母乳喂养的最初2天，初乳内含有相对较多的皮质激素。随后皮质激素减少，乳汁中保护性抗体的含量增加
甲状腺激素	母乳内含有低剂量的甲状腺激素，这种激素被认为有助于婴儿消化系统发育

妊娠的平均持续时间
从末次月经的第一天算起，大多数妊娠在280天左右结束。这种妊娠期的算法叫孕龄。

图例
未成熟
足月
过熟

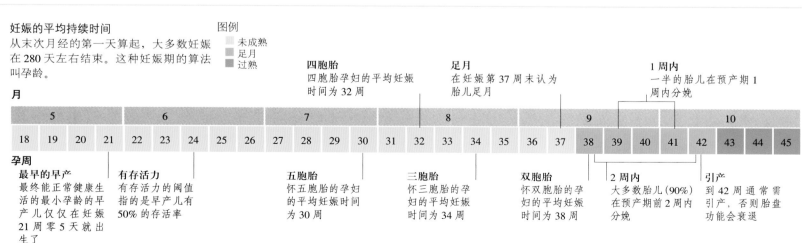

四胞胎
四胞胎孕妇的平均妊娠时间为32周

足月
在妊娠第37周末认为胎儿足月

1周内
一半的胎儿在预产期1周内分娩

月

5				6					7					8				9				10		
18	19	20	21	22	23	24	25	26	27	28	29	30	31	32	33	34	35	36	37	38	39	40	41	42	43	44	45

孕周

最早的早产
最终能正常健康生活的最小孕龄的早产儿仅仅在妊娠21周零5天就出生了

有存活力
有存活力的阈值指的是早产儿有50%的存活率

五胞胎
怀五胞胎的孕妇的平均妊娠时间为30周

三胞胎
怀三胞胎的孕妇的平均妊娠时间为34周

双胞胎
怀双胞胎的孕妇的平均妊娠时间为38周

2周内
大多数胎儿(90%)在预产期前2周内分娩

引产
到42周通常需引产，否则胎盘功能会衰退

大脑的形成

胎儿的大脑，从胚胎时期外胚层的一小块增厚组织开始，到婴儿出生时，已发育成高度复杂的器官，其中包含 1 000 亿个特殊分化细胞，叫做神经元。

神经系统发育的第一个信号是细胞分化形成神经板。神经板增厚、折叠形成神经管，此为大脑和脊髓的前身。大脑的三个主要部分在 6 周内已很明显。13 周时开始形成小脑，小脑参与运动的调节。

脑部最大的部分是大脑，由两个不同的组织类型组成：灰质和白质。前者是脑部的处理中心，而后者将信息传到脑部的不同部分。

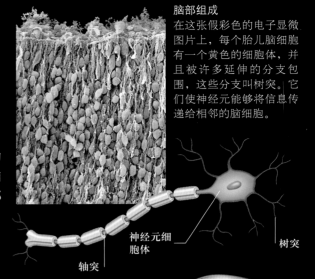

脑部组成
在这张假彩色的电子显微图片上，每个胎儿脑细胞有一个黄色的细胞体，并且被许多延伸的分支包围，这些分支叫树突。它们使神经元能够将信息传递给相邻的脑细胞。

轴突　　神经元细胞体　　树突

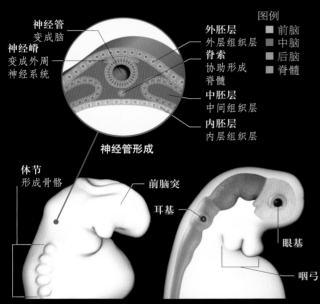

神经管
变成脑
神经嵴
变成外周
神经系统

外胚层
外层组织层
脊索
协助形成
脊髓
中胚层
中间组织层
内胚层
内层组织层

图例
■ 前脑
■ 中脑
■ 后脑
■ 脊髓

神经管形成

体节
形成骨骼
前脑突
耳基
眼基
咽弓

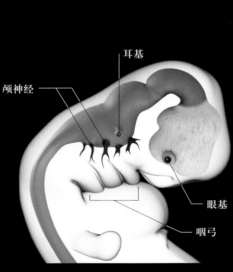

耳基
颅神经
眼基
咽弓

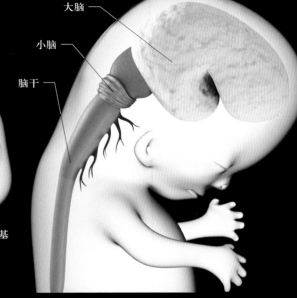

大脑
小脑
脑干

孕 5 周
孕 5 周时，神经管由一条自身向内卷曲的凹槽发育而来。头端扩张的神经管形成前脑突。

孕 6 周
头端形成 3 个中空的膨大，会进一步发育成前脑、中脑和后脑。现在中枢神经系统的三个主要分区已形成。

孕 9 周
会形成脑干，小脑和大脑的膨大处发育速度不均，并开始互相折叠。大脑分为两个半球，颅神经和感觉神经开始形成。

孕 13 周
大脑半球扩张并分裂成不同的脑叶。脑细胞之间开始建立连接。后脑分成小脑和脑干，后者参与控制基本功能如呼吸。

神经网络

出生时，已形成基础的神经连接，可以控制重要功能，如呼吸、心跳、消化和反射。随着连接越来越多地形成，神经细胞轴突开始髓鞘化，更高级的脑部功能发育，如记忆、语言、智力、社交技能和增加的注意力持续时间。到成年早期，复杂的神经网络形成，可进行推理、判断和原创性思考。

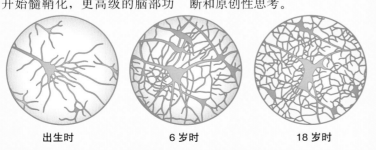

出生时　　　6 岁时　　　18 岁时

脑裂和脑嵴

脑部最大的部分是大脑，分为左右两半球。在发育的过程中，每个半球都向前增大形成前叶，向上和向旁边增大形成顶叶，向后和向下增大形成枕叶和颞叶。越来越多神经元向脑部外层迁移（大脑皮质），因此大脑表面开始折叠起来以容纳它们，这样就形成了浅沟（脑沟）和深沟（脑裂）以及蜷曲（脑回）。每一叶都有自己主要的脑沟、脑回和脑裂，大多数人都会有这些结构。比如，中央后回是躯体感觉的主要处理区域，中央前回则主要控制自主运动。

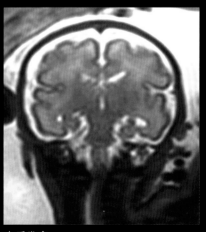

皮质发育
这张 25 周胎儿的 **MRI** 扫描显示发育中脑部的复杂折叠。冠状面可以清晰地看到脑裂和脑回。

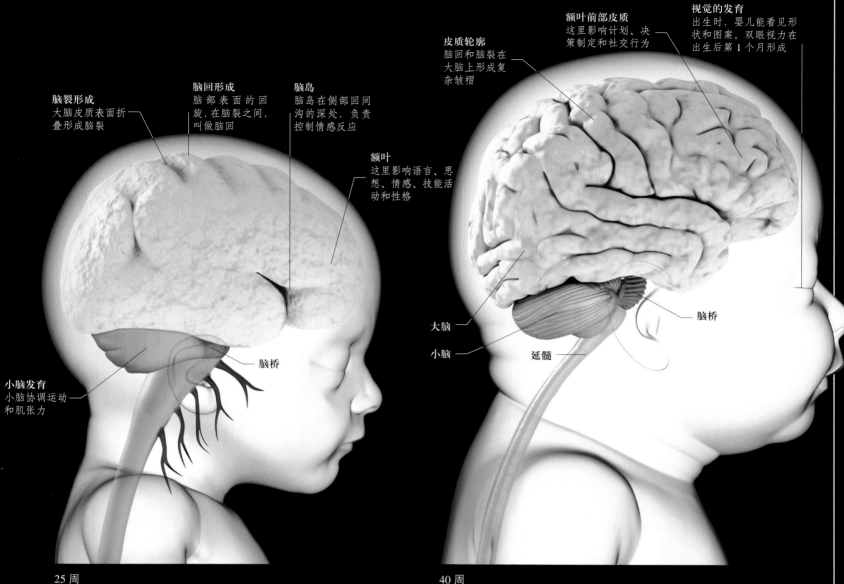

脑裂形成
大脑皮质表面折叠形成脑裂

脑回形成
脑部表面的回旋，在脑裂之间，叫做脑回

脑岛
脑岛在侧部回间沟的深处，负责控制情感反应

额叶
这里影响语言、思想、情感、技能活动和性格

皮质轮廓
脑回和脑裂在大脑上形成复杂皱褶

额叶前部皮质
这里影响计划、决策制定和社交行为

视觉的发育
出生时，婴儿能看见形状和图案。双眼视力在出生后第1个月形成

脑桥

小脑发育
小脑协调运动和肌张力

大脑
小脑
延髓
脑桥

25 周
胎儿脑部表面仍然看上去很平滑，但是大脑皮质开始折叠以容纳快速增加的细胞。从现在开始直到出生后最初几个月，大脑容积迅速增大。这叫做脑生长突发。

40 周
大脑皮质表面已经变得越来越复杂以容纳更多的脑细胞。出生时，脑部包含1 000亿个脑细胞，但是它们之间的连接还没有完全形成。这部分的脑发育直到20几岁时才完全发育成熟。

灰质的形成

发育中的脑组织里的支持细胞，或者说胶质细胞，如同新分化脑细胞（神经元）的脚手架。当神经元从神经管中产生，将爬上这些脚手架，以到达大脑半球的外层。在所谓的灰质中，皮质开始分化发展出6层细胞。神经元之所以会爬上这些胶质细胞，可能是跟随某些化学信号，这些信号指示神经元从正确的位置跳下，形成细胞层。当一层细胞层的框架形成，下一波细胞将向更高处爬去，在初始层之上形成新的一层。这种细胞层的形成方式对以后有序的思维方式的形成非常重要。

图例
■ 脑室区
■ 白质
■ 副板
■ 皮质板
■ 1～6层

皮质的大部分由副板的神经元组成，对于建立正确的皮质连接很重要

灰质中的6层细胞
细胞层一直发育，到出生时，一共有6层。这里的神经元分化执行不同的任务，如思考、写作和讲话。

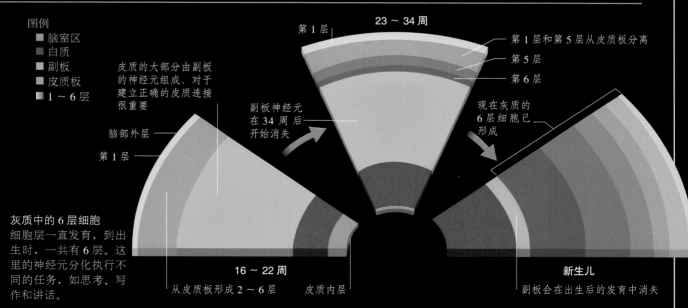

23～34周
第1层
第1层和第5层从皮质板分离
第5层
第6层

副板神经元在34周后开始消失

脑部外层
第1层

现在灰质的6层细胞已形成

16～22周
从皮质板形成2～6层　皮质内层

新生儿
副板会在出生后的发育中消失

177

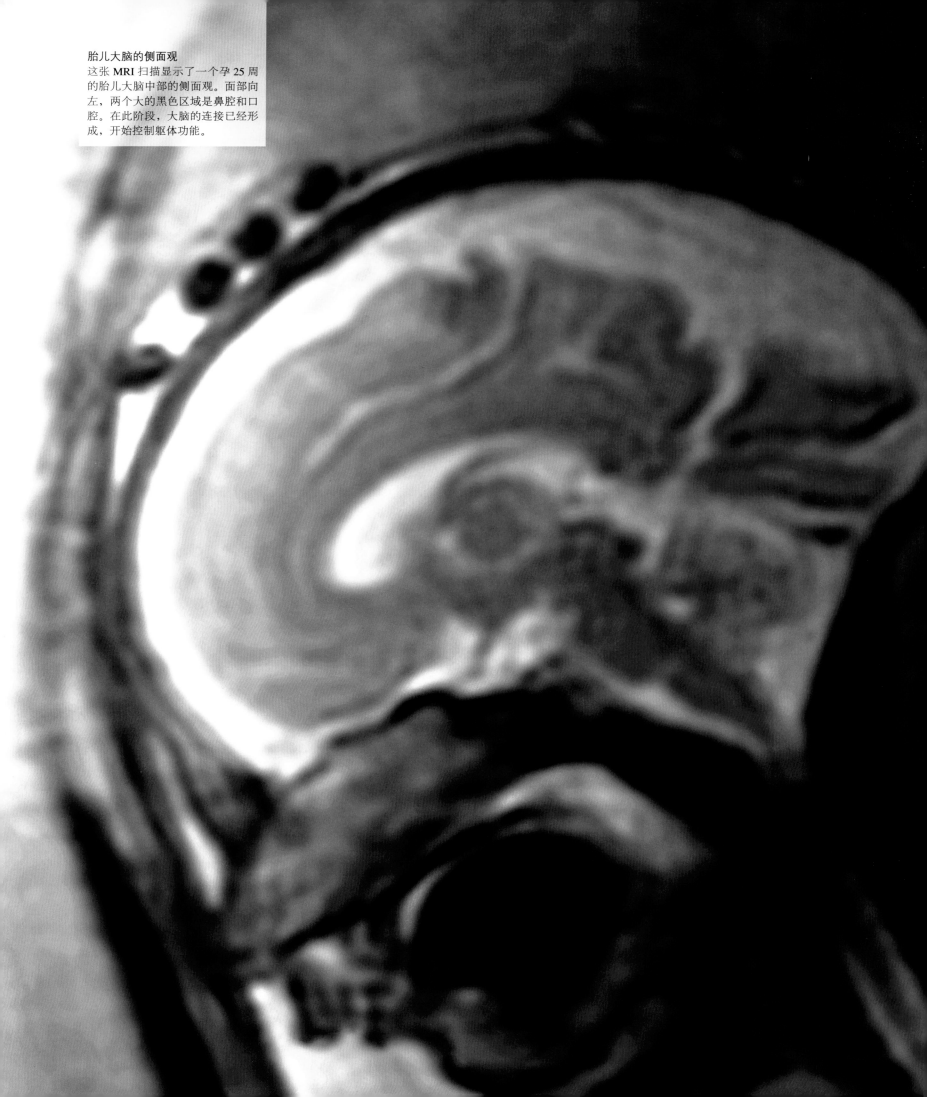

胎儿大脑的侧面观
这张 MRI 扫描显示了一个孕 25 周的胎儿大脑中部的侧面观。面部向左，两个大的黑色区域是鼻腔和口腔。在此阶段，大脑的连接已经形成，开始控制躯体功能。

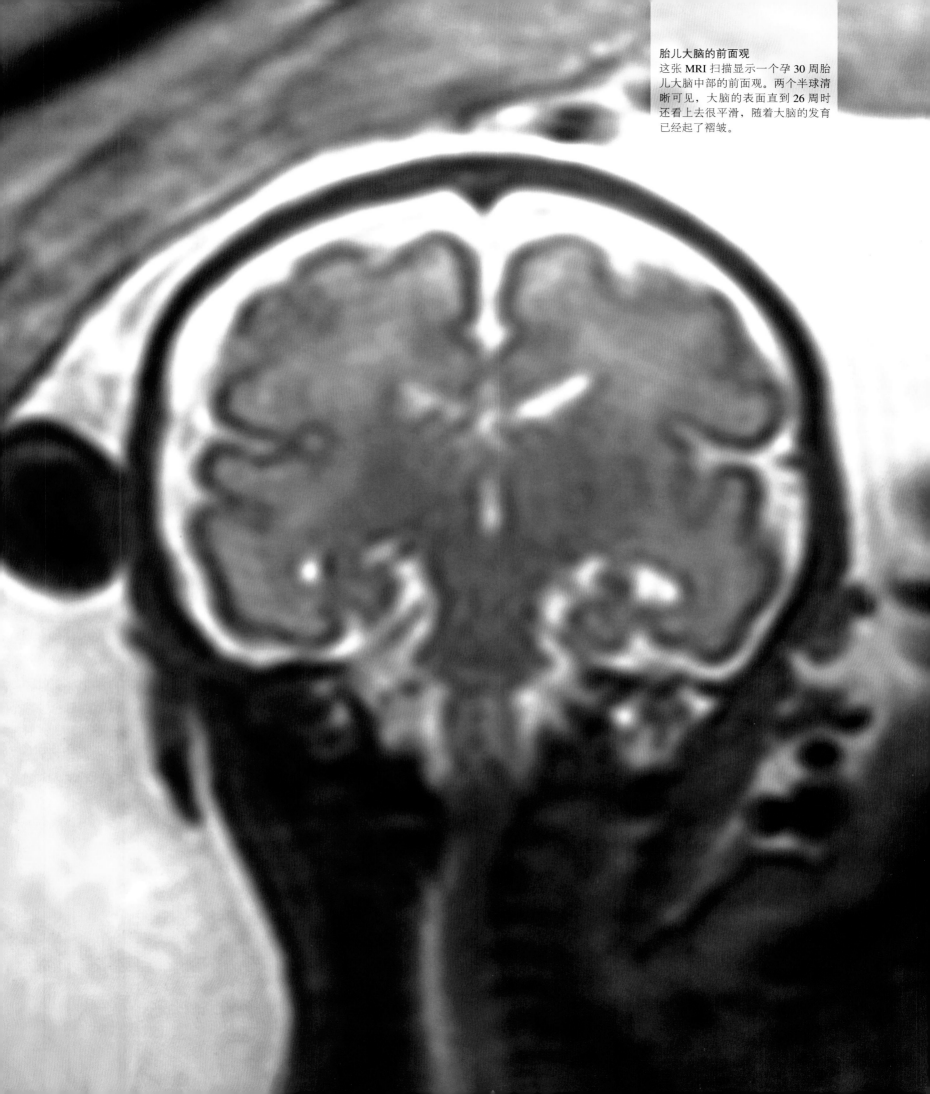

胎儿大脑的前面观
这张 MRI 扫描显示一个孕 30 周胎儿大脑中部的前面观。两个半球清晰可见，大脑的表面直到 26 周时还看上去很平滑，随着大脑的发育已经起了褶皱。

从怀孕到分娩

胎儿

胎儿的颅骨

脑部的快速发育导致足月胎儿的头部比产道要大2%。为了克服这个问题，胎儿的脑部由一系列平而软的颅骨保护，这些颅骨并不互相融合，而是可以相互滑动。因此，当通过产道时，胎儿颅骨可以充分收缩，从而避免损伤。胎儿颅骨在头部前后相接的地方形成 2 个大的缝隙——前囟和后囟。另外有 4 个囟门在头颅侧边。颅骨相接的地方由结缔组织相连。

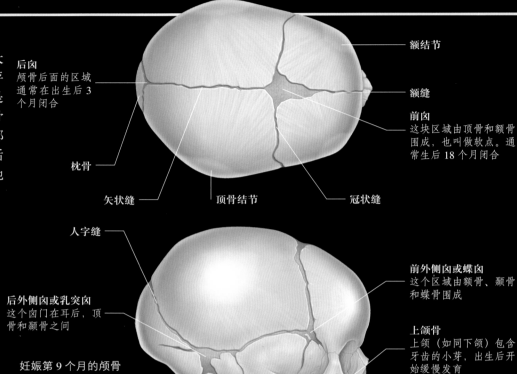

后囟
颅骨后面的区域通常在出生后 3 个月闭合

枕骨

矢状缝

顶骨结节

额结节

额缝

前囟
这块区域由顶骨和额骨围成，也叫做软点。通常生后 18 个月闭合

冠状缝

人字缝

后外侧囟或乳突囟
这个囟门在耳后，顶骨和颞骨之间

妊娠第 9 个月的颅骨
新生儿的颅骨并未融合。囟门和颅缝由坚韧的膜覆盖保护，生后头 2 年内转化为骨（骨化）。

前外侧囟或蝶囟
这个区域由额骨、颞骨和蝶骨围成

上颌骨
上颌（如同下颌）包含牙齿的小芽，出生后开始缓慢发育

下颌骨
下颌发育较慢，使婴儿能够含住乳头并吸吮

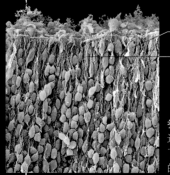

后囟

可见的囟门
这张 3D 超声扫描显示了后囟，由枕骨和两块顶骨围成的区域形成。

协调性增加

胎儿脑部的神经细胞（神经元）以每秒50 000 ～ 100 000 个细胞的惊人速度在增长。脑部的灰质，或者说皮质的发育是由连续的细胞层形成的。当一层细胞层完成后，下一波神经元在其之上形成新的一层。脑部迅速增大，脑细胞之间的连接越来越多，因此胎儿运动的协调性增强且变得复杂。

神经元细胞体
细胞核所在的位置是控制中枢

树突
交通纤维传递冲动

参与运动的神经元
这张彩色的电子显微照片显示了大脑中控制姿势和运动部分的胎儿脑细胞（绿色）。

特殊监测

随着胎儿临近足月，成熟的胎盘为胎儿生长提供营养物质的效率变得没那么高了。一系列不同的试验可用于检测胎儿是否缺乏营养。这些试验可以评估胎儿的生长和健康状况，可以检查呼吸、运动和心率。由于需要特定的设备，这些试验通常在医院或诊所进行。

评估胎儿健康的试验

试验	描述
胎儿生长	如果胎儿生长缓慢，可定期地进行超声检查。可测量胎儿头围和肝脏大小，以及股骨长度。如果胎盘功能不良，胎头看上去会比肝脏大，因为胎儿的脂肪储备被使用掉了（或未蓄积）
胎儿健康情况	生物物理评分可通过分娩监测仪监测胎心，使用超声记录羊水量、胎儿运动、肌张力和呼吸，来评估胎儿的健康状况。如果胎儿生长未达到预期或者脐动脉血流指数低则可使用这种评分

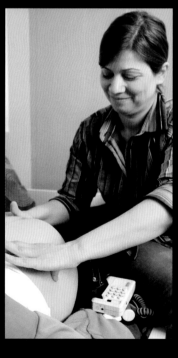

腹部检查
一位产检专家正在为一个已足月妊娠的产妇行腹部检查。

最后的发育

第 9 个月胎儿已完全发育，头部大小与身体其他部位已成合适的比例。脂肪已蓄积得越来越多，脸庞上的大多数皱纹消失，看上去很丰满。胎儿身上覆盖着保护性的胎脂，胎脂在皮肤皱褶处尤其厚，比如腋窝。少量的胎毛可能还存在，但出生后会很快脱落。指甲和趾甲基本长成，达到指端和趾端。胎儿四肢折叠地躺着，手指可以很有力地抓住东西。很多但不是全部的胎儿此时为头位，为分娩做好准备。

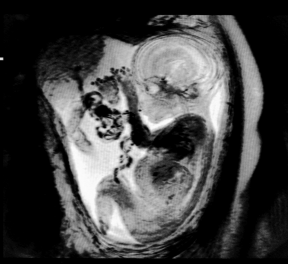

紧紧地包裹着
妊娠末期完全撑大的子宫里基本没有剩余空间了。尽管胎儿挤在这狭小的空间里，但它仍能在羊膜腔内羊水的保护下移动。

出生前和出生后
这是同一个婴儿在出生前和出生后脸部的 3D 超声对比图，显示产前影像准确。

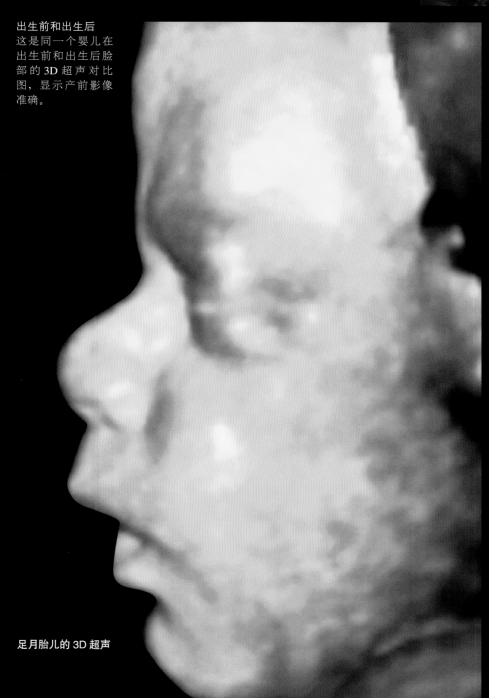

足月胎儿的 3D 超声

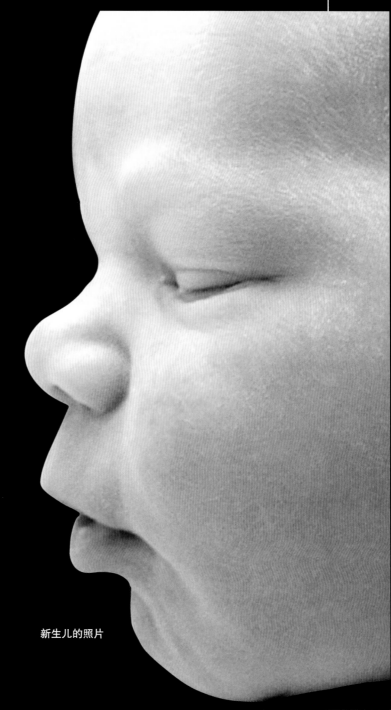

新生儿的照片

母亲的改变

母亲的身体在妊娠期间发生巨大的改变。一些改变是有益的，如指甲变得强壮，肤色变好，但也有一些潜在的不适，如腰痛、呼吸困难和疲劳。

母亲的身体必须提供胎儿发育所需的越来越多的氧气和营养物质，这意味着她自己的肺、心脏和消化系统的工作量增加。除了怀着胎儿，她的身体必须支持胎盘的生长和羊水的增多。随着妊娠进展，子宫向上和向外扩大，压迫小肠和横膈。她的乳房增大为泌乳做准备，血容量、体液和脂肪储存增加。所有的这些改变使体重正常增加 10～13 kg（22～29 lb）。

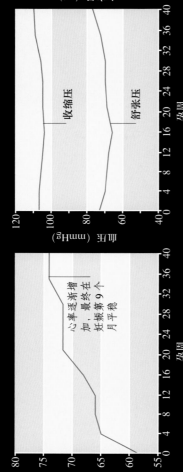

血容量

血容量在妊娠期稳定增加（到 32 周左右达到峰值），使额外的血液可供给子宫和母亲其他的器官，尤其是肾脏。

妊娠 6～8 个月血容量快速增加

血压

妊娠早期血压会下降，在最后 3 个月则会上升。体位改变，如平躺，会影响血压。

收缩压

舒张压

心率

在妊娠期，由于血容量增加和心脏需为胎盘额外泵出血液，母亲的心率会增快。

心率逐渐增加，最终在妊娠第 9 个月平稳

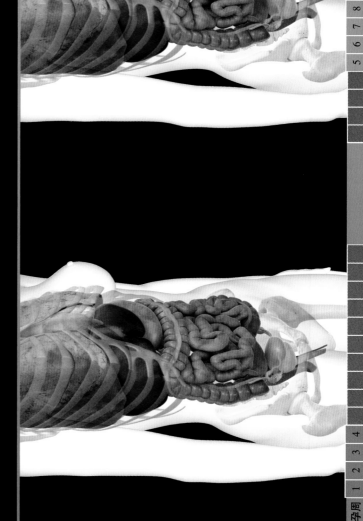

孕周												
1	2	3	4	5	6	7	8	9	10	11	12	

月 1

在此月，母亲可能还没意识到自己已经怀孕。最初的征兆通常为停经史，一些女性注意到味觉的改变、乳房的刺痛感、恶心或经常感到疲惫。

月 2

孕妇已有停经史并且已知道怀孕。可有乳房压痛、乳房扩大、尿频和易饥饿感。疲惫感也很常见。

月 3

妊娠头 3 个月结束，子宫增大至盆腔顶部。阴道分泌物可能会增加。血容量增加，一些女性已有健康孕妇的脸色。

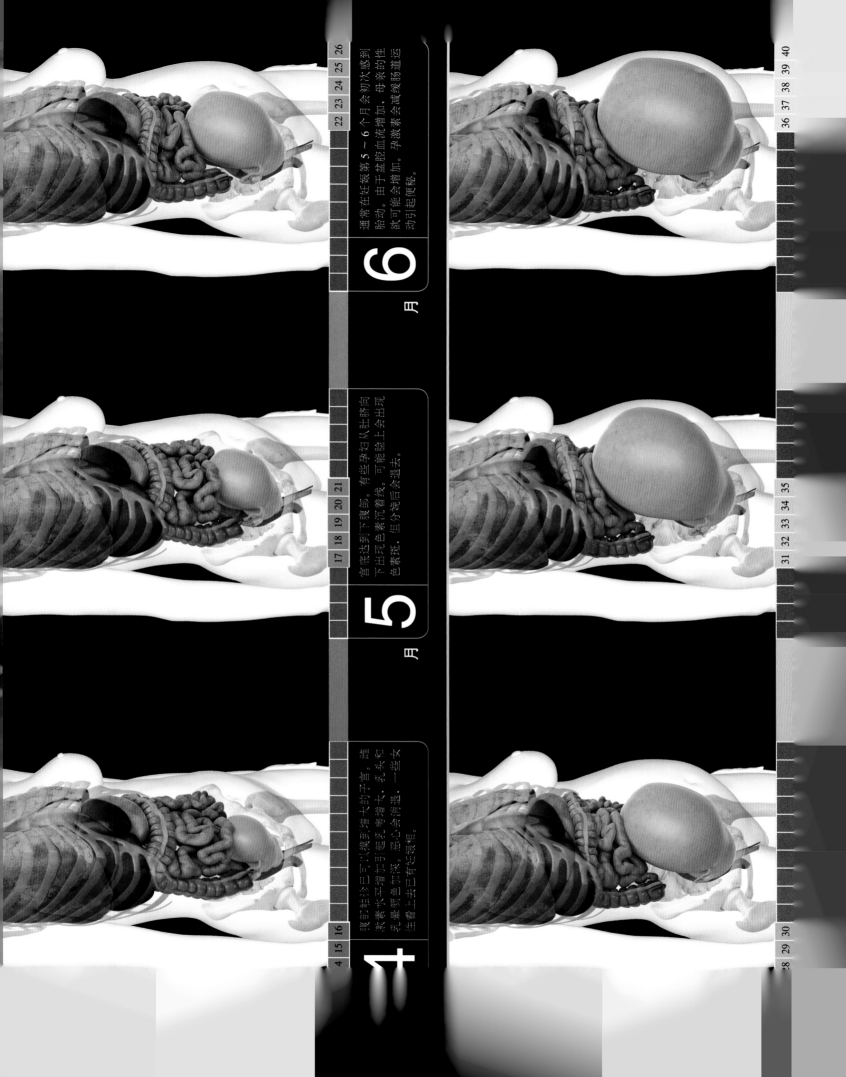

22 23 24 25 26

6
月

通常在妊娠第5～6个月会初次感到胎动。由于盆腔血流增加，母亲的性欲可能会增加。孕激素会减缓肠道运动引起便秘。

17 18 19 20 21

5
月

宫底达到下腹部。有些孕妇从肚脐向下出现色素沉着线。可能脸上会出现色素斑，但分娩后会退去。

4 15 16

4

孕妈妈已可以摸到增大的子宫。雌激素水平增加引起乳晕增大、颜色加深。恶心会消退。一些女性看上去已有妊娠相。

36 37 38 39 40

31 32 33 34 35

28 29 30

胎儿身体的变化

40 周的妊娠包括了一个单细胞的受精卵向活胎的巨大转变。在此期间，身体的
11 个主要系统成形，经历了可预测的生长和发育。

胎儿身体的组织非常复杂。数万亿细胞中的每一个都与其相邻细胞联系，跟踪化学和激素信号来指导运动并分化成相应的细胞种类。这种相互作用依赖于从父母处遗传的基因。身体系统的基本蓝图在生命的最初的最初 8 周——胚胎期已确立，之后胚胎被叫做胎儿。妊娠中期结束时，胎儿身体的每一个系统已发育可以支持在此时早产的胎儿尽可能成活。妊娠晚期是快速生长期，为胎儿未到子宫外的世界做准备。

主要事件的时间表
11 个身体系统都有生长的特定时期，其发生有特定的顺序。妊娠达 37～40 周时，大多数胎儿的身体系统都已成熟，此时叫做足月。

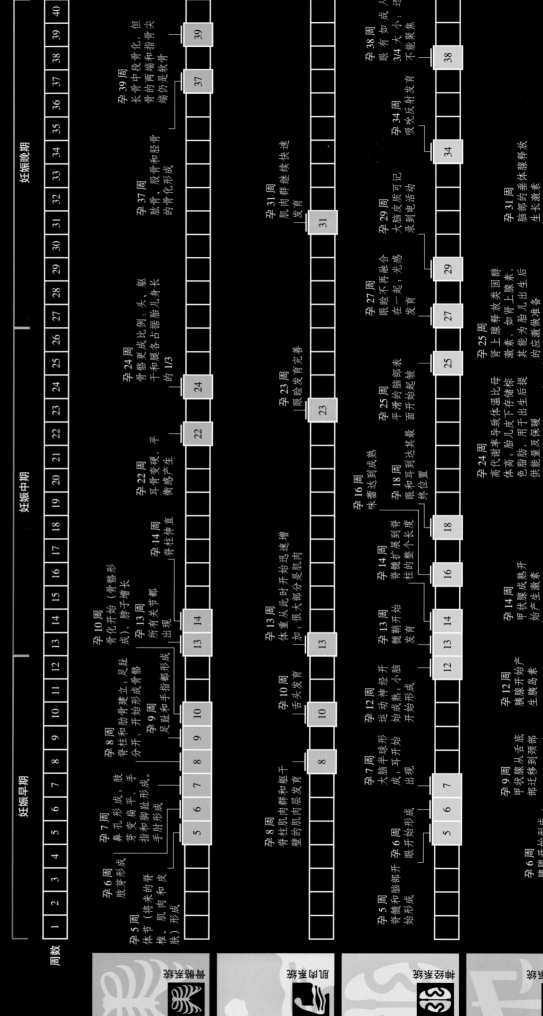

| 周数 | 1 | 2 | 3 | 4 | 5 | 6 | 7 | 8 | 9 | 10 | 11 | 12 | 13 | 14 | 15 | 16 | 17 | 18 | 19 | 20 | 21 | 22 | 23 | 24 | 25 | 26 | 27 | 28 | 29 | 30 | 31 | 32 | 33 | 34 | 35 | 36 | 37 | 38 | 39 | 40 |

妊娠早期 / 妊娠中期 / 妊娠晚期

孕 6 周 肢芽形成

孕 7 周 鼻孔形成，肢芽变扁平，手指和脚趾形成，手和肘形成

孕 5 周 (将来的脊椎)体节形成，脊髓、肌肉和皮肤形成

孕 8 周 脊柱和肋骨建立，足趾分开，开始形成骨骼

孕 9 周 足趾和手指都形成

孕 10 周 骨化开始 (骨骼形成)，膝子增长

孕 13 周 所有关节都出现

孕 14 周 脊柱伸直

孕 22 周 耳变硬，平衡感产生

孕 24 周 骨骼更成比例：头、躯干和四肢各占据胎儿身长的 1/3

孕 37 周 胺前、股骨和胫骨的骨化形成

孕 39 周 长骨中段骨化，但骨的两端和指骨头端仍是软骨

孕 8 周 脊柱肌群和躯干壁的深层肌肉发育

孕 13 周 体重从此时开始增加，很大部分是肌肉

孕 16 周 体重从此时开始迅速增

孕 23 周 眼睑发育完善

孕 31 周 肌肉群继续快速发育

孕 6 周 眼部和脑部开始形成

孕 7 周 大脑半球形成，耳开始出现

孕 12 周 运动神经开始成熟，小脑开始形成

孕 13 周 髓鞘开始发育

孕 14 周 脊髓扩展到脊柱的整个长度

孕 16 周 味蕾达到成熟

孕 18 周 眼和耳到达其最终位置

孕 25 周 平滑的脑部表面开始起皱

孕 27 周 眼睑不再融合在一起；光感

孕 29 周 大脑皮质可记录到活动

孕 31 周 脑部皮层发育到达到活动

孕 34 周 吸吮反射发育

孕 38 周 眼有功能 3/4 大小，还不能聚焦

孕 6 周 胰腺开始形成

孕 9 周 甲状腺从舌底部迁移到颈部

孕 12 周 胰腺开始产生胰岛素

孕 14 周 甲状腺成熟开始产生激素

孕 24 周 高代谢率导致母体体温比胎儿皮下存储棕色脂肪，如胎儿出生后其能为胎儿出生后提供能量保暖

孕 25 周 肾上腺释放类固醇激素，如肾上腺素，其能为胎儿出生做准备

孕 31 周 脑部的垂体释放生长激素

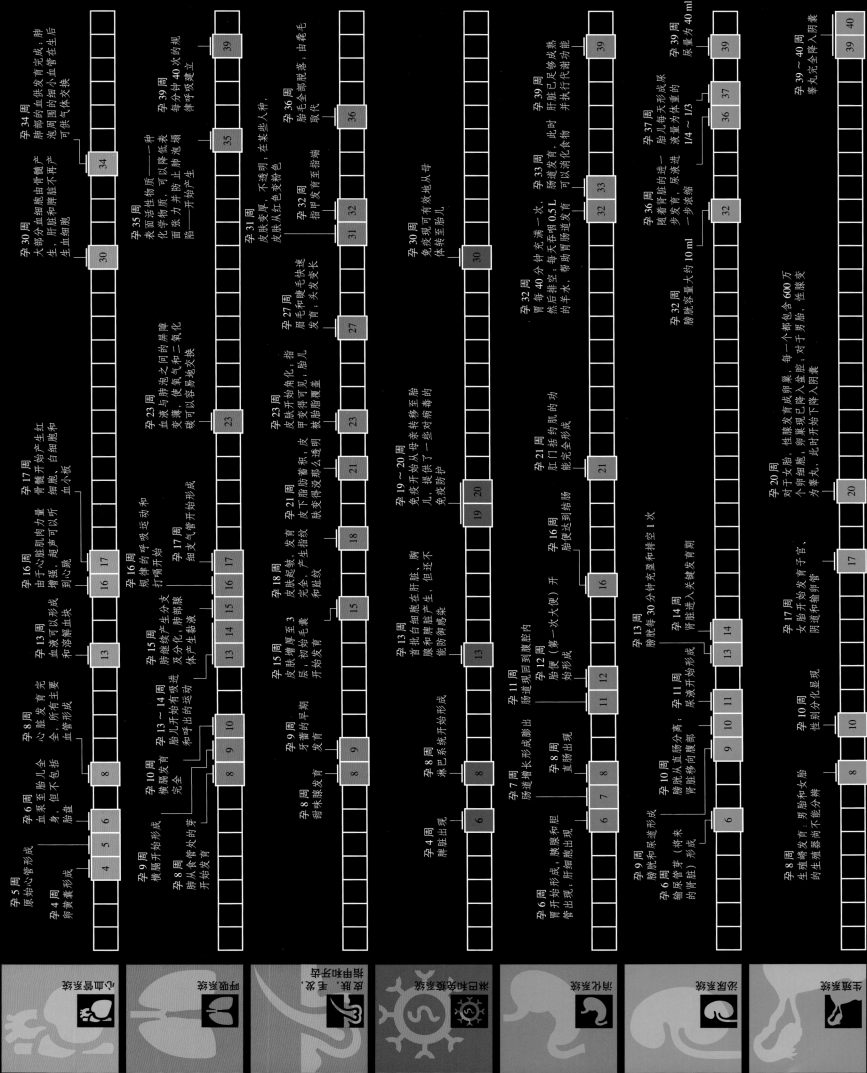

心血管系统

孕 4 周
原始心管形成

孕 5 周
卵黄囊形成

孕 6 周
血液至胎儿全身，但不包括胎盘

孕 8 周
心脏发育完全，所有主要血管形成

孕 13 周
血液可以形成血块和溶解血块

孕 17 周
骨髓开始产红细胞、白细胞和血小板

孕 30 周
大部分血细胞由骨髓产生，肝脏和脾脏不再产生血细胞

孕 34 周
肺部的血供发育完成，肺泡周围的细小血管可供氧后生后交换

呼吸系统

孕 9 周
膈膜开始形成

孕 10 周
横膈发育完全

孕 13~14 周
胎儿开始有吸入和呼出的运动

孕 15 周
肺继续产生分支及分化，肺部腺体产生黏液

孕 16 周
规律的呼吸运动和打嗝开始

孕 17 周
细支气管开始形成

孕 23 周
血液与肺泡之间的屏障变薄，使氧气和二氧化碳可以容易地交换

孕 35 周
表面活性物质——一种化学物质，可以降低表面张力并防止肺泡塌陷——开始产生

孕 39 周
每分钟 40 次的规律呼吸建立

消化系统及胃肠道

孕 8 周
肝从食管处的芽开始发育

孕 9 周
胃肠道开始形成，肝细胞出现

孕 9 周
牙蕾的早期发育

孕 15 周
皮肤增厚至 3 层，初毛囊开始发育

孕 18 周
皮肤起皱，发育完全，产生指纹和掌纹

孕 21 周
皮肤开始积，皮下脂肪积，皮肤变得那么透明

孕 23 周
皮肤开始角化，指甲变得可见；胎儿被胎脂覆盖

孕 27 周
眉毛和睫毛快速发育；头发变长

孕 31 周
皮肤变厚，不透明，在某些人种，皮肤从红变粉色

孕 32 周
指甲发育至指端

孕 36 周
胎毛全部脱落，由毳毛取代

免疫系统

孕 7 周
肠道管道变长形成膨出

孕 8 周
淋巴系统开始形成

孕 13 周
首批白细胞在肝脏、胸腺和脾脏产生，但还不能防御感染

孕 19~20 周
免疫开始从母来转移至胎儿，提供了一些对病毒的免疫防护

孕 30 周
免疫发现可有效地从母体转至胎儿

泌尿系统

孕 6 周
胃肠道出现，肝、胰、胆管出现

孕 8 周
肠道从脐分离，直肠移向腹部

孕 11 周
肠道实现回到腹腔内

孕 12 周
胎便（第一次大便）开始形成

孕 14 周
肛门括约肌的功能完全形成

孕 16 周
胎便达到结肠

孕 21 周
肛门括约肌的功能完全形成

孕 33 周
肠道发育，此时可以消化食物

孕 39 周
肝脏已足够发育成熟并执行代谢功能

泌尿系统

孕 6 周
膀胱和尿道芽（将来的肾脏）形成，输尿管芽出现

孕 10 周
膀胱从直肠分离，肾脏移向腹部

孕 11 周
尿液开始形成

孕 13 周
膀胱每 30 分钟充盈和排空 1 次

孕 14 周
肾脏进入关键发育期

孕 32 周
膀胱容量大约 10 ml

孕 36 周
随着肾脏的进一步发育，尿浓进一步成熟

孕 37 周
胎儿每天形成尿液量为体重的 1/4~1/3

孕 39 周
尿量约 40 ml

生殖系统

孕 8 周
生殖嵴发育：男胎和女胎的生殖器尚不能分辨

孕 10 周
性别分化显现

孕 17 周
女胎开始发育子宫、阴道和输卵管

孕 20 周
对于女胎，性腺发育成卵巢，每一个都包含 600 万个卵细胞，卵巢现已降入盆腔；对于男胎，性腺变为睾丸，此时开始下降入阴囊

孕 39~40 周
睾丸完全降入阴囊

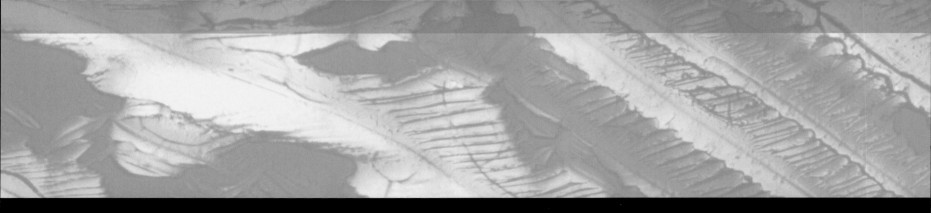

妊娠期间母亲和胎儿都发生了一系列不可思议的变化，最终迎来最重大的事件——分娩。这个过程的起始——产程，发生于子宫肌层的收缩逐渐增强和频繁，将胎儿向下推动，宫口扩张为胎儿通过产道做准备。胎儿在下降过程中不断旋转，其颅骨轻微移动使胎头能够通过。第一次呼吸引发新生儿肺部和心脏的迅速改变，预示其独立生活的起点。

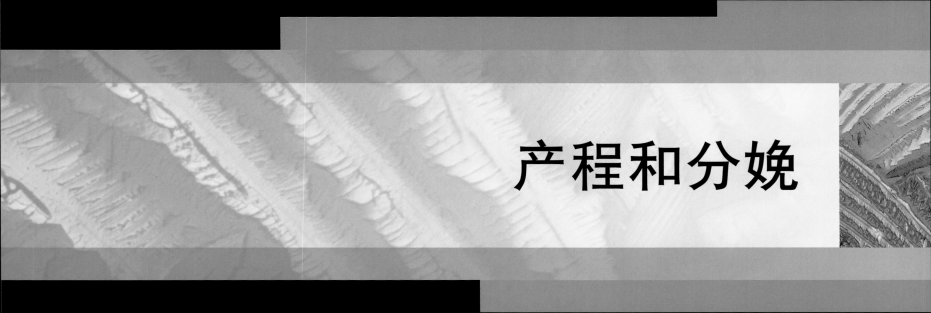

产程和分娩

分娩前的准备

妊娠的最后几周，母亲体内的激素水平发生变化，胎儿在骨盆内向下移动的压力为即将来到的分娩做准备。

早期宫缩

在妊娠 4～6 个月，子宫开始有很微弱的宫缩，之后随着妊娠进展，这种宫缩的强度和频率会增加。这种无痛性的子宫收缩叫做布希宫缩，每次大概持续 30 秒。这种宫缩引起胎盘的血流量增加，因此在胎儿生长的最后阶段为其增加氧气和营养输送。临近分娩时，布希宫缩开始引起不适，有些孕妇，尤其是初产妇，会把这种假宫缩当成真正临产开始的宫缩。

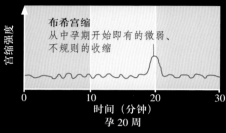

布希宫缩
从中孕期开始即有的微弱、不规则的收缩

宫缩强度

时间（分钟）
孕 20 周

宫缩
随着产程进展，布希宫缩会变得频繁。尽管性质上有很大区别，它们仍然是预示真正临产时强有力且规律宫缩开始的先兆。

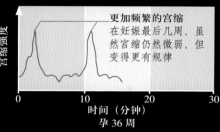

更加频繁的宫缩
在妊娠最后几周，虽然宫缩仍然微弱，但变得更有规律

宫缩强度

时间（分钟）
孕 36 周

潜伏期

产程最开始时宫缩微弱且不规则。这些宫缩使宫颈发生一些分娩所必需的变化，使其变软、变薄，且比原先 2 cm 的长度要短很多。潜伏期大约持续 8 小时，但对于已经生过几个孩子的产妇来说会短一些。微弱的宫缩可引起腰背痛或经期痛的感觉，通常不会引起烦躁不适。一些产妇甚至没意识到潜伏期已经来临。正式临产后（见第 190 页），由于宫缩变强变频繁引起宫颈的扩张。

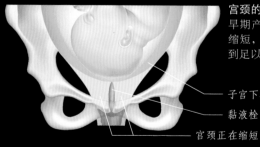

宫颈的软化
早期产程的微弱宫缩引起宫颈变软和缩短，这个过程必须发生在宫颈扩张到足以让胎头通过的大小之前。

子宫下段

黏液栓紧紧地塞住

官颈正在缩短

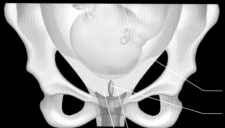

宫颈变薄
产程早期持续的微弱宫缩使得胎头持续压迫宫颈，引起宫颈逐渐变薄并在宫口扩张前融合进子宫壁。

宫颈融合进子宫

黏液栓松弛

宫颈变短，官口扩张

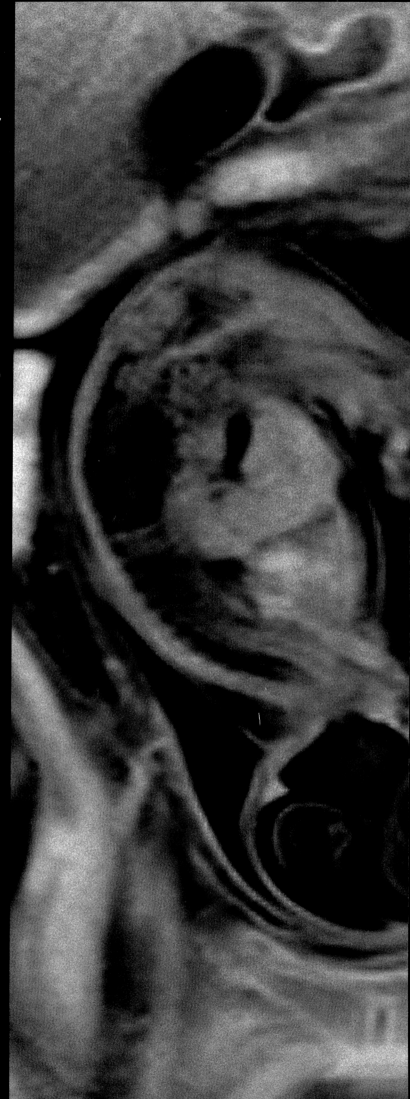

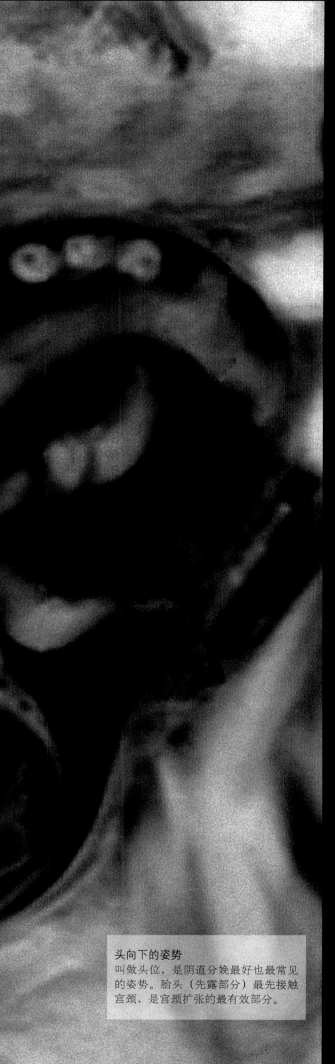

胎位

胎儿在子宫里可以呈垂直位、水平位或斜位。垂直位可以为头位（头向下）或者不经常见到的臀位（臀部向下）。当为水平位或斜位时，没有胎先露部位。35 周前，大多数胎儿都是头位。足月时，95% 的胎儿为头位，4% 为臀位，1% 为横位或斜位。

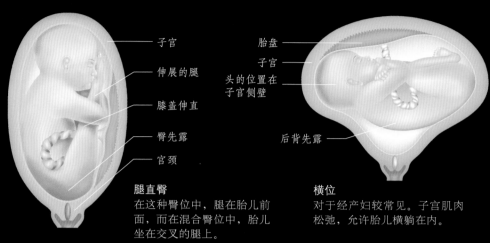

子宫
伸展的腿
膝盖伸直
臀先露
官颈

胎盘
子宫
头的位置在子宫侧壁
后背先露

腿直臀
在这种臀位中，腿在胎儿前面，而在混合臀位中，胎儿坐在交叉的腿上。

横位
对于经产妇较常见。子宫肌肉松弛，允许胎儿横躺在内。

衔接

术语衔接指的是胎儿 3/5 以上的头部已通过骨盆入口。通过腹部触诊，医生或助产士可以评估胎头在骨盆入口之上还有多少，以此判断是否胎头已衔接。产程中，衔接由阴道检查评估。

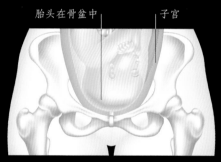

胎头在骨盆中　　子宫

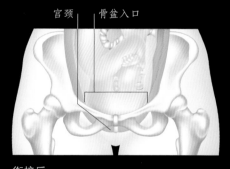

官颈　骨盆入口

胎头衔接前
如果胎头的 3/5 以上在骨盆入口之上，则尚未衔接。大多数胎儿孕 36 周时衔接。一些胎儿直到产程开始才衔接。

衔接后
如果胎头小于 2/5 在骨盆入口之上，即大部分在此之下则胎头衔接。由于子宫下段扩张，胎儿能够向下移动。

妊娠晚期的激素变化

妊娠最后几周，雌激素水平增加，孕激素水平不变。雌激素引发宫缩，孕激素则松弛关节使胎儿易通过骨盆。孕 4 个月后 hCG 水平就无明显变化，因为此时，hCG 的主要功能——维持卵巢的黄体功能已基本完成。

图例
—— 雌激素
—— 孕激素
—— hCG

血中激素水平（纵轴）
妊娠周数（横轴）
28　30　32　34　36　38　40

水平变化
妊娠的最后几周，可见雌激素水平增高，孕激素水平保持稳定，hCG 轻度下降。

第一产程

产程这段时期的主要特点是：有规律且疼痛的宫缩开始至宫口开全允许胎儿通过时结束。在此期间，宫缩逐渐增强且频繁。

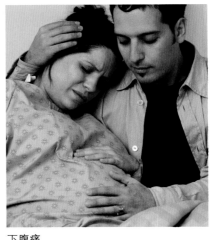

临产的早期征兆

第一产程来临前，会有一些轻微的不规律的宫缩（见第188页），然后被强烈的有规律的宫缩取代。随着产程进展，妊娠期间宫颈内的黏液栓脱落（这叫作见红）。通常产程中或产程刚开始前会破水。偶尔，37周前可出现破水。

子宫收缩

第一产程初期，宫缩微弱，使宫口只轻度扩张。之后临产开始，有力的宫缩驱使胎儿向下压迫宫颈，宫口快速开大。子宫肌层血供丰富。每次宫缩，向肌肉提供氧气和养料的血管都被挤压，因此供氧量减少，引起疼痛。当宫缩增强变长时，这种疼痛会更严重。

下腹痛
随着强宫缩的来临，下腹部以及腰部下段的疼痛也会伴随而来。有很多方法可以缓解这种不适。

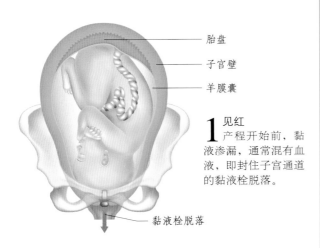

胎盘
子宫壁
羊膜囊

1 **见红**
产程开始前，黏液渗漏，通常混有血液，即封住子宫通道的黏液栓脱落。

黏液栓脱落

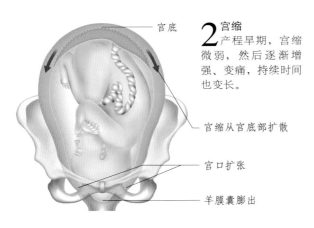

宫底

2 **宫缩**
产程早期，宫缩微弱，然后逐渐增强、变痛，持续时间也变长。

宫缩从宫底部扩散

宫口扩张

羊膜囊膨出

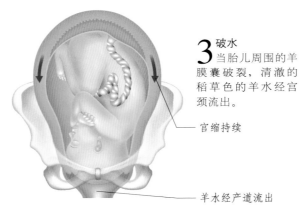

3 **破水**
当胎儿周围的羊膜囊破裂，清澈的稻草色的羊水经宫颈流出。

宫缩持续

羊水经产道流出

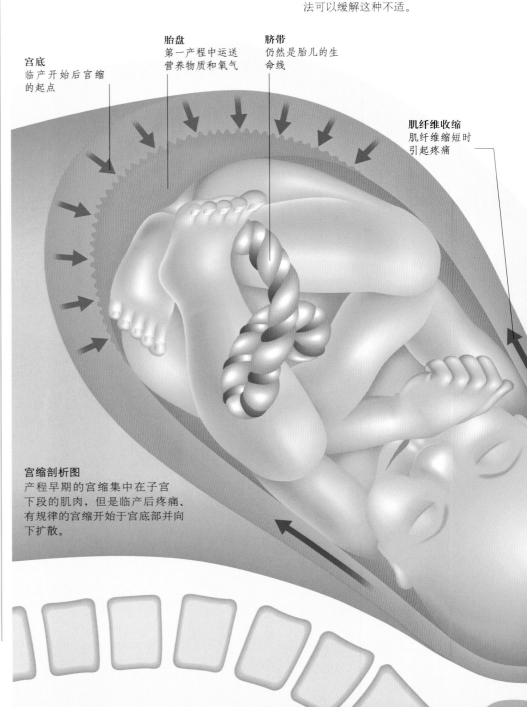

宫底
临产开始后宫缩的起点

胎盘
第一产程中运送营养物质和氧气

脐带
仍然是胎儿的生命线

肌纤维收缩
肌纤维缩短时引起疼痛

宫缩剖析图
产程早期的宫缩集中在子宫下段的肌肉，但是临产后疼痛、有规律的宫缩开始于宫底部并向下扩散。

宫口扩张

产程中，宫口会扩张到 10 cm。早期，助产士或医生会进行阴道检查，评估宫颈条件，包括宫口扩张大小、宫颈长度、质地和位置。胎儿在骨盆里的下降程度和胎方位也会记录下来（见第 189 页）。在第一产程，通过腹部和阴道检查定期对产妇进行评估，以保证宫口扩张速度和胎儿下降幅度。

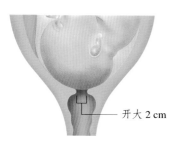

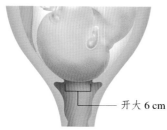

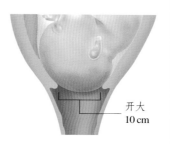

开大 2 cm

开大 6 cm

开大 10 cm

1 初始扩张
产程早期宫口扩展缓慢，因为此时宫缩尚不剧烈。

2 宫口开大
一旦临产，宫缩有效，宫口从 4 cm 扩张到 10 cm。

3 宫口开全
当宫口开大到 10 cm，产妇可以开始用力娩出胎儿。

过渡期

某些产妇在宫口开全和感到想向下用力之间有段时间，叫过渡期。可能持续几分钟，也可能长达 1 小时。在此阶段，宫缩强而频繁，因此在等待第二产程开始这段时间产妇可能会感到很难受。

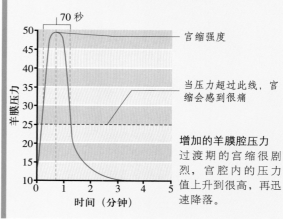

70 秒

宫缩强度

当压力超过此线，宫缩会感到很痛

增加的羊膜腔压力
过渡期的宫缩很剧烈，宫腔内的压力值上升到很高，再迅速降落。

（y轴：羊膜压力）（x轴：时间（分钟））

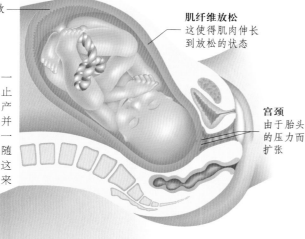

宫底
宫缩间期肌肉放松变软

宫缩间期
宫缩之间有一段宫缩暂时停止的时间可以让产妇轻松地呼吸并放松，直到下一次宫缩来临。随着产程进展，这种时间间隙越来越短。

肌纤维放松
这使得肌肉伸长到放松的状态

宫颈
由于胎头的压力而扩张

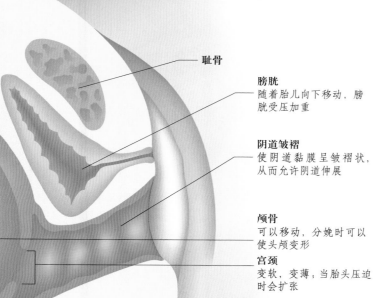

耻骨

膀胱
随着胎儿向下移动，膀胱受压加重

阴道皱襞
使阴道黏膜呈皱襞状，从而允许阴道伸展

颅骨
可以移动，分娩时可以使头颅变形

宫颈
变软，变薄，当胎头压迫时会扩张

直肠

胎儿监护

产程中胎儿健康与否的主要指标是胎心率和宫缩时胎心率的变化。听诊胎心率最简单的方法是使用 Pinard 听诊器或手持式 Sonicaid 胎儿监护仪，这两种都是放在产妇的腹部。电子胎儿监护仪已使用了很长时间，通常是两个监测探头绑在腹部。有时，通过相连于胎头的电极监测胎心。

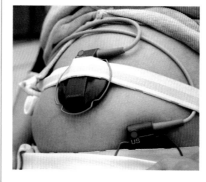

电子胎儿监护
它测量胎心率和宫缩强度。两个感应器连于分娩描记器，显示出连续的记录曲线。

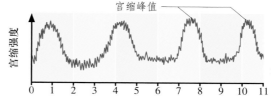

宫缩峰值

产妇的宫缩
这些是一个正常产程中的规律的宫缩。描记曲线显示它们逐渐增强。

（y轴：宫缩强度）（x轴：0-11）

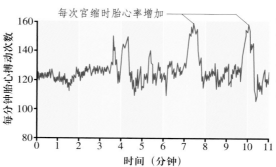

每次宫缩时胎心率增加

胎心率
胎心率一直在变化，一定程度的变异提示胎儿活跃，能良好适应产程。当有宫缩时胎心率增快。

（y轴：每分钟胎心搏动次数）（x轴：时间（分钟））

分娩

第二产程即分娩，以新的生命诞生而结束。母亲用尽全力，以及强而频繁的宫缩都是将胎儿娩出产道所必需的。

宫口开全时进入第二产程，宫缩强而频繁，产妇有向下用力感。当通过产道时，胎儿旋转，当它通过产道时胎头位置变化以使胎头最宽的径线与母亲骨盆最宽处相适应。当胎头娩出，胎儿的身体再次旋转使得肩膀按先后顺序易于娩出。胎儿娩出后，检查脐带是否绕颈，将黏液从新生儿的鼻子和嘴部清理掉以帮助新生儿呼吸。分娩期持续 1 ～ 2 小时。

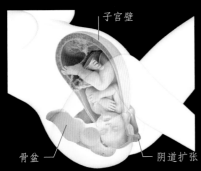

子宫壁

骨盆　　　　　阴道扩张

胎儿在骨盆里的位置

强烈的宫缩
分娩时宫缩强而频繁，产妇配合向下用力

胎盘
分娩时胎盘仍然附着于子宫壁，胎儿娩出后开始剥离

脐带
胎儿向下通过产道时脐带拉伸开来

1 下降
随着宫缩，胎儿逐渐向下移动通过骨盆。当向下进入产道时，胎头倾向胸部。胎儿四肢折叠向身体，使得通过产道的过程中身体尽量缩小。

缩小的子宫
随着胎儿向下移动通过骨盆，宫底也在降低

2 胎头娩出
着冠是胎头的初次显现，当娩出产道时会回缩。胎头是胎儿身体最宽的部分，因此一旦胎头娩出，身体娩出会容易很多。分娩后胎头可能看上去有所变形，但不久会恢复正常形状。

耻骨联合
将左右耻骨连在一起的关节；松弛素分泌增加，可将其软化，使得分娩时骨盆更柔软

阴道扩张

着冠
胎头顶部；着冠是分娩时胎头顶部的初次显现

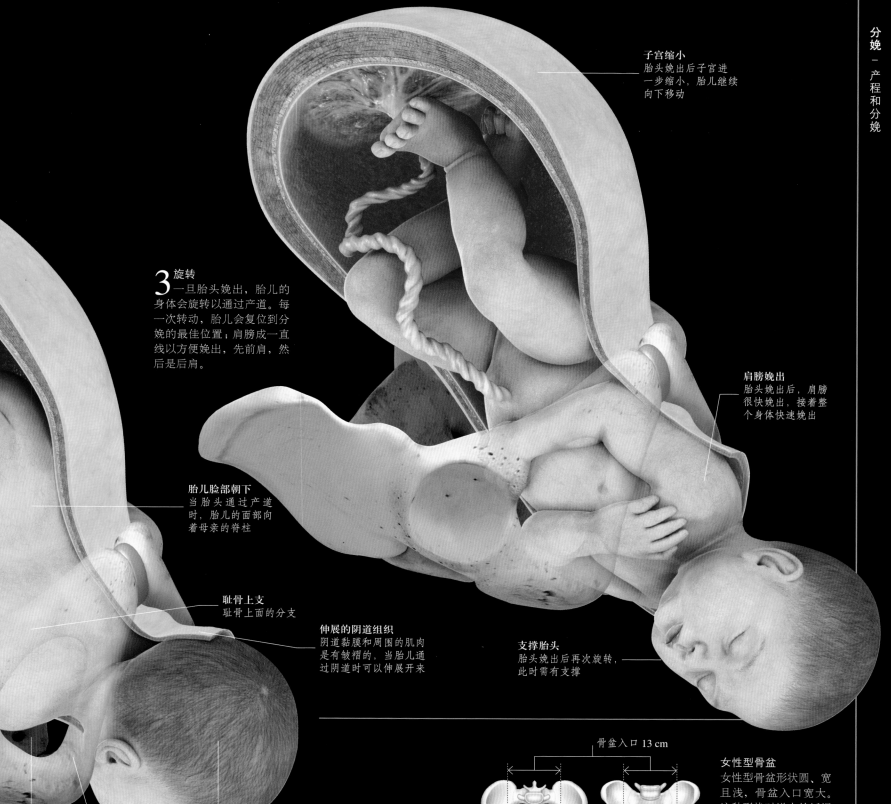

子宫缩小
胎头娩出后子宫进
一步缩小，胎儿继续
向下移动

3 旋转
一旦胎头娩出，胎儿的
身体会旋转以通过产道。每
一次转动，胎儿会复位到分
娩的最佳位置；肩膀成一直
线以方便娩出，先前肩，然
后是后肩。

肩膀娩出
胎头娩出后，肩膀
很快娩出，接着整
个身体快速娩出

胎儿脸部朝下
当胎头通过产道
时，胎儿的面部向
着母亲的脊柱

耻骨上支
耻骨上面的分支

伸展的阴道组织
阴道黏膜和周围的肌肉
是有皱褶的，当胎儿通
过阴道时可以伸展开来

支撑胎头
胎头娩出后再次旋转，
此时需有支撑

闭孔
耻骨之间的
孔，通常覆
盖着一层
膜，两边有
肌肉附着

坐耻支
耻骨的下面分支

柔软的颅骨
当胎头通过产道
时，颅骨间的囟门
和缝隙使胎头具有
一定的柔韧性

骨盆的形状
女性骨盆的形状有很多正常
变异，一些人的形状使得阴
道分娩比别人更容易。女性
骨盆是典型的女性型骨盆的
形状，顺利阴道分娩的机会
最大。男性型骨盆与男性骨
盆的形状相似，骨盆入口较
窄，可能使得阴道分娩难度
增加。如果骨盆的大小不足
以让胎儿通过，则这种情况
叫头盆不称（CPD）。

骨盆入口 13 cm

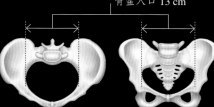

女性型骨盆
女性型骨盆形状圆、宽
且浅，骨盆入口宽大。
这种形状对增大的妊娠
子宫最有利，也利于胎
儿分娩。

骨盆入口 12 cm

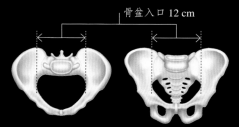

男性型骨盆
男性型骨盆更类似于三
角形，较深较窄，骨盆
入口较小。这些特点为
阴道分娩造成困难，除
非胎儿很小。

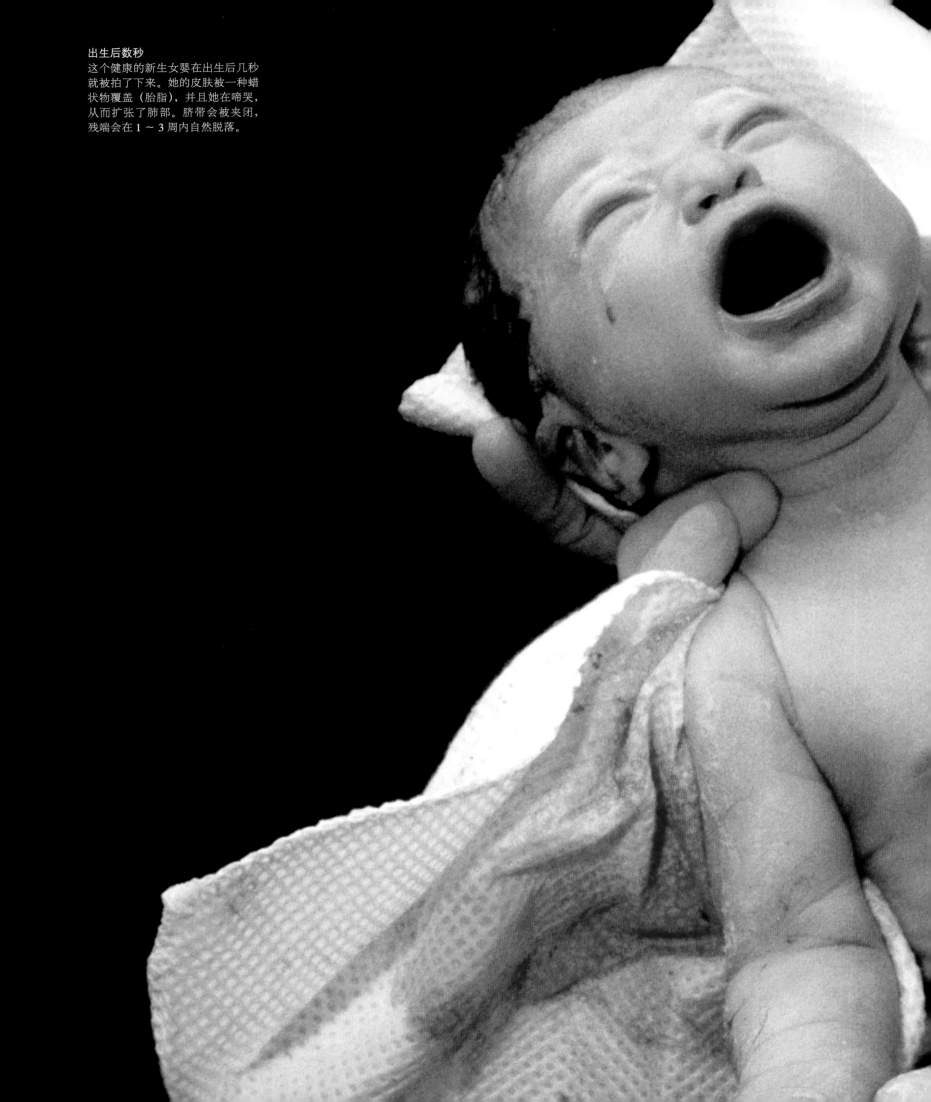

出生后数秒
这个健康的新生女婴在出生后几秒就被拍了下来。她的皮肤被一种蜡状物覆盖（胎脂），并且她在啼哭，从而扩张了肺部。脐带会被夹闭，残端会在 1 ～ 3 周内自然脱落。

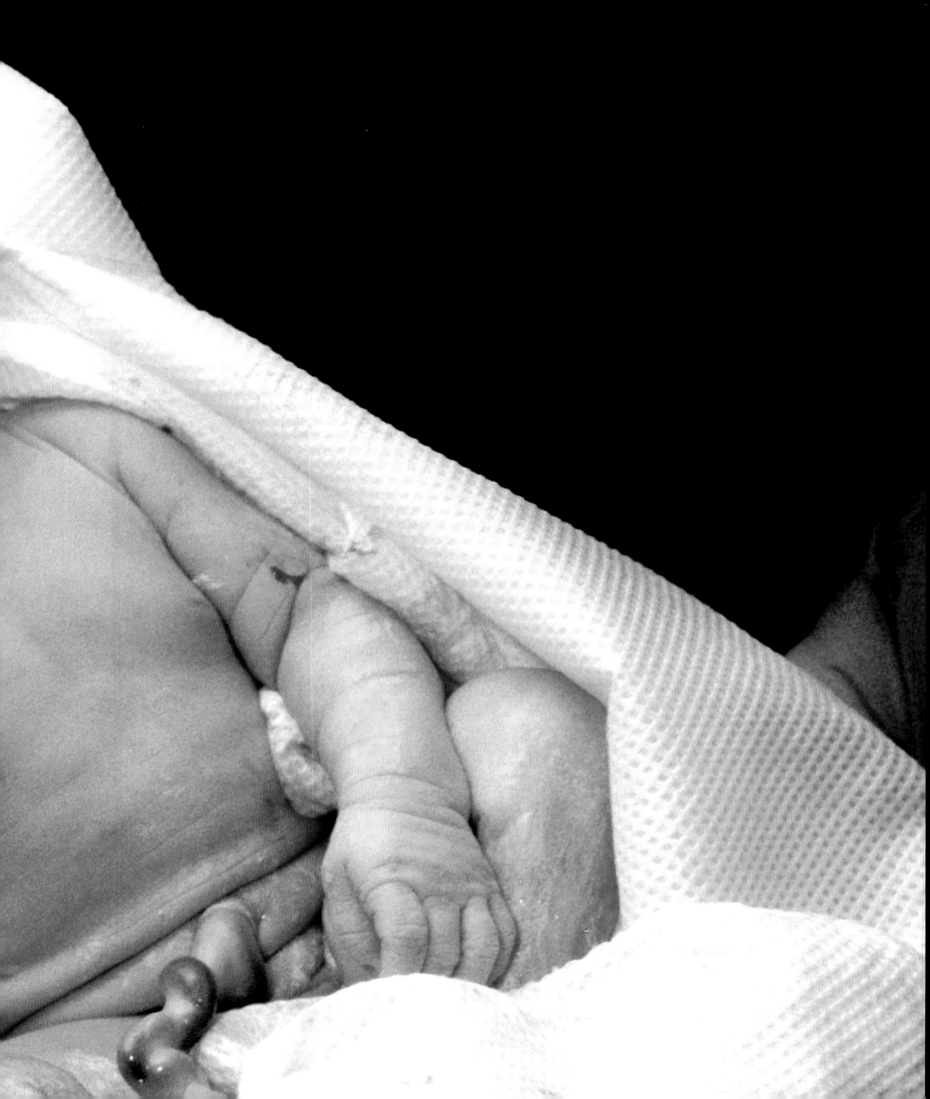

分娩的体位

分娩时有很多可供选择的体位。很多产妇感到在第一产程四处活动很有帮助，然后，分娩时试图寻找能更好适合分娩的体位，而不是简单地平躺在产床上。一些产妇觉得坐在床上，背后垫个枕头的体位较舒服，而另一些产妇更喜欢跪着或蹲着，或者使用分娩凳。

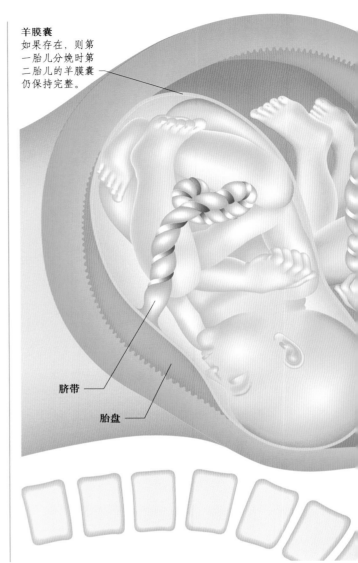

羊膜囊
如果存在，则第一胎儿分娩时第二胎儿的羊膜囊仍保持完整。

脐带

胎盘

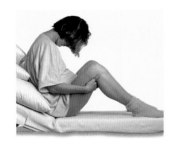

坐直
这种姿势是在背后垫个枕头，对于用力较舒服且有效，因为产妇能通过拉住大腿用力。

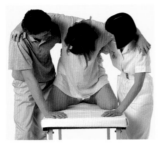

跪位
产妇可以在帮助下挺直上身跪或者四肢朝下跪。上身直立的姿势可以在重力的帮助下使得胎儿下降。

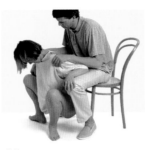

蹲位
蹲下时，骨盆打开，在重力的帮助下，胎儿更容易分娩。

臀位分娩

许多臀位的产妇（见第 189 页）——胎儿臀部向下一般行剖宫产分娩。但是，某些情况下也可考虑阴道分娩，不过，当某些问题发生时，比如脐带脱垂，即脐带先从阴道脱出，则不能继续阴道分娩（见第 232 页）。如果脐带受压，会使胎儿缺氧，从而导致胎儿宫内窘迫（见第 232 页）。

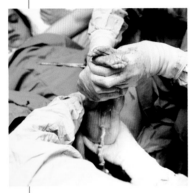

足先露
臀位分娩时，胎儿的臀部和脚先出现，然后是身体。而身体最宽的部分——胎头最后出来。

疼痛减轻

产程中有很多方法可供减轻疼痛。一些有全身效果，可以在全身范围减轻疼痛，这包括：吸入麻醉（很多国家都有）；阿片镇痛，最常使用的是哌替啶。而局部镇痛药物的效果基本局限于身体的某部位。也有一些非药物方法，可以帮助放松和镇痛。

吸入麻醉

即安桃乐（商品名），是氧气和一氧化二氮的混合气体，通常用于产程中减轻疼痛。安桃乐可以通过嘴部接口或面罩给药。当使用气体时，产妇需深深地并且规律地吸进和呼出。它不能完全消除疼痛，但可以减轻疼痛并且使产妇感到镇静。30 秒后即起效，因此产妇需在宫缩刚来的时候即开始呼吸以在正确的时间达到效果。气体可能引起恶心和头晕，但会很快消失。某些国家不使用气体麻醉，包括美国。

药物注射

产程中使用的止痛药可通过注射或置管给药，能达到全身镇痛的效果，应在产程早期使用。哌替啶是最经常使用的药物，但也使用美普他酚和海洛因。所有药物都有潜在副作用，但还是会经常使用，因为易于给药且可以相对快速地镇痛。

种类	工作原理	副作用
哌替啶	哌替啶可以肌内注射，也可以通过植入胳膊的小管连到产妇自己可控的泵上给药（即自我控制镇痛）	产妇有恶心、呕吐和镇静等副作用，胎儿有镇静和抑制呼吸的副作用
美普他酚	也叫消痛定，类似于哌替啶，但不如哌替啶使用频繁，可以肌内注射给药或通过自我镇痛系统给药	类似哌替啶，但对产妇镇静作用较小，对胎儿抑制呼吸作用也较小
海洛因	在这些药物中，海洛因是产程止痛最有效的药物。通常肌内注射，但有时通过自我镇痛系统给药	类似于哌替啶，但相对少引起恶心和镇静作用

多胎分娩

大多数情况下，多胎经剖宫产分娩，但也可尝试阴道分娩，尤其是双胎。在这种情况下，双胎在产程中必须由胎心监测仪仔细监护。通常，第一胎儿通过连在头皮上的电极监护，而第二胎儿通过绑在产妇腹部的感应器监护。产科医生、助产士、儿科医生以及麻醉师必须在旁边以防发生任何问题。并且，可以给产妇硬膜外麻醉，这样的话，如果需要进行剖宫产，产妇随时可以进行手术。

胎盘

脐带

耻骨

被压迫的膀胱

双胎的分娩
通常双胎分娩开始的胎位都是头位，使得胎儿能够陆续娩出。当第一胎儿分娩，第二胎儿必须持续监护。

胎头出现
第一胎儿以头位的正常方式分娩

宫口扩张
宫口开全使两个胎儿陆续娩出

产后即刻

出生后数秒，婴儿开始第一次呼吸，肺部膨胀并且发出第一声啼哭。助产士在评估婴儿情况和其身体外观的同时，也给其称重并测量头围。胎儿会被擦干并包上被子以防丢失过多热量，也会接受维生素 K 注射，这会帮助凝血。

Apgar 评分

Apgar 评分是快速评价出生后婴儿状况的方法，以评估是否需要急救处理。出生后 1 分钟及 5 分钟各评 1 次。对于深肤色的胎儿，肤色一项指的是嘴唇、手掌和脚底。

体征	评分：0	评分：1	评分：2
心率	无	每分钟 100 次以下	每分钟 100 次以上
呼吸	无	不规律的微弱哭声	呼吸规律，哭声洪亮
肌张力	无力	肢体中度弯曲	动作活跃
反射	无	中等反应或者皱眉	啼哭或者表情强烈
肤色	苍白或发紫	粉色，手脚可发紫	粉色

硬膜外及椎管内阻滞

这种麻醉方式是将局部麻醉药物注射入腰部下段的脊髓周围，从而阻滞了注射平面以下的感觉。然而，腹部痛觉丧失的同时，腿部也难以动作。硬膜外麻醉 20 ~ 30 分钟后起效，而脊髓麻醉几乎是一给药就起效。

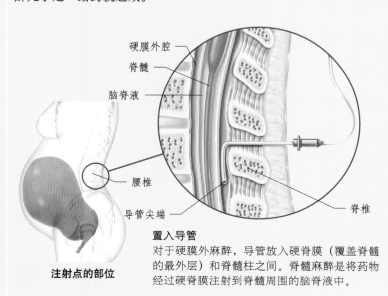

硬膜外腔
脊髓
脑脊液
腰椎
导管尖端
脊椎

注射点的部位

置入导管
对于硬膜外麻醉，导管放入硬脊膜（覆盖脊髓的最外层）和脊髓柱之间。脊髓麻醉是将药物经过硬脊膜注射到脊髓周围的脑脊液中。

非药物性疼痛减轻

非药物的疼痛减轻包括：呼吸技巧（见下），反射疗法，针灸疗法，催眠疗法，放松技巧，水下疗法（见第 198 页）和按摩。经皮电神经刺激（TENS）是使用微小电流刺激内啡肽的释放，而内啡肽是身体本身的天然止痛剂。

第一产程晚期
此阶段包括在宫缩开始和结束时深而平缓地呼吸，在宫缩达到顶峰期时轻而快地呼吸。

过渡期
为避免过早向下用力，产妇需从宫缩时的短促呼吸和用力呼气转为宫缩结束时的轻缓呼气。

第二产程
产妇需深吸一口气并屏住呼吸同时平缓地向下用力。用完力后，需深深地并平稳地呼吸。

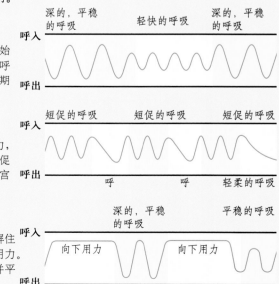

呼入 / 呼出

深的，平稳的呼吸　　轻快的呼吸　　深的，平稳的呼吸

短促的呼吸　　短促的呼吸　　短促的呼吸

呼　　呼　　轻柔的呼吸

深的，平稳的呼吸　　平稳的呼吸

向下用力　　向下用力

分娩方式的选择

产妇有很多可供选择的分娩方式，包括在何地和如何分娩胎儿。个人喜好、健康状况和胎儿的安危是决定的重要因素。

水下分娩

水下分娩有以下益处：减轻疼痛以及帮助放松。水的浮力也使产妇感到身体变轻，易于行动。水下分娩也可使胎儿的分娩创伤减小，因为他们离开羊水后进入了水池中。医院的产前病房里有分娩池，或者也可以租一个在家中使用。不是所有的医院都有分娩池，并且很多医院只有 1 个。

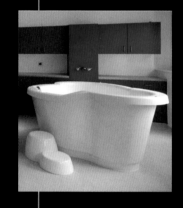

分娩池
现在很多医院都有分娩池。可以在第一产程时就使用以减轻宫缩痛。然后将产妇带入分娩室，但她也可以在池中分娩。

家庭分娩

这种选择适用于之前有过正常妊娠和分娩史并且身体健康的产妇。推荐初产妇在医院分娩。希望家庭分娩的孕妇的产前检查由社区助产士负责，同时也负责接生。孕妇必须能很快到达医院病房，以防止产程中出现不可预测的合并症。

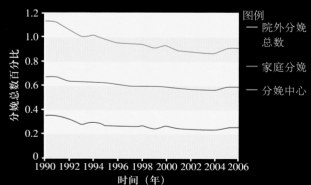

院外分娩
家庭分娩和分娩中心占据总分娩数的一小部分。分娩中心是由助产士负责的产科机构，提供家庭式分娩途径。这张图的数据来自美国，显示自 1990 年以来逐渐下降的院外分娩数。

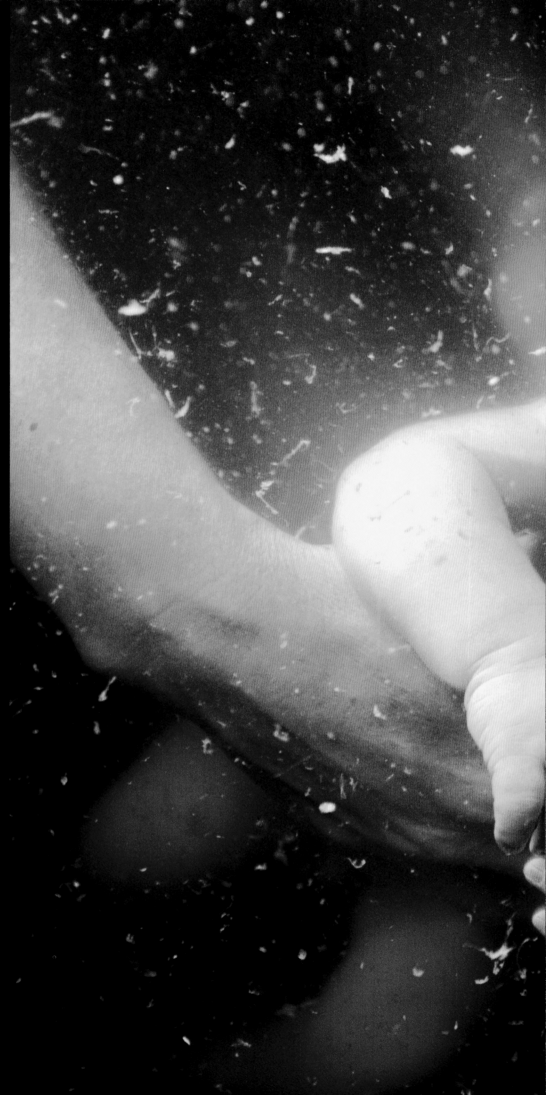

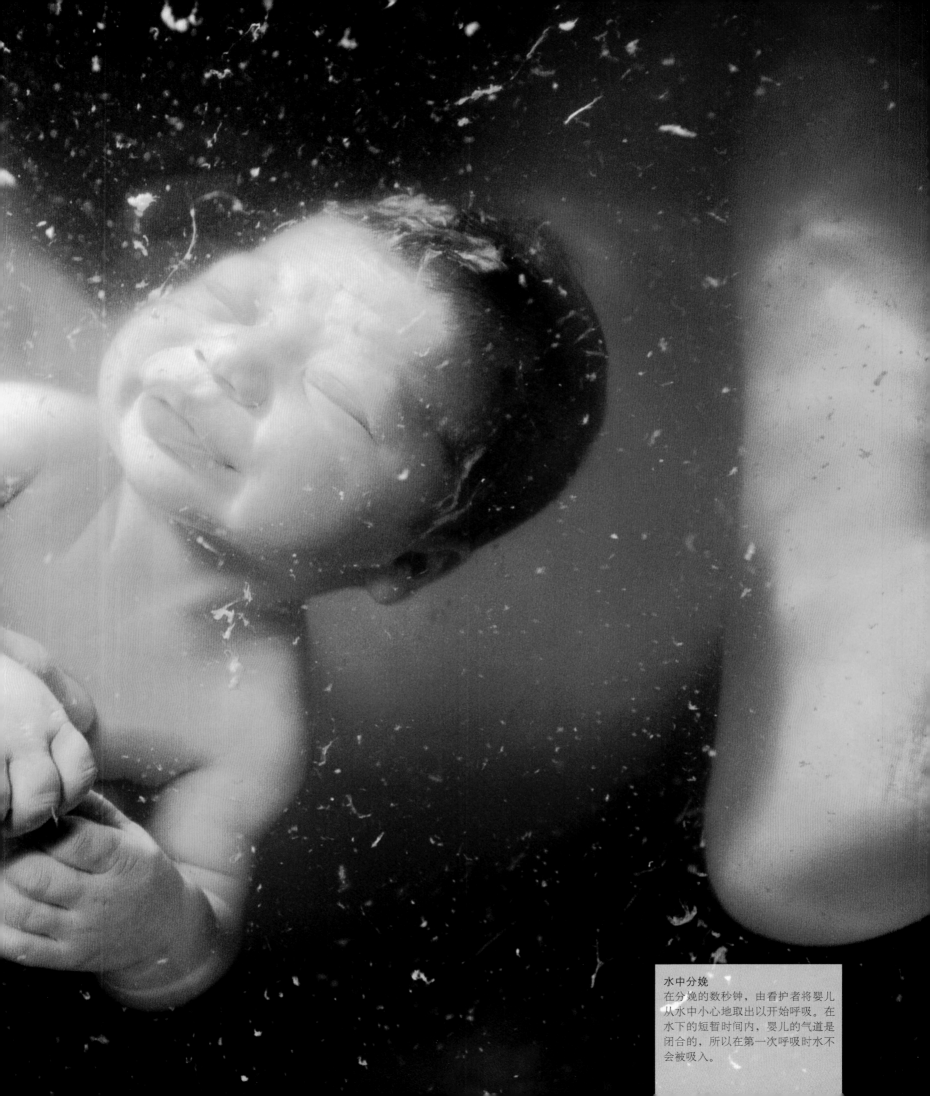

水中分娩

在分娩的数秒钟，由看护者将婴儿
从水中小心地取出以开始呼吸。在
水下的短暂时间内，婴儿的气道是
闭合的，所以在第一次呼吸时水不
会被吸入。

产后

在分娩的数秒钟内，一系列事件发生。首先，婴儿的第一次自主呼吸开始。它的脐带夹闭之后剪断。然后婴儿开始被喂养，它不再直接从母亲身上获取营养。

胎盘分娩

在胎儿娩出、脐带切断后不久，必须娩出胎盘，这叫第三产程。分娩后，子宫收缩，助产士或者医生可以轻拉脐带，并将另一只手放在孕妇下腹部固定子宫以帮助胎盘娩出。胎头娩出后可以给产妇注射麦角新碱帮助子宫快速收缩。必须仔细检查胎盘，因为任何一片胎盘组织残留都会引起出血时间延长并使子宫不能充分地收缩。

脐带
一条未切断的脐带会搏动长达 3 分钟

血管网
从脐带根部放射分布着许多小血管

一个健康的胎盘
胎盘通常重 500 g，直径 20 ~ 25 cm（8 ~ 10 in）。除胎盘外，胎膜也必须从子宫移除以避免严重的产后出血和感染。

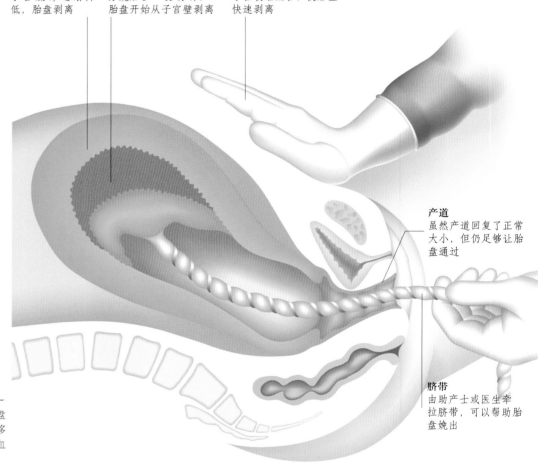

胎盘的剥离
胎儿娩出后，在子宫持续小幅度收缩的帮助下，胎盘开始从子宫壁剥离。胎盘后的出血形成血凝块，加速剥离。

宫底
子宫底部逐渐降低，胎盘剥离

胎盘开始剥离
分娩后 5 ~ 15 分钟，胎盘开始从子宫壁剥离

脐带牵拉
可以持续牵拉脐带，与子宫收缩配合，使胎盘快速剥离

产道
虽然产道回复了正常大小，但仍足够让胎盘通过

脐带
由助产士或医生牵拉脐带，可以帮助胎盘娩出

切断脐带

在 40 周的妊娠当中，脐带是胎儿的生命线。胎儿就是靠着这条集中了血管的脐带吸收营养和氧气并且运走废物。出生后，脐带被切断，此时婴儿脱离母体，独立生存。晚一些切断脐带可能有益处，因为它可以使胎盘内血流流向婴儿，以提高血容量。这需要大概 3 分钟，可以将婴儿放在母亲的腹部，脐带保持完整，这一小段时间不会产生任何问题。

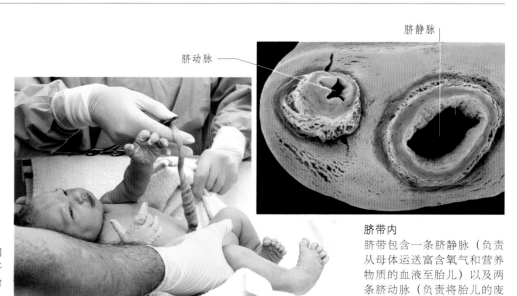

夹闭并剪断
两把钳子夹闭脐带，之间相隔大约 4 cm，然后在中间将脐带剪断。这样可以防止胎盘端或者婴儿端漏出血液。

脐静脉

脐动脉

脐带内
脐带包含一条脐静脉（负责从母体运送富含氧气和营养物质的血液至胎儿）以及两条脐动脉（负责将胎儿的废料运送至母体）。

胎儿的循环

胎儿在出生前都不能使用肺部，出生前的肺部是未扩张的。在子宫里，胎儿从母体血中获取氧气，氧气在胎盘中由母体血扩散入胎儿血。大多数胎儿血直接由心脏的一边到另一边，其通道是个很小的开口，叫卵圆孔。一个叫作动脉导管的血管使血液直接进入主动脉而不经过肺。血液离开心脏通过主动脉向胎儿躯干供血。

出生后的循环

从婴儿的第一次呼吸开始，血液循环改变，从右心来的血液进入肺部获取氧气然后回到左心，随后进入主动脉。动脉导管、静脉导管及脐血管关闭，变为韧带。卵圆孔由于来自左心回流血液（从肺部获取氧气后）的压力而关闭。

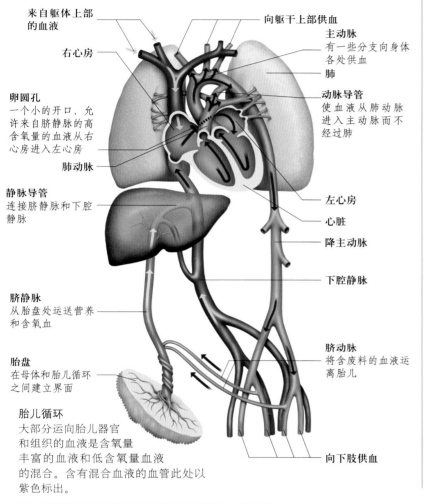

来自躯体上部的血液

右心房

卵圆孔
一个小的开口，允许来自脐静脉的高含氧量的血液从右心房进入左心房

肺动脉

静脉导管
连接脐静脉和下腔静脉

脐静脉
从胎盘处运送营养和含氧血

胎盘
在母体和胎儿循环之间建立界面

胎儿循环
大部分运向胎儿器官和组织的血液是含氧量丰富的血液和低含氧量血液的混合。含有混合血液的血管此处以紫色标出。

向躯干上部供血

主动脉
有一些分支向身体各处供血

肺

动脉导管
使血液从肺动脉进入主动脉而不经过肺

左心房

心脏

降主动脉

下腔静脉

脐动脉
将含废料的血液运离胎儿

向下肢供血

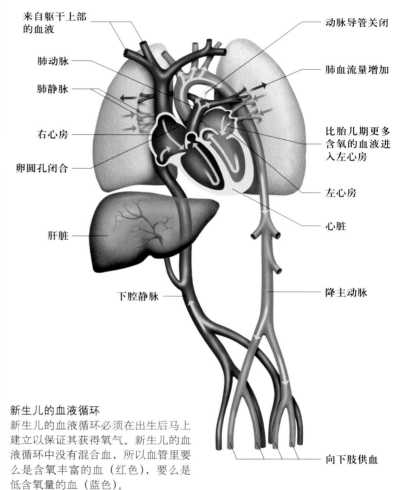

来自躯干上部的血液

肺动脉

肺静脉

右心房

卵圆孔闭合

肝脏

下腔静脉

动脉导管关闭

肺血流量增加

比胎儿期更多含氧的血液进入左心房

左心房

心脏

降主动脉

向下肢供血

新生儿的血液循环
新生儿的血液循环必须在出生后马上建立以保证其获得氧气。新生儿的血液循环中没有混合血，所以血管里要么是含氧丰富的血（红色），要么是低含氧量的血（蓝色）。

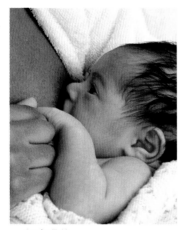

吸吮反射

这是一种原始反射，与觅食反射紧密相连（见第210页）。轻触婴儿嘴唇上部引发吸吮反射。将乳头（或者奶嘴）放入婴儿嘴里可引发此反射。很多新生儿一出生就可以开奶喂养，但另一些新生儿则需要时间和耐心才能有效吸吮。吸吮奶头会刺激催产素和催乳素的分泌，这些激素对于母乳的产生和释放是必需的。

初次喂养
营养丰富的乳状物质——初乳富含抗体，在分娩的最初几天分泌。真正的母乳随后分泌。

出生后激素的变化

雌激素、孕激素和一些其他激素的水平在分泌后急剧下降。这些激素的下降对子宫的缩小和盆底肌肉张力的增加产生影响。母亲的血容量在孕期增加以适应胎儿的需要，分娩后恢复正常。

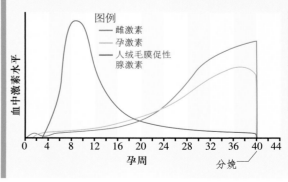

图例
— 雌激素
— 孕激素
— 人绒毛膜促性腺激素

血中激素水平

0 4 8 12 16 20 24 28 32 36 40 44
孕周　　　　　　　　　　　分娩

骤然下降的激素水平
雌孕激素的迅速下降被认为会引起产后抑郁症，有些女性容易受到激素突然下降的影响，但原因尚不明确。

助产

分娩时如存在以下情况可能需要助娩：过期妊娠、产程进展缓慢、胎儿窘迫或是胎位异常。助娩可以是事先计划的，也可以在分娩前或分娩中出现问题时紧急实施。

引产

如果妊娠超过 42 周，或是破水后分娩不发动，或是有某些特定疾病，如子痫前期时，则建议引产。阴道检查时可行剥膜术，即将胎膜轻柔地从宫颈上剥离。另一种方法是将前列腺素的栓剂放入阴道。

如果这些方法都失败了，可以静脉滴注催产素增加宫缩。

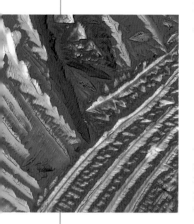

催产素结晶
这张光学显微照片显示了催产素的结构。催产素是一种由垂体腺释放的激素，它的一项主要功能是发动分娩，但目前并不知道是什么引起它的释放。

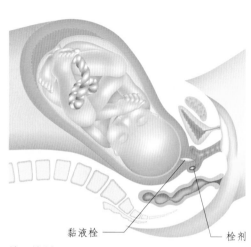

黏液栓 ⏤ 栓剂

放入栓剂
前列腺素可用于引产，其栓剂、片剂或者凝胶可放入阴道靠近宫颈处。这种激素样物质可促宫颈成熟并且刺激宫缩。

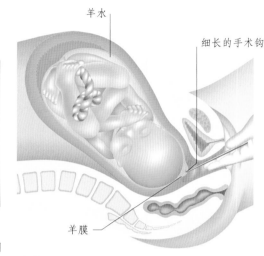

羊水

细长的手术钩

羊膜

破膜
将手术钩经阴道放入撕破羊膜，使羊水流出。这种方法建议产程进展缓慢时用，而不是分娩尚未发动时。

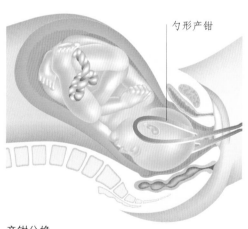

勺形产钳

产钳分娩
产钳的两叶放置于胎头两侧并交锁在一起。当产妇配合宫缩向下用力时，医生同时牵拉产钳。

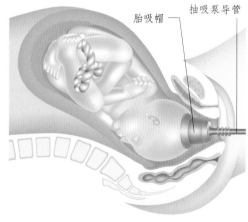

胎吸帽　抽吸泵导管

胎吸分娩
胎吸帽置于胎头部，然后抽吸使得其安全固定于胎头。轻拉设备使胎儿娩出。

产钳分娩及胎吸分娩

产钳或胎吸分娩发生率为 5% ~ 15%，原因很多，但最常见的是胎儿窘迫（通常通过胎心率提示）和长产程后的产妇疲惫。当胎头足够低时这两种方法都可协助分娩，但此时宫口必须开全以使胎儿能够通过。产钳犹如大的色拉夹，分为两叶，但分娩时会交锁住以避免挤压到胎头，它的末端弯曲以固定胎头。胎吸器有一个胎吸帽，附着于胎头。产钳分娩时需要会阴切开，但胎吸时可以不需要。

会阴切开

会阴切开是剪开阴道和肛门之间的组织，使产道出口增大，防止组织损伤。当需要预防会阴大的裂伤或有胎儿窘迫需要使胎儿快速娩出时需要行会阴切开。此种操作在局麻、硬膜外或者椎管内麻醉下进行。分娩后会将切开处缝合。

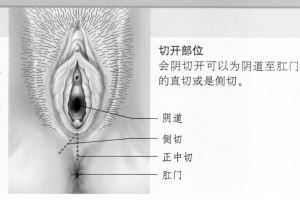

切开部位
会阴切开可以为阴道至肛门的直切或是侧切。

⏤ 阴道
⏤ 侧切
⏤ 正中切
⏤ 肛门

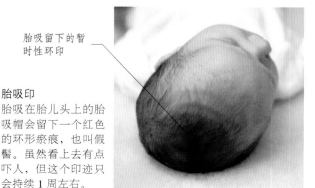

胎吸留下的暂时性环印

胎吸印
胎吸在胎儿头上的胎吸帽会留下一个红色的环形瘀痕，也叫假髻。虽然看上去有点吓人，但这个印迹只会持续 1 周左右。

剖宫产

剖宫产时，胎儿通过腹壁切口从子宫中取出。很多原因导致难以阴道分娩或产妇不愿阴道分娩。可以因非急诊因素行计划性剖宫产，比如产妇怀的是双胞胎；也可能因为急诊因素行非计划性剖宫产，比如出现胎儿窘迫，或者稍微不那么急迫的原因——产程进展缓慢。手术前，腹壁被麻醉，麻醉方式有局部麻醉（硬膜外或腰麻），这种麻醉方式下产妇是清醒的，也可全麻，此时产妇是昏迷的。

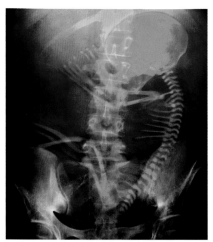

手术是如何进行的
通过腹部切口逐层切开皮肤及各层组织，分开肌肉，见到子宫。如图所示（右侧）选择一种切口切开子宫，取出胎儿。

臀先露
这张 X 射线图显示胎儿处于臀位（即并非头先露）。如果胎儿在分娩前或分娩时不能转为头位，则剖宫产是最安全的分娩方式。

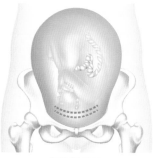

低位横切口

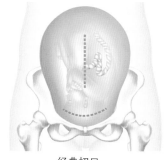

经典切口

切口的类型
进入子宫最常见的切口类型是低位横切口。在某些情况下，可能会行较大的竖切口（经典切口），比如胎儿是横位时。低位竖切口可能适合于其他一些胎位。腹壁的初始切口在每种情况中都是相同的。

图示
- ---- 腹壁切口
- ---- 子宫切口

低位竖切口

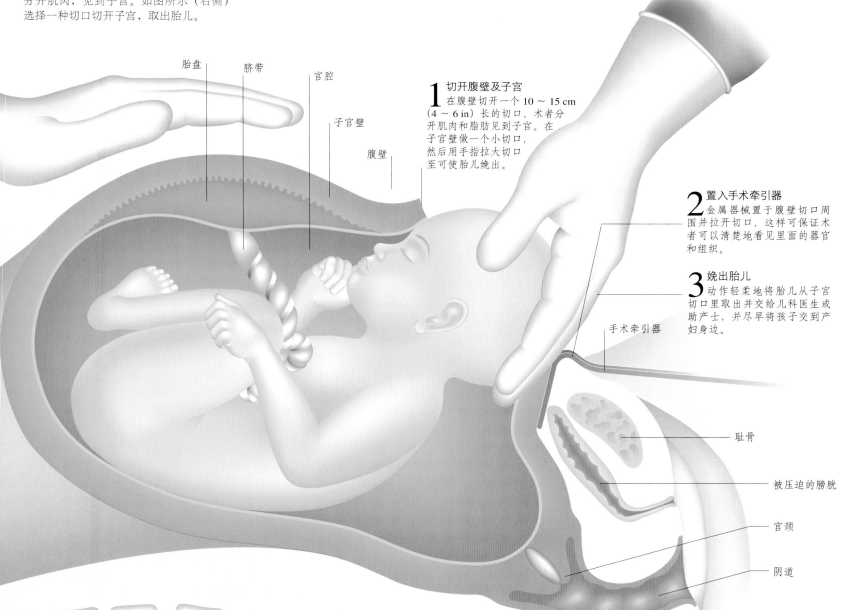

胎盘　脐带　官腔　子官壁　腹壁

1 切开腹壁及子宫
在腹壁切开一个 10 ～ 15 cm（4 ～ 6 in）长的切口，术者分开肌肉和脂肪见到子宫。在子宫壁做一个小切口，然后用手指拉大切口至可使胎儿娩出。

2 置入手术牵引器
金属器械置于腹壁切口周围并拉开切口，这样可保证术者可以清楚地看见里面的器官和组织。

3 娩出胎儿
动作轻柔地将胎儿从子宫切口里取出并交给儿科医生或助产士，并尽早将孩子交到产妇身边。

手术牵引器

耻骨

被压迫的膀胱

官颈

阴道

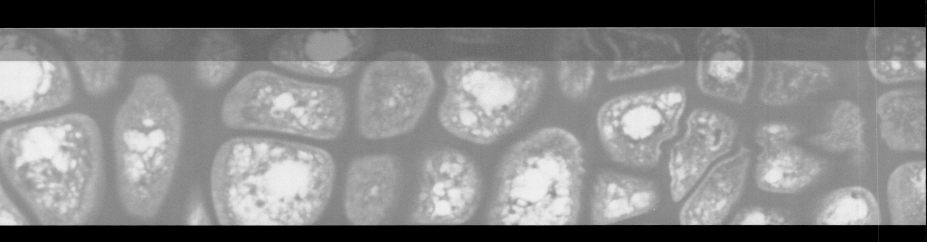

为了让胎儿能独立生存，妊娠期间胎儿与母体共存的一些特点在出生后迅速改变。新生儿迅速获得对周围刺激做出反应的能力，这些技能进化为认知模式，为新生儿出生后早期发展打下了基础。婴儿所获得的技能可以看作是发育的里程碑。这些技能连同新生儿的体重、头围等均作为专业保健人员评估新生儿健康与发育的标志。

产后与发育

产后恢复与哺乳

在产后的几周内，产妇的心理和生理都发生着极大的变化。体内激素的变化、初为人母的责任感、哺乳以及照料新生儿所带来的严重睡眠不足都会对产妇产生影响。

母亲康复

新生命的诞生所带来的不仅是喜悦，还有对体力的巨大考验，同时产妇的身体也正经历着各种变化。产后依旧膨大的子宫和妊娠所造成的腹肌松弛令产妇的腹部仍似妊娠。子宫复旧的过程中，产妇可感受到类似分娩时的宫缩痛。恶露出现于产后 2～6 周，起初为鲜红色，之后可呈粉红色至褐色。产妇会感到外阴切口（见第 202 页）疼痛和排尿的不适感。便秘也是产褥期常见的问题。母乳喂养初期，产妇的乳房可有酸胀和牵拉感。如果婴儿能很好地吮吸，乳头将会变得柔软。总之，所有这些问题随着时间推移都将解决。

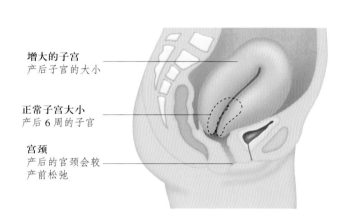

恢复中的子宫
产后 6 周，子宫基本恢复至孕前大小。母乳喂养会使机体产生催产素促进子宫收缩和复旧（如右图）。

增大的子宫
产后子宫的大小

正常子宫大小
产后 6 周的子宫

宫颈
产后的宫颈会较产前松弛

哺乳能增加母婴间的亲密感
肌肤之亲是母婴间增加亲密感的特别部分，母乳喂养给母婴双方都带来了多种益处，哺乳的时刻是母婴共处的安静美好时光。

盆底肌群的锻炼和强化

盆底肌群对膀胱、消化道和子宫起到了支撑和悬吊作用（见第 91 页），在产前产后都十分重要，能帮助产后膀胱功能的恢复和防止子宫脱垂。设想排尿时，通过试图停止尿液流出，就能确定盆底肌群的位置。因此，做排尿或憋尿的动作可以锻炼盆底肌群。每天数次，每次持续数秒即可达到锻炼效果。

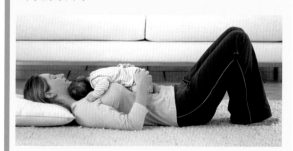

让宝宝帮你练习
盆底肌群的锻炼应成为每天的运动之一，可以在宝宝睡觉时进行，坚持练习会使产妇受益无穷。

情绪变化

许多产妇在产后最初几天会经历较大的情绪波动，从极度喜悦到情绪低落，有的甚至会无故哭泣。这种巨大的情绪变化可能是由于产后激素水平的变化和照顾新生儿而缺乏睡眠造成的。产后喜悦和成就感较为常见，但很快这两种感觉被忧郁替代，这就是普遍存在的产后抑郁，但常常能随着时间推移得以缓解。但当产妇的悲观情绪得不到有效疏导时，有可能会发展为产后抑郁，而需要专业人士的帮助。

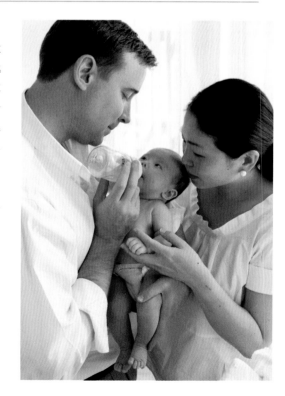

增进亲子感情
使父亲们也参与到育儿的过程中来，不仅能缓解母亲的生理和心理压力，还能增进父子亲情。

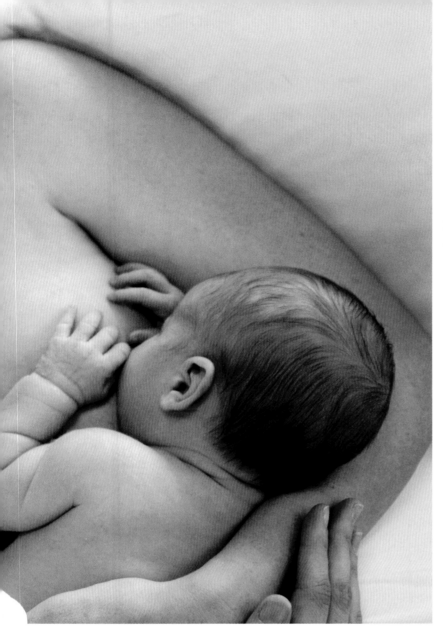

母乳喂养

母乳因其中含有新生儿生长发育初期所需要的各种营养而被认为是新生儿最理想的食物，同时母乳为婴儿提供抗体以避免如肠胃炎、肺炎在内许多疾病的发生。这降低了 1 岁之内感染疾病的风险。乳汁等的分泌和释放有赖于脑垂体所分泌的两种激素，即催乳素（调节乳汁分泌）和催产素（收缩泌乳小管释放乳汁）。乳房最初分泌的是稠厚的初乳，几天后便被成熟的乳汁所代替，每次哺乳由起到解渴作用的前乳和营养丰富的后乳组成。

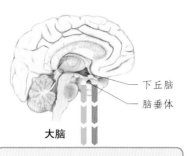

下丘脑
脑垂体

大脑

母乳的产生
脑垂体产生的催乳素刺激乳房泌乳

乳汁的释放
脑垂体还分泌另一种重要激素——催乳素，使泌乳小叶收缩，输送乳汁进入输乳管至乳头

图例
■ 催乳素的释放
■ 催产素的释放

乳汁的排泄过程
乳房的排乳由催产素刺激而形成，会引起疼痛和不适。起初，对乳房的刺激主要来自于婴儿的吮吸作用，一旦母乳开始分泌，身体的其他信号，例如婴儿的哭声也能激发泌乳相关激素的释放。

泌乳小叶
泌乳

乳房结构

母乳喂养

母乳喂养包括婴儿以正确的方式把整个乳头含入口中进行有效地吮吸。这个过程并不一定是婴儿自发的，方法不正确时，哺乳可能会引起疼痛。正确的方式是将整个乳头包括乳晕都送入婴儿口中（婴儿下巴的上下移动、舌头的移动均可促使乳汁分泌），这一姿势可避免乳头在哺乳中受到牵拉和挤压从而造成产妇的疼痛，也使婴儿吸入最大量的母乳。

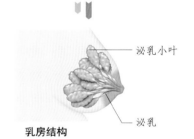

能量
55 kcal

乳糖 5.3 g — 钠 48 mg
脂肪 2.9 g — 钙 28 mg
蛋白质 2.0 g — 维生素 189 μg

初乳

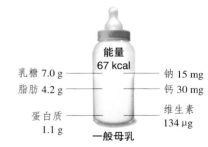

能量
67 kcal

乳糖 7.0 g — 钠 15 mg
脂肪 4.2 g — 钙 30 mg
蛋白质 1.1 g — 维生素 134 μg

一般母乳

母乳成分的变化
初乳与之后的普通母乳在成分上有所不同。初乳中富含大量抗体，能帮助宝宝抵御外来疾病的侵袭；初乳中还富含维生素。

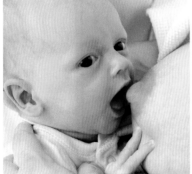

1 刺激宝宝的吸吮反射
将乳头在宝宝的嘴唇上反复轻轻摩擦，鼓励宝宝张开嘴接受，可用手托住宝宝头部来指导其找到乳头的位置。

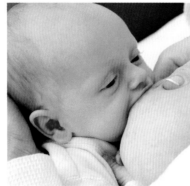

2 正确的姿势
当宝宝张口至最大时，送入乳头和乳晕致口腔深部，并同时用手支撑宝宝头部。

人工喂养

并非所有产妇都想要母乳喂养，有些产妇由于健康原因或其他原因不能够进行母乳喂养。配方奶的成分近似于母乳，以牛奶为原料并含有一些其他的矿物质和维生素。产妇无需因不能进行母乳喂养而感到内疚，人工喂养仍可为新生儿提供生长所需的关键营养并创造母婴亲近的机会，同时也为父亲提供了与孩子相处的额外时间。父亲在夜间给孩子喂奶，使母亲有更多机会睡眠而无需挤奶。

新生儿

一个健康的新生儿有着同成年人一样的器官组织，它们随着婴儿的成长而变化和成熟。在初生的 6 周内，新生儿的外观开始发生变化。

解剖

新生儿的平均体重为 3.5 kg（7.5 lb），虽然已经做好了来到外面世界的准备，但他们的器官组织在不断变化成熟直到成年。某些器官体积相对成年人的大，反映出其在胎儿期和婴儿期发挥着重要作用，例如，增大的胸腺是早期最重要的免疫器官直至儿童晚期，因不再需要而逐渐萎缩。循环系统的变化发生于分娩时，开始于婴儿的第一次呼吸，并使肺即开始工作，让婴儿独立呼吸（见第 201 页）。婴儿的外观，例如出生时由于产道的挤压而略呈圆锥形的头部会随着时间慢慢恢复到正常形状。

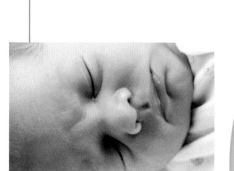

眼睛
新生儿的眼睑由于产道的挤压而显得肿胀，早期视力不佳，眼球可因眼部肌肉尚未发育成熟而略有内聚。

颅骨和大脑
新生儿的颅骨由两处柔软的囟门和骨板构成，骨板衔接处有骨缝，囟门让骨板彼此滑动，因此颅骨在通过产道时，其形状能做细微的改变。这就是为何新生儿的头部形状往往暂时会呈现锥形。之后囟门将闭合。后囟在出生后 6 周会自然闭合，前囟在 18 个月内会闭合。

神经系统发育
右图新生儿脑部 CT 扫描图显示大片神经网络正在发育，脑细胞之间丰富的连接从出生的那刻起即开始建立。

新生儿早期的身体结构
新生儿的器官大小和组成随着时间的推移而发生变化。在产后的最初几周，通过婴儿的身体结构检查可了解婴儿的生长发育是否正常。

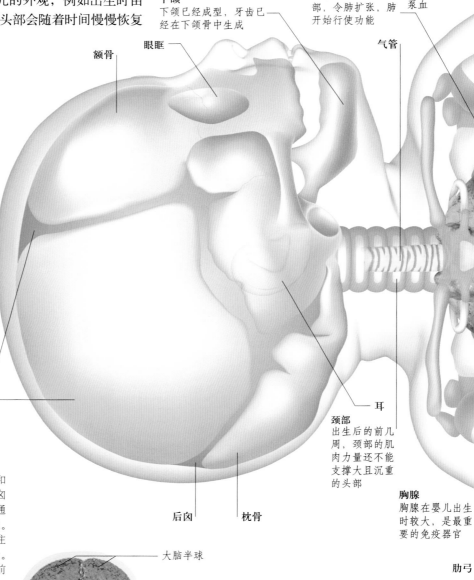

手腕
腕骨大部分由软骨组成

肺部
出生时的第一次呼吸使空气进入肺部，令肺扩张，肺开始行使功能

心脏
心脏在出生时即开始向肺部泵血

下颌
下颌已经成型，牙齿已经在下颌骨中生成

眼眶

额骨

气管

前囟

顶骨

耳

颈部
出生后的前几周，颈部的肌肉力量还不能支撑大且沉重的头部

后囟

枕骨

胸腺
胸腺在婴儿出生时较大，是最重要的免疫器官

肋弓

指甲
新生儿指甲尖锐且生长迅速

大脑半球

发育中的脑神经网络

充满脑脊液的脑室

体温调节

新生儿不具备体温调节能力。相对于其体重而言，新生儿的皮肤表层面积较大。这意味着新生儿容易损失体热，并且它还不会通过颤抖产生体温。婴儿可通过出汗和扩张血管来降温，但他们的散热能力低于成年人，因此不能过热。

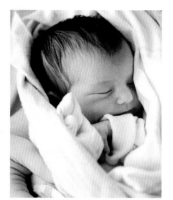

襁褓

在确保不致太热的前提下，这种把婴儿包裹起来的技巧能为婴儿提供一种安全感。

产后检查

新生儿出生后不久便接受检查，并且 6 周后再次进行检查。内容包括手脚等外部结构以及心、肺、髋关节和其他的内部结构。医生检查新生儿的上腭，查看有无腭裂；用光照进他的眼睛，检查眼部情况，并仔细听诊胸部。医生检查新生儿的背部以了解脊柱有无异常；移动新生儿腿部，了解髋关节的稳定性。产后检查还包括男婴外生殖器检查，以确定睾丸是否下降，医生还会检查皮肤有无胎记。

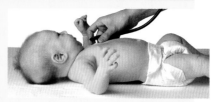

心脏听诊
医生正在检查新生儿的心脏，以发现可能存在的生理性或病理性杂音。

肝脏

肝脏在出生时体积相对较大，是胎儿期新的血细胞生成的场所，以保证胎儿时期的造血

胃　小肠　大肠　肛门

外阴及乳房

男婴和女婴的外生殖器在出生后都可能出现肿胀和色素沉淀，这主要是受产前母体内大量激素的影响，这些激素由胎盘进入胎儿体内。不久，婴儿的一侧或两侧胸部可能增大，出生后甚至会有液体从乳头渗出，某些女性婴儿的阴道还会出现血性分泌物。

外生殖器

足
新生儿常常保持脚掌外翻的姿势

骨盆

胆囊　阑尾

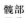

髋部
股骨的异位，即不在关节囊内，会引起髋关节的不稳定甚至错位

骨骼
某些骨骼在生长发育中会出现融合的现象

脐带

婴儿出生后脐带的断端被结扎以防止血液流失（见第 201 页）。残端会变黑，在出生后 10 天自然脱落。

软骨
在长骨末端的软骨使长骨能不断生长，在成年时骨化

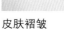

皮肤褶皱

新生的皮肤通常会有些褶皱，这种现象可持续至产后数日或数周。早产儿的皮肤还可表现得干燥和有皱纹。

早期反射和发育

新生儿平均每天睡眠时间为 12 小时左右。尽管新生儿不怎么活动，但生长发育在出生后的几周尤为迅速，并且他们每天获得新技能。

生长发育

新生儿在出生后几周及几个月内以惊人的速度生长，器官也逐渐发育成熟。新生儿的生长有赖于频繁的哺乳和周期性制动——睡眠。生长和体重被仔细监测，因为他们是婴儿健康和发育的重要指标。百分率图记录了婴儿的生长情况，它能反映出婴儿的生长水平是否处于正常范围之内，以及婴儿是否稳定成长。若成长水平下降，则说明婴儿存在健康问题。

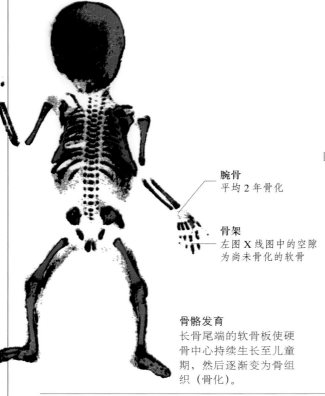

腕骨
平均 2 年骨化

骨架
左图 X 线图中的空隙为尚未骨化的软骨

骨骼发育
长骨尾端的软骨板使硬骨中心持续生长至儿童期，然后逐渐变为骨组织（骨化）。

图例
— 第 99.6 百分位
— 第 75 百分位
— 第 50 百分位
— 第 25 百分位
— 第 0.4 百分位
▨ 波动范围

生长图表
婴儿的体检数据分布在最高及最低百分数之间，则认为发育正常。右边的图表显示了女婴的成长速度。因为男婴的生长速度与之不同，所以使用不同的图表。

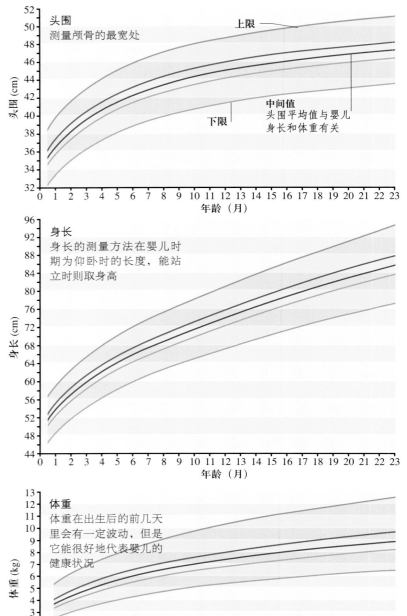

头围
测量颅骨的最宽处

上限

中间值
头围平均值与婴儿身长和体重有关

下限

头围（cm）

年龄（月）

身长
身长的测量方法在婴儿时期为仰卧时的长度，能站立时则取身高

身长（cm）

年龄（月）

体重
体重在出生后的前几天里会有一定波动，但是它能很好地代表婴儿的健康状况

体重（kg）

年龄（月）

原始反射

对于特定的刺激，婴儿会产生不同反射反应。它们在婴儿发育的特定阶段出现，然后消失。原始反射的存在是神经系统的发育和功能的体现。医生在早期常规检查中寻找这些反射。原始反射在婴儿的日常生活中随时可以观察到，例如在哺乳时，把婴儿放在乳头上，可以看到觅食反射（见第 205 页）。

惊骇反射
当婴儿的头部突然后仰时，其双臂会向两侧打开。这种反射通常出现在 3 个月时，也被称为 Moro 反射。

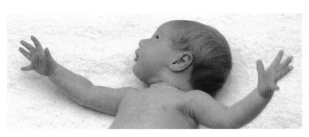

蹬踏反射
当婴儿被垂直抱起立于地面时，双脚会做出如行走样的动作，这一反射大约出现在出生后 6 周。

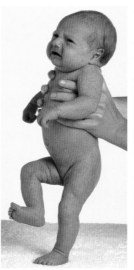

握持反射
出生后 3 个月，婴儿的双手可握紧所给予的物品。

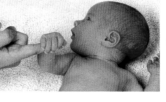

觅食反射
轻轻触碰婴儿的嘴唇，婴儿会向着刺激的方向转过头。这一反射在 4 个月时消失。

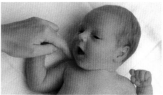

睡眠与行走

婴儿一天内有多次小睡，新生儿平均一天有 6～7 次之多。在苏醒的时候，它会做出越来越多的反应。发育中的较小的胃容积和对能量的大量需求使新生儿通常每 2～4 小时就会苏醒。在婴儿能持续整夜入睡之前，这样的情况可持续 1～2 年，对少数婴儿来说，甚至更长。事实上，出生后 6 周，婴儿的 24 小时生物钟就已经建立，夜间睡眠时间能逐渐延长。

睡眠周期的建立
出生后几周，婴儿的一次睡眠时间可达 5 小时，这也反映了胃容量的增加。

褪黑素的作用

褪黑素由大脑松果体分泌，调节其他激素，帮助人体保持睡眠和苏醒周期。高水平的褪黑素会使机体睡眠需要量增加。褪黑素会通过胎盘到达胎儿体内，可经过乳汁传递给新生儿。增高的褪黑素有助于胎儿睡眠。

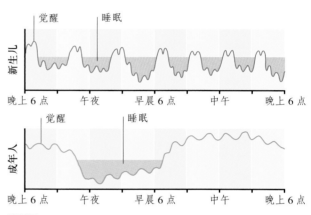
松果体
松果体位置

25 分钟
主动睡眠（REM）
这一时期的睡眠包含了大量的脑部运动，被认为可加强脑部发育。新生儿 50% 的睡眠时间为 REM 睡眠，是成年人的 2 倍。在主动睡眠时间，婴儿的眼动增加，易惊醒。

睡眠 - 觉醒周期
新生儿的睡眠周期大约为 50 分钟，由主动睡眠和静态睡眠组成。主动睡眠更重要，因为神经发育被认为出现在主动睡眠中。

25 分钟
静态睡眠（非 REM）
静态睡眠分为两个阶段：浅睡眠和深睡眠。婴儿从浅睡眠进入深睡眠，之后又回到浅睡眠状态，最终进入主动睡眠。

浅睡眠
大脑活动速度在这个阶段逐渐减慢，睡眠容易被灯光和声音干扰。

觉醒
从深睡眠到浅睡眠的过程中，婴儿极易被外界干扰而醒来。

深睡眠
大脑活动最为缓慢的时期。深睡眠的婴儿安静不动、不易惊醒。

觉醒　睡眠
新生儿
晚上 6 点　午夜　早晨 6 点　中午　晚上 6 点

觉醒　睡眠
成年人
晚上 6 点　午夜　早晨 6 点　中午　晚上 6 点

睡眠量
新生儿每天睡眠时间平均为 16 小时（12～20 小时），是成年人的 2 倍。

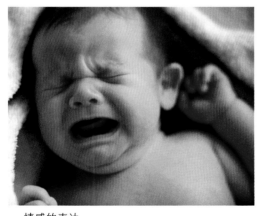

情感的表达
父母能从婴儿哭声的特点来辨别他的需要。婴儿会用一种不同的哭声来表示痛而不是饿。哭声犹如形成了一种父母能够理解的"语言"。

第一次微笑
婴儿出现第一次微笑的时间各不相同。大多数在出生后 4～6 周，通常出现在看到父母或听到父母的声音时。在这之前，婴儿在有风或疲劳时做出类似笑的表情。

婴儿早期的交流

婴儿从一出生就开始与人交流。事实上，他们的生存取决于自己表达需要的能力。婴儿能用多种方法表达，最直接的方式是哭。婴儿用哭来表达各种需要，包括饥饿、紧张、不适、疼痛，甚至寂寞。母亲们有时可通过对婴儿哭声的辨别来了解婴儿此刻的需求。2 周后，婴儿便能够发出其他声音：先是尖叫声，然后是咯咯声和咕咕声，父母们不需要婴儿会说话就能了解他们的感受。

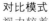

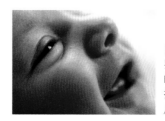
自主反应
婴儿的第一次真正的笑令人惊讶，包括了眼部和唇部的反射性反应。

感官

婴儿自出生起就对声音很敏感，例如新生儿会感受到对周围噪声的惊吓，出生后几周即会寻找声音的来源。婴儿出生后数周都会进行听力筛查。与听力不同，婴儿的视力在出生时较差，新生儿视觉的最近距离为 20～25 cm（8～10 in）。

对比模式
视力较差意味着婴儿只对强对比色，如黑白，以及几何形状有反应。

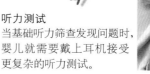

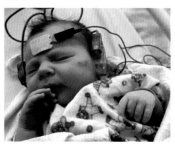
听力测试
当基础听力筛查发现问题时，婴儿就需要戴上耳机接受更复杂的听力测试。

0 ～ 2 岁

孩子出生后的早期阶段是他们身体生长发育的显著时期。复杂的大脑神经网络的建立使他们的智能有很大进步，能坐、站、迈出第一步和说出第一个词。虽然只有 2 岁，但孩子作为个体已经能独立清晰地表达他们的愿望和需求了。

身体上的变化

婴儿出生的最初 2 年，除了头部的体积相对于长大的身体有所缩小外（右图所示），婴儿的外貌在其他方面也在发生变化。例如大腿和手臂上的脂肪会有所减少，这是宝宝运动量增大和生长发育快的结果。头发变多变厚，五官变得更成熟。这一变化与乳牙的萌出和脸颊与下巴周围的面部脂肪减少有关。

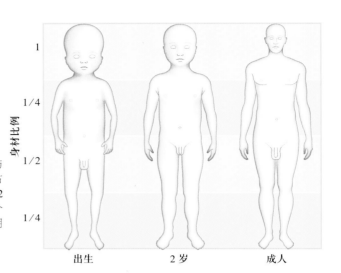

身材比例的变化
出生时，头部与肩同宽，大小占身长的1/4。至 2 岁，头部占整个身体的比例已明显减小。

出生　　2 岁　　成人

牙齿

乳牙一般于 6 ～ 8 个月萌出，至 3 岁长齐。恒牙的交替发生在 6 岁。有时，出牙会伴随发热，但也有专家认为那只是一种偶然现象。不过，出牙往往会引起牙龈肿胀和睡眠问题等。

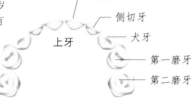

中切牙
侧切牙
犬牙
上牙
第一磨牙
第二磨牙
第二磨牙
第一磨牙
下牙
犬牙
侧切牙
中切牙

乳牙

乳牙按一定顺序沿牙龈萌出，两颗中间的下切牙首先萌出，其次是上切牙。

上牙	
牙齿	萌出时间
中切牙	8 ～ 12 个月
侧切牙	9 ～ 13 个月
犬牙	16 ～ 22 个月
第一磨牙	13 ～ 19 个月
第二磨牙	25 ～ 33 个月

下牙	
牙齿	萌出时间
中切牙	6 ～ 10 个月
侧切牙	10 ～ 16 个月
犬牙	17 ～ 23 个月
第一磨牙	14 ～ 18 个月
第二磨牙	23 ～ 31 个月

添加辅食

即在婴儿原来纯母乳（奶粉）的饮食中添加部分固体食物，从而减少乳汁的摄入量。添加辅食的时间不定，一般在 6 个月左右，因为之前宝宝的消化系统仍在发育中。许多父母会先给宝宝一些糊状或粉碎后的食物来作为辅食的开始，之后便可给宝宝一些手指食物（小块的食物，宝宝可用手抓起自己吃）。在这一阶段，母乳及配方奶仍是宝宝食物最重要的来源。

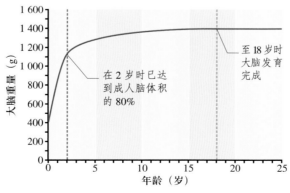

首餐辅食
蔬果泥或水果泥可作为辅食的开始，手指食物鼓励宝宝自行进食。

开发大脑的功能

新生儿的大脑中存在上亿个神经元细胞，他们通过细胞轴突来传递信息。此时，神经元功能区已基本形成，但它们之间的联系是有限的。在出生后的几年内，这些功能区之间的联系逐渐建立。宝宝接受更多的外界刺激，有更多肢体反应。大脑在 6 岁前发育速度最快，脑体积也几乎达到了它的最后体积。

至 18 岁时大脑发育完成

在 2 岁时已达到成人脑体积的 80%

大脑重量（g）

年龄（岁）

增大的脑体积
在上图中可以看到通过测量大脑重量看出大脑在迅速发育。刚出生时，大脑的重量大约为 400 g。2 岁时，大脑重量已达到成人的 80%（1 400 g）。

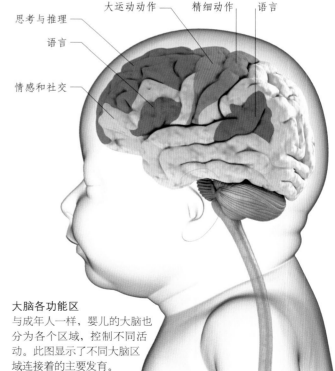

思考与推理
语言
情感和社交
大运动动作
精细动作
语言

大脑各功能区
与成年人一样，婴儿的大脑也分为各个区域，控制不同活动。此图显示了不同大脑区域连接着的主要发育。

运动和协调性

新生儿不能进行抬头和转头或点头运动，因此新生儿的头部需要有外力的支撑。几周后，这样的需要减弱，渐渐新生儿便能完全控制头部运动，这一基本技能和控制身体姿势是所有运动技能的基础。其中有一个特殊的顺序：因而总是先学习承重，后学习平衡。学习独立行走之前，宝宝还需要进行各种其他练习。因此，行走很少在 10 个月内开始。当一系列的动作同时协调后，移动变得更为复杂。

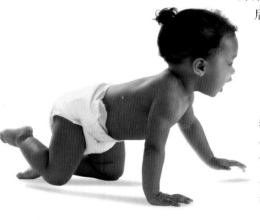

独立移动
爬行动作出现于 7 个月，之后宝宝便能在帮助下开始学习行走。有部分婴儿以臀部为支点移动来作为他们首个独立移动的动作。

语言和交流

婴儿常用动作和声音来表达他们的需要和感受。哭是交流的一种本能（见第 211 页），但是随着婴儿获取更多的认知并用自己的声音探索周围环境，在出生最初几周常发的略咯声逐渐被音节的发音所取代。手势也是交流的重要方式，例如婴儿会推开自己不想要的东西。

大约从 6 个月起，婴儿开始咿呀学语。至 1 岁时，他们能说出一些可辨认的简单单词，如"爸爸"和"妈妈"，并喜欢重复自己熟悉的声音。

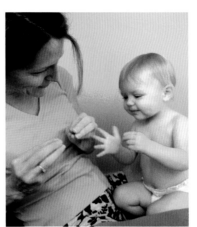

宝宝手语
6 个月起，宝宝便有能力通过手语来表达他们的想法。如图这位母亲正在教自己的宝宝用手语表达"更多"。

婴儿发育的里程碑

婴幼儿时期，核心技能的获取被称为发育的里程碑。技能主要分为 3 类：行为能力、理解与交流能力和与社交能力结合的情感发育。发育的里程碑通常遵循特定的顺序，对大部分孩子而言，发育的里程碑出现在特定的年龄段内。但是少数孩子会在某些特定的能力发育上超前或落后，而有些技能被完全略过。发育里程碑为婴儿日后掌握更复杂的技能奠定了基础。至 2 岁，他们已获取独立意识，行走能力意味着他们能够表达探索周围世界的内在愿望。

年龄（月）

	0	2	4	6	8	10	12	14	16	18	20	22	24

行动能力
姿势的调控、平衡和运动是早期重要的运动技能。婴儿从控制自己的头部开始，慢慢能坐。当大脑运动神经元发育到一定程度时，婴儿就能躺下爬行、站立乃至行走。

- 抬头和胸
- 把手放到嘴边
- 用手抓物品

- 抓物件
- 翻转
- 双脚能支撑自身重量
- 独立坐
- 独立站立

- 爬行
- 助力行走
- 折叠物品
- 独立进食手拿食物

- 爬行上楼
- 蹲下捡东西
- 双脚跳
- 用杯子喝水

- 独立行走
- 搬运或拉动玩具
- 开始跑
- 能扔或踢球
- 独立上楼梯
- 能握住或使用铅笔
- 能控制排便

思考和语言能力
成功的交流依靠语言的理解。模仿父母的声音是婴儿获取语言能力以及诸如思考、推理和逻辑能力等更高技能的第一步。

- 听见父母的声音会笑
- 开始模仿声音

- 开始咿呀学语
- 用手和嘴探索外界
- 用手够拿不到的物品
- 能明白"不""上"和"下"

- 能听懂自己的名字
- 对简单的指令有反应
- 使用第一个词
- 模仿别人的动作

- 对父母叫"爸爸"和"妈妈"
- 能把两个单词组合词语

- 能指出听到的物品
- 把形状和颜色归类
- 能说简单的短语
- 能听从简单的指令
- 玩耍时能集中注意

社交能力和情感发展
婴儿以注视别人和微笑开始社交。与他人一起玩也可以培养社交能力，因为 1 岁时，大部分婴儿都能快乐地和别人交流。获取独立并理解社会行为也非常重要。

- 能有眼神交流
- 认出熟悉的人
- 用哭来引起注意力
- 对妈妈笑，然后是陌生人
- 能识别父母的声音

- 对自己的名字有应答
- 玩捉迷藏

- 当父母离开时会哭
- 显示对他人和物品的偏爱
- 重复声音和动作

- 学习他人的动作
- 喜欢和别的小孩一起玩耍
- 展示挑衅行为
- 白天可以控制小便

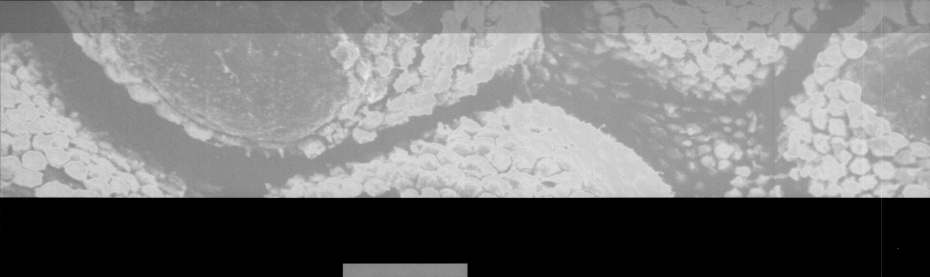

各种不利因素都会影响到人类的繁殖系统。有些会直接导致

不孕，有些专门影响妊娠与分娩。婴儿也会发生各种病理状况，

这些病理状况可能出现在早孕阶段，也可能在晚孕期和分娩

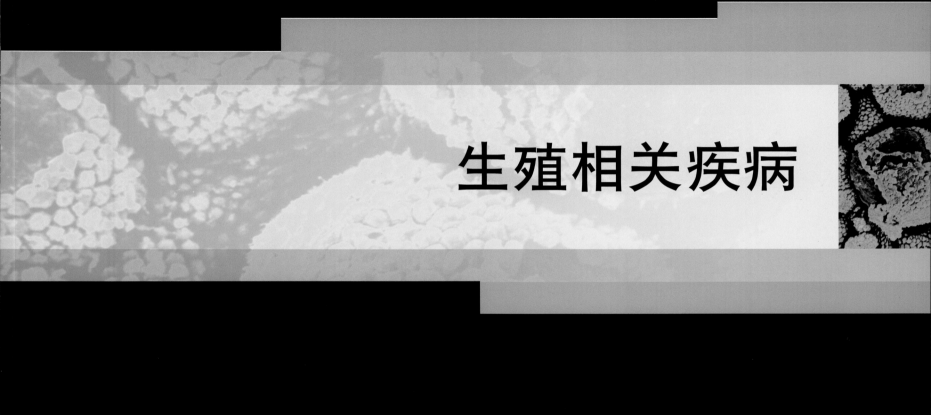

生殖相关疾病

不孕

平均每 10 对育龄期夫妇中就有 1 对不孕，因此不孕症相当常见。不孕的原因可能是由夫妻一方造成的，也可能是由相关因素结合造成的。辅助生殖技术给这些不孕不育夫妇带来了希望。

女性不孕

有不孕问题的夫妇，有 50% 的原因在于女方，造成不孕的原因大体上可分为以下几类：排卵障碍、卵子输送受阻、精子与卵子结合困难、受精卵着床困难或发育停滞。年龄也是影响女性受孕的重要因素，因为女性生育最佳年龄为 27 岁，随后衰退，从 35 岁起，女性的生育能力迅速下降。

输卵管疾病

一侧输卵管通常由于感染会受到损伤，从而引起卵子通向子宫之路受阻。

盆腔炎症会破坏一侧乃至双侧输卵管（见第 218 页），子宫内膜异位症 患者的输卵管也会受到影响（见第 218 页）。输卵管探查可通过腹腔镜或宫腔镜输卵管造影进行。后者可将造影剂穿过宫颈注入子宫，当造影剂逐渐到达输卵管后用 X 线进行监测。输卵管疾病可由微创手术进行治疗；子宫内膜异位症可药物治疗，否则，需考虑使用辅助生殖技术来受孕。

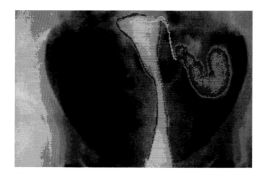

输卵管堵塞
宫腔镜输卵管造影显示右侧输卵管（上图左侧）堵塞，左侧不正常而且增粗。

子宫异常

子宫异常会导致受精卵着床或发育障碍。

子宫内膜可因感染等因素而被破坏，也可由于自身激素水平紊乱而使得为妊娠准备的内膜生长受阻。子宫肌瘤（见第 219 页）或子宫畸形（见第 221 页）会影响胎儿的生长。宫腔镜（内镜由宫颈进入子宫内部）或子宫 B 超可发现子宫肌瘤或子宫构造畸形。子宫异常导致的不孕可经手术治疗，例如子宫肌瘤切除术等。

排卵障碍

排卵功能障碍是不孕症常见的病因，许多原因都可导致卵巢不能排卵。

下丘脑垂体的激素分泌系统和卵巢自身的反馈调节系统共同参与调节排卵，当这一系统发生问题时会出现排卵问题，常见的有多囊卵巢综合征（见第 219 页），其他原因包括良性脑垂体肿瘤和甲状腺异常（甲状腺激素也对生育非常重要）、剧烈的运动、肥胖和极低体重者都容易发生激素紊乱。更年期提前者也不排卵。血液学检查可了解生殖相关激素水平，B 超可对卵巢进行检查。卵巢器质性疾病可以治疗，可有时，卵巢无排卵无法解释。某些药物可以刺激排卵，否则需要依靠人工辅助生殖。

过量运动
刺激卵巢周期性排卵的激素平衡状态有时会被过量的剧烈运动而打乱。

宫颈功能障碍

很多原因会影响宫颈黏液产生而阻碍精子正常通过宫颈而进入子宫。

与卵子结合前，精子须先通过宫颈，宫颈分泌的黏液是精子运输的媒介，黏液成分不稳定或分泌障碍会阻碍精子运输。黏液中存在抗精子抗体是常见的原因，可取性交后的宫颈分泌物进行检查，若抗精子抗体存在，则可用激素抑制抗体产生，或直接进行宫腔内精子注射。其他影响宫颈机能的原因例如药物作用等也能恰当处理。

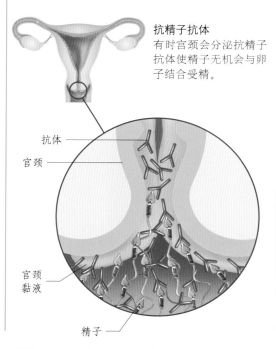

抗精子抗体
有时宫颈会分泌抗精子抗体使精子无机会与卵子结合受精。

抗体
宫颈
宫颈黏液
精子

影响宫颈黏液的原因

很多原因可影响宫颈黏液，使其对精子造成阻碍、数量减少或对精子质量产生破坏性影响。

影响宫颈黏液的药物	影响黏液分泌的疾病
常用的不孕症治疗药物氯米芬是常见的引起宫颈黏液产生精子抗体的药物	多囊卵巢综合征（见第 219 页）的患者宫颈黏液分泌也大多减少
抗组胺药会减少宫颈黏液分泌（黏液是精子穿过宫颈的运输媒介）	阴道感染性疾病如真菌性、细菌性阴道炎等会影响黏液分泌
治疗胃肠痉挛的双环维林也会降低黏液分泌量	由于活检，宫颈机械性损伤会影响分泌功能

男性不育

有 1/3 不孕症的原因在男方，男性不育的原因有两种：精子生成障碍和精子运送障碍。输精管的复杂系统将精子从睾丸运送到阴茎。精子运送障碍可发生于输精管的任何部位，或者也可能是射精问题。

精子生成障碍

精子计数低或功能障碍不能与卵子结合，其中的原因很多，有些无法解释。

阴囊的温度升高，如精索静脉曲张（见第 222 页）、某些慢性疾病、睾丸损伤、吸烟、饮酒和服用药物都会影响精子生成。某些染色体病与睾酮水平异常有关，这在血液检查和体格检查中可以发现。以上的这些疾病有的可以治疗，而某些患者则需要借助于人工辅助生殖。

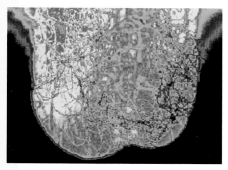

精索静脉曲张的热成像
左图热成像显示了精索静脉温度升高（红色区域），睾丸中静脉增宽。

精子运输障碍

精子从男性生殖系统中复杂的输精管内运送。但在运送过程中，可因各种原因而被阻断。

性传播疾病的感染有时会破坏输精通道（输精管和附睾）而导致精子不能被转运，这可用微创手术修复。有时，前列腺手术容易造成阻止射精时精液反流入尿道的瓣膜关闭不全。在这种情况下，人工授精可以达到助孕的目的。

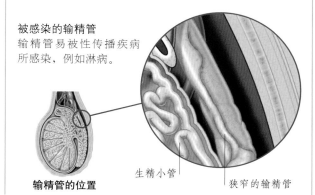

被感染的输精管
输精管易被性传播疾病所感染，例如淋病。

输精管的位置　　**生精小管**　　**狭窄的输精管**

射精困难

有时，健康的精子不能被送达女性阴道，常见的原因为阳萎。

阳萎或勃起功能障碍是常见的男性不育的原因。有时，性功能障碍是心理问题造成的，例如焦虑或抑郁，或者也有可能是病理原因，虽然并不常见，某些疾病如下肢静脉曲张会影响阴茎血供或糖尿病会将通向阴茎的神经支配破坏。某些处方药，例如高血压药可能会导致阳萎。另外，勃起功能障碍多与大量饮酒和吸烟有关。上述这些射精困难的原因可从心理和生理等各个方面进行治疗，不然则需求助于人工授精。

辅助生殖

自 1978 年第一例试管婴儿诞生，辅助生殖技术已经有了巨大的发展。简单的治疗形式即促排卵药物，而复杂的技术有将精子送入排卵期的子宫或直接进行单卵人工授精。

体外受精 (IVF)

IVF 适用范围很广，包括输卵管损坏或不明原因的不孕。在 IVF 手术操作前，需先使用促排卵药物。产生的成熟卵泡被一根细针经过阴道壁到达卵巢取出，在实验室中与精子结合。一个或两个受精卵会由一根细导管穿过宫颈送入子宫中。若手术成功，则至少会有一个甚至两个受精卵在子宫壁着床。

细胞质内精子注射 (ICSI)

细胞质内精子注射适用于问题出现在男方的不孕夫妇，它也是 IVF 的一部分。ICSI 每次只需一枚精子，直接注射入从配偶卵巢取出的卵子中。精子可从精液中获取，也可直接从附睾或睾丸中获得。在进行 IVF 前应先服用促排卵药物，体外受精后健康的受精卵就会从宫颈进入子宫。

胚子输卵管内移植 (GIFT)

GIFT 与 IVF 类似，不同之处是，卵子和精子被共同植入输卵管中进行受精。另有一些不常用的方法，如受精卵输卵管移植 (ZIFT)，即将体外受精后的受精卵植入输卵管中。以上这些方法适用于精子计数低于正常、精子活动力低下或不明原因的不孕。

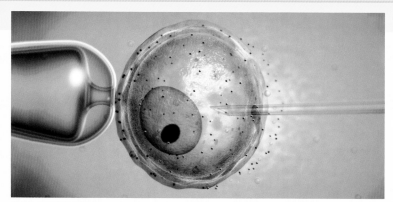

胞质内精子注射
上图为一张显微镜下图片，单个精子正由一根细针（见图右侧）穿透细胞壁进入到卵子中，使卵子受精。

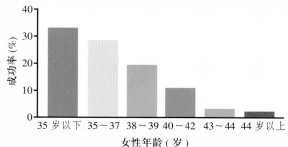

IVF 的成功率
IVF 的成功率与女性的年龄相关；35 岁以下女性成功率较大，之后便随年龄的增大而下降。

成功率 (%)

女性年龄（岁）

35 岁以下　35～37　38～39　40～42　43～44　44 岁以上

女性生殖系统疾病

许多疾病会影响女性生殖器官，从而在生殖过程的某个阶段产生问题。例如卵子的数量减少、输卵管阻塞或子宫疾病引起受精卵无法着床。这些疾病有的可以治愈或减轻，或借助辅助生殖技术来受孕。

子宫内膜异位症

子宫内膜游走到了子宫以外，如盆腔或腹腔因而导致不孕。

子宫内膜在女性生理周期中先增厚，若没有受孕，则开始脱落。小块的子宫内膜组织可以黏附到盆腔或腹腔中的其他组织或脏器上，在那里它们继续随着月经周期激素水平的变化而呈现出周期性的增殖—脱落—出血，在月经期会造成疼痛。出血的组织会形成瘢痕或卵巢囊肿。造成子宫内膜异位症的原因尚不明确，可以了解的是子宫内膜碎片在月经期可通过输卵管进入腹腔。子宫内膜异位可以从几个方面造成受孕概率降低：首先，输卵管瘢痕组织会阻塞管腔；其次，患者可有痛经、月经量增多、经期缩短、尿痛和性交痛等。子宫内膜异位症可通过腹腔镜诊断，治疗手段包括口服避孕药、药物性闭经和腹腔镜激光手术等。子宫或卵巢及其他感染组织切除术适用于无妊娠愿望的妇女。

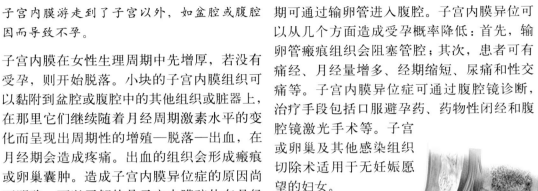

腹腔内
如图腹腔镜下显示的卵巢上的黑点即为子宫内膜异位病灶。

器械
内膜异位灶
子宫
卵巢

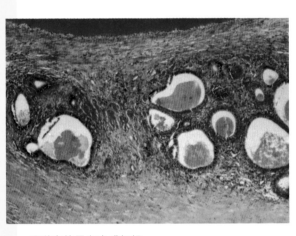

阴道中的子宫内膜组织
如上图显微镜下可见多发性"巧克力"囊肿（因其颜色而得名）。这些囊肿在月经期会造成出血。

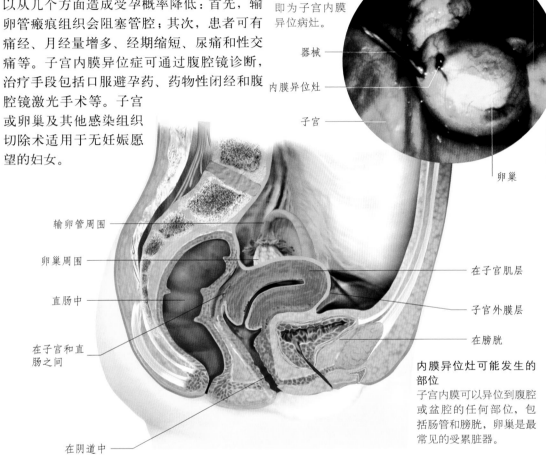

输卵管周围
卵巢周围
直肠中
在子宫和直肠之间
在阴道中

在子宫肌层
子宫外膜层
在膀胱

内膜异位灶可能发生的部位
子宫内膜可以异位到腹腔或盆腔的任何部位，包括肠管和膀胱，卵巢是最常见的受累脏器。

盆腔炎症

盆腔炎症（PID）会造成输卵管阻塞，性传播疾病如淋病等是常见的原因。

PID常常因无症状而被忽视，直到出现不孕问题才被发现。感染通常由阴道进入子宫、输卵管甚至卵巢。宫内节育器可以增加PID的风险。女性PID症状包括疼痛、阴道分泌物增多、发热、性交痛以及月经不调。如果起病较急，并伴随有剧烈腹痛和高热的PID患者需立即接受治疗。

除了不孕风险增大外，PID也增加了宫外孕的风险。PID诊断方法包括宫颈刮片寻找感染征象，B超检查输卵管或腹腔镜探查等。治疗方法主要是选用恰当的抗生素。

X线输卵管造影
如图输卵管造影可见PID输卵管积脓肿胀。

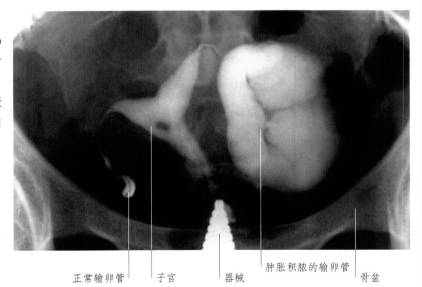

正常输卵管　子宫　器械　肿胀积脓的输卵管　骨盆

子宫肌瘤和息肉

宫颈和子宫会出现良性增生，如子宫肌层会生成子宫肌瘤以及在子宫内膜上长出息肉等，体积较大的子宫肌瘤会导致不孕。

子宫肌瘤是常见的妇科疾病，肌瘤由肌肉和纤维组织组成，形成原因尚不明确，但可能与女性雌激素水平有关。当肌瘤体积增大时，患者可有痛经、月经量增多和经期延长等症状。大肌瘤可改变宫腔内结构和环境，导致反复流产和胚胎着床困难等。子宫肌瘤还可能导致胎位异常，宫腔息肉会造成血性分泌物、性交后出血和无排卵性宫血。肌瘤和息肉有时可用扩阴器对宫颈检查时发现并摘除。子宫肌瘤和息肉都能通过 B 超和宫腔镜（一种穿过阴道和宫颈观察子宫内部的仪器）诊断。小肌瘤和息肉可在宫腔镜下摘除，体积较大的子宫肌瘤需通过经腹手术切除。子宫切除术适用于没有怀孕要求的女性。

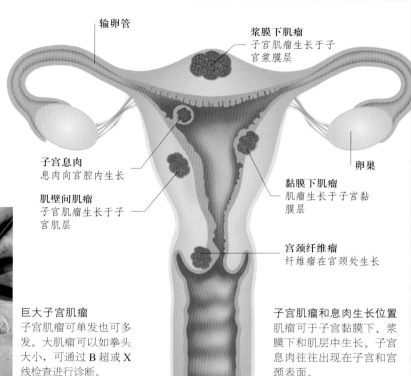

子宫肌瘤和息肉生长位置
肌瘤可于子宫黏膜下、浆膜下和肌层中生长。子宫息肉往往出现在子宫和宫颈表面。

- 输卵管
- 浆膜下肌瘤 子宫肌瘤生长于子宫浆膜层
- 卵巢
- 子宫息肉 息肉向宫腔内生长
- 黏膜下肌瘤 肌瘤生长于子宫黏膜层
- 肌壁间肌瘤 子宫肌瘤生长于子宫肌层
- 宫颈纤维瘤 纤维瘤在宫颈处生长

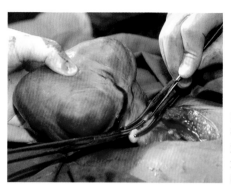

巨大子宫肌瘤
子宫肌瘤可单发也可多发。大肌瘤可以如拳头大小，可通过 B 超或 X 线检查进行诊断。

卵巢囊肿

卵巢囊肿内充满液体，可单发也可多发。除多囊卵巢外，卵巢囊肿不影响生育。

卵巢囊肿种类很多，有些来源于成熟卵泡，有些来源于排卵后形成的黄体。皮样囊肿内多含有身体其他部位组织，例如皮肤等。卵巢囊肿可单发，也可多发（多囊卵巢综合征）（见右图）。卵巢囊肿患者大多无症状，一部分患者可出现月经周期紊乱、腹部不适以及性交痛等。当卵巢囊肿破裂或蒂扭转时需要紧急处理。某些囊肿可以体积很大，甚至占满整个腹腔。卵巢囊肿可通过 B 超或腹腔镜诊断。囊肿可由机体自行吸收，也可手术摘除，手术摘除的囊肿需送病理检查，排除卵巢癌可能。

囊肿发生部位
囊肿可出现在卵巢包膜下或实质内，可累及一侧或双侧卵巢，可单发，也可多发。

- 子宫
- 卵巢囊肿
- 浆液性卵巢囊肿

近距离观察卵巢囊肿
卵巢囊肿体积可以很大，甚至大于上图所示的囊肿大小。囊肿包膜因内含大量液体而张力较高。

多囊卵巢综合征

多囊卵巢以多发的卵巢小囊肿为特点，主要病因是性激素水平紊乱，是导致不孕的常见原因。

多囊卵巢综合征 (PCOS) 患者的激素水平受到干扰，通常表现为高水平睾酮和黄体生成素，从而导致无排卵、闭经或经期紊乱。PCOS 的其他症状包括肥胖、痤疮和多毛。患者易出现胰岛素抵抗而罹患糖尿病。临床诊断包括血激素水平测定和卵巢超声。口服避孕药可用于治疗 PCOS 引起的月经不调和闭经，克罗米芬可用于治疗不孕。

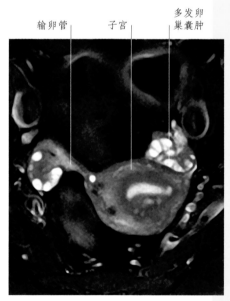

- 输卵管
- 子宫
- 多发卵巢囊肿

多发卵巢囊肿
上图为子宫附件磁共振图像，可见输卵管和卵巢内多发囊肿（图中呈白色），并以左侧居多。

临床表现
PCOS 激素紊乱可导致一些令人困扰的问题，如体重增加、毛发增多和痤疮等。

外阴阴道炎

即为外阴和阴道炎症，表现为不适感、瘙痒和分泌物增多，病因为各种病原体感染。

通常病原体包括白念珠菌（鹅口疮）、滴虫或阴道易感性致病菌或正常寄居于阴道的细菌量过多（见细菌性阴道病）。其他病因包括外界刺激，例如洗衣用品残留。诊断主要依靠宫颈刮片检查，明确病因后应给予适合的抗生素。外阴阴道癌不常见，需要进行病理组织学诊断。任何外界刺激性物质都应被去除。外阴阴道炎多可治愈，但也会复发。

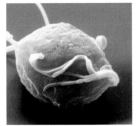
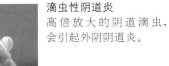

滴虫性阴道炎
高倍放大的阴道滴虫，会引起外阴阴道炎。

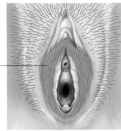

感染的阴唇 ——

感染外生殖器
阴唇内侧和阴道壁红肿感染。

细菌性阴道病

由阴道定植菌的过度增生引起，需要抗生素治疗。

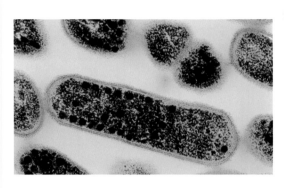

阴道加德纳菌
左图所示为电镜下的阴道加德纳菌，可导致水样、有鱼腥味的阴道分泌物。

阴道定植菌包括阴道加德纳菌和人型支原体，它们的存在维持了阴道的健康状态，当这一平衡被打破时，患者会出现外阴瘙痒、分泌物增多等，但细菌性阴道炎可以没有症状。其中的原因不明，但性传播疾病可能是打破细菌平衡的原因之一。细菌性阴道炎可以因引发盆腔炎而导致不孕（见第218页）。阴道分泌物检查可以帮助明确诊断。治疗以抗生素为主，患者的性伴侣也应接受检查，如发现存在感染，也应治疗。

前庭大腺炎

开口于外阴的前庭大腺在性交时分泌润滑剂，发生于此的炎症为前庭大腺炎。

豌豆大小的前庭大腺开口于两侧外阴，每侧都有一根细小导管可被细菌感染。不良卫生习惯和性传播疾病如淋病等是可能的病因。当前庭大腺通向外阴的导管受阻时，便会形成囊肿（前庭大腺囊肿）或脓肿。前庭大腺脓肿的致病菌主要为葡萄球菌和大肠埃希菌，疼痛明显，需要立即治疗。抗生素治疗有效，镇痛药物可用来缓解疼痛。前庭大腺囊肿无需治疗，除非体积较大或造成不适。脓肿应从腺壁切开引流，切口应开放缝合，以避免日后再次脓肿。前庭大腺炎可复发。

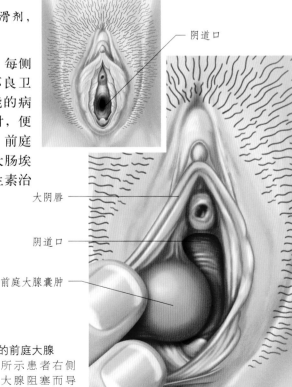

—— 阴道口

大阴唇 ——

阴道口 ——

前庭大腺囊肿 ——

增大的前庭大腺
如图所示患者右侧前庭大腺阻塞而导致囊肿产生。

月经期问题

月经周期紊乱和出血可受到多种因素的干扰，这会引起不孕。患者可能会出现月经量增多、经期不规律、闭经或痛经，以上症状大部分可在治疗后消失或缓解。当受孕出现困难时，则需要进行不孕症治疗。

月经过多

表现为经量增多不能用卫生巾有效控制，或排大量血块。

月经量过多可伴随经期延长、痛经，并导致贫血。病因包括肌瘤、宫腔息肉（见第219页）和使用宫内节育器等，但常常原因不明，极少数由恶性肿瘤引起。进行血液学检查可发现贫血。其他检查包括超声和宫腔镜检查，子宫内膜组织需进行病理学检验。治疗应针对病因进行，不明原因的月经过多可由药物控制出血。

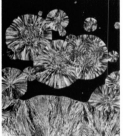

孕激素作用
右图高度放大的图片显示的是孕激素结晶。孕激素水平下降是引起经期出血的诱因。

经期出血量
上表描述了一个月经周期女性平均失血量，正常为60 ml，轻度月经过多为60～100 ml，重度为失血量＞100 ml。

月经失调

月经周期不规律，每次月经之间的间隔时间不定。

造成经期紊乱的主要原因是女性控制月经周期的激素水平紊乱，常见于孕后和产后，也可伴随慢性疾病、紧张和焦虑出现，过量运动和突然的体重严重减轻也会导致内分泌失调。经期紊乱也是多囊卵巢综合征的表现之一（见第 219 页），围绝经期开始时会出现月经紊乱。然而，很多患者经期紊乱的原因并不十分清楚。月经紊乱常常是一过性的，但激素水平检查和子宫及卵巢超声检查还是有必要的，可有助于发现病因并进行治疗，无原因的月经紊乱可通过口服避孕药来治疗。

闭经

无月经周期出现称为闭经。

原发性闭经是指女性 16 岁仍未出现月经，这可能是由于青春期延迟出现，需要进行检查找出原因。继发性闭经是指原有规律月经的女性停经 3 个月或以上不能用其他原因（例如女性正处于哺乳期、产褥期、绝经期或口服避孕药）解释。女性激素水平紊乱是常见的闭经原因，主要发生在剧烈运动、突然体重严重减轻、极度焦虑或压力过大以及多囊卵巢综合征（见第 219 页）时，偶发于垂体肿瘤。诊断方法包括血液学激素水平测定、子宫附件超声检查和垂体 CT 等，如上述病因无法治愈，则需要进行激素补充治疗来调节经期。

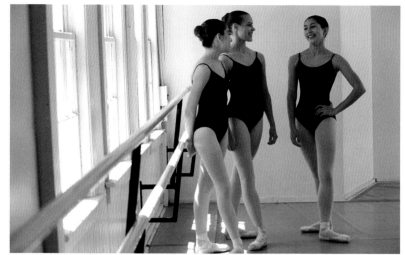

繁重的日常工作
频繁或剧烈运动会干扰正常内分泌导致闭经。芭蕾舞女演员尤其会受到这种状况的影响。

初潮年龄与体重的关系
正常体重的女孩初潮一般在 13 岁左右出现，这一时间因肥胖、超重、体重过轻而波动。

图例
- 平均初潮年龄
- 50% 女孩的初潮年龄
- 少女初潮年龄波动范围

纵轴：初潮的年龄（岁）；横轴：肥胖/超重、正常体重、低体重

子宫畸形

子宫畸形一般是先天性的，因为子宫没有正常发育。这个问题一般会被忽视，只有在怀孕或不孕症治疗时才被发现。子宫畸形种类很多（下图），超声可发现子宫部分缺如或宫腔内有纵隔。子宫畸形可能导致习惯性流产或早产。

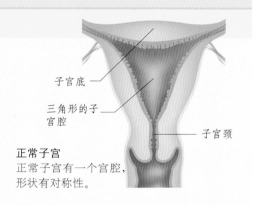

（图注：子宫底、三角形的子宫腔、子宫颈）

正常子宫
正常子宫有一个宫腔，形状有对称性。

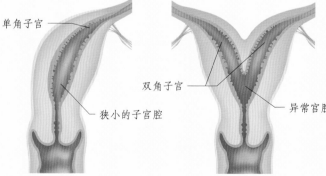

单角子宫
只存在一侧子宫，因此宫腔狭小。
（图注：单角子宫、狭小的子宫腔）

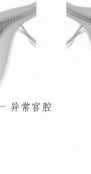

双角子宫
这类型子宫有两个角形成狭长的两个宫腔，中心有较深的分隔。
（图注：双角子宫、异常宫腔）

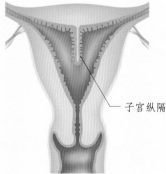

子宫纵隔
子宫纵隔将子宫分成两个部分，因此胎儿在宫内生长空间减少。
（图注：子宫纵隔）

痛经

在月经来潮前或月经期出现的下腹部疼痛是很常见的问题，困扰大约 75% 的女性。

痛经可以是原发性的（无原因可解释），也可以是继发性的（盆腔疾病引起）。前者大多出现于青春期，并随时间而缓解；继发性痛经往往疼痛剧烈，既往可有轻微腹痛，盆腔感染和子宫内膜异位症（见第 218 页）是常见的病因。阴道分泌物检查和盆腔 B 超可以帮助诊断。原发性痛经可以用非类固醇类抗炎药和避孕药治疗，继发性痛经应针对病因进行治疗。

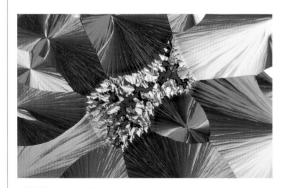

前列腺素——疼痛的介质
前列腺素水平在排卵后迅速升高，激发子宫收缩影响血供，从而导致了原发性痛经。

男性生殖系统异常

男性生殖系统可由于各种原因的影响发生异常，包括由感染引起和发育异常。某些疾病会影响男性性生活，其他的感染性疾病会导致男性不育，例如由腮腺炎引起的睾丸和附睾炎症。男性生殖系统疾病如果破坏精子产生、阻碍精子运输或与卵子结合将影响男性生育。

附睾囊肿

附睾囊肿是指一些无痛性的生长于附睾的囊性增生（又叫精液囊肿），内包含澄清液体。附睾负责储存和从睾丸输送精子，曲精管负责储存和输送精子。

附睾囊肿发生的原因不明，它们生长缓慢，通常不引起任何症状，不易癌变。大多发生于双侧附睾，偶有单发的病例。当发现睾丸处有波动性肿块时，应进行详细检查以排除睾丸癌。检查时可将一光源置于阴囊下方，囊肿的通光性很好，易显影；超声检查能明确诊断。小囊肿无需特殊治疗，当囊肿体积增大压迫周围组织或引起不适时，可手术切除，手术不会影响生育。

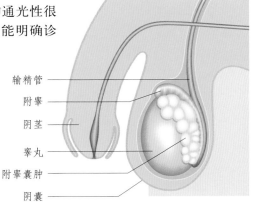

多发附睾囊肿
附睾囊肿柔软呈球形，可单发于一侧附睾，但以双侧多发性为多见。感染时偶尔会有疼痛的症状。

输精管
附睾
阴茎
睾丸
附睾囊肿
阴囊

附睾－睾丸炎

当一侧的睾丸及其附睾出现感染时，患者感到剧烈疼痛和局部肿胀。

炎症通常由细菌感染引起，引起感染的细菌可来源于前列腺或尿道，在年轻患者可以是性传播疾病（见第224～225页）。在腮腺炎疫苗接种被纳入到常规儿童保健免疫项目之前，腮腺炎病毒感染是常见的青少年男性附睾－睾丸炎的病因，在某些病例可影响生殖，其症状包括感染侧红、肿、热、痛并常常伴有高热。尿道分泌物涂片和尿液检查有助于找出病因，有时，超声检查可以帮助排除睾丸扭转。抗菌药物和镇痛药物可用以治疗细菌性附睾－睾丸炎。局部冷敷有助于缓解症状，疼痛在治疗后48小时可好转，但局部肿胀可持续几周。

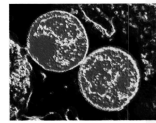

致病微生物
上图电子显微镜中显示的是衣原体，感染后可导致附睾睾丸炎。

感染部位
睾丸和附睾都受到累及，触痛明显，局部红肿，严重者可出现局部剧痛和发热。

附睾
睾丸

精索静脉曲张

阴囊中曲张的精索静脉可导致患者不适和精子数量减少，左侧常受累，但原因不明。

当精索静脉瓣关闭不全时，从睾丸流向阴囊的静脉血出现反流，使精索静脉怒张，症状包括局部不适、牵拉感和阴囊肿胀。体格检查可以明确诊断。大多数精索静脉曲张病变较小无需治疗，它们无危害或有自愈性。紧身内裤可以帮助缓解局部瘙痒和牵拉感等不适。当静脉曲张出现疼痛或影响生育时，则需要通过结扎曲张静脉来进行治疗。

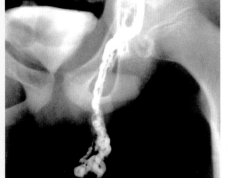

精索静脉曲张造影
左图为通过造影剂在X线下显影的怒张的精索静脉。

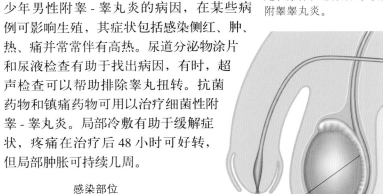
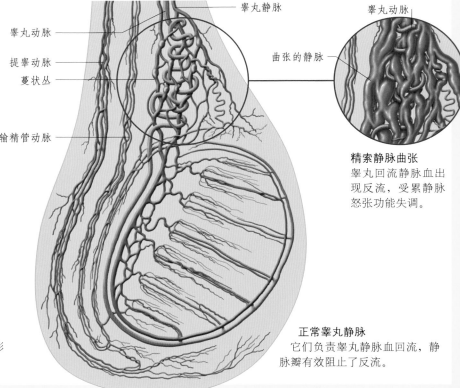

睾丸动脉
提睾动脉
蔓状丛
输精管动脉
睾丸静脉
睾丸动脉
曲张的静脉

精索静脉曲张
睾丸回流静脉血出现反流，受累静脉怒张功能失调。

正常睾丸静脉
它们负责睾丸静脉血回流，静脉瓣有效阻止了反流。

鞘膜积液

这类肿胀起因于睾丸周围阴囊间质出现异常积液。鞘膜积液很少引起疼痛，但过度肿大会引起不适反应。

鞘膜积液是阴囊间质出现异常多的液体潴留（见第 29 页）。多由于感染或睾丸外伤所引起，易发生于幼年和老年男性。诊断时可利用其具有透光性的特点通过体格检查和超声明确。治疗主要为局部抽液和抗生素治疗。

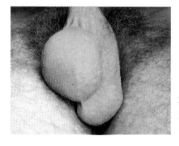

阴囊水肿
鞘膜积液主要特点为一侧阴囊无痛性水肿。左图为一男性右侧睾丸水肿，左侧正常。

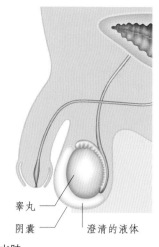

阴囊水肿
鞘膜积液是睾丸水肿的原因之一：积液包裹睾丸，如积液量大则可改变阴囊的形状。

睾丸
阴囊
澄清的液体

龟头炎

感染位于阴茎的末端为龟头炎，患者可有疼痛和局部不适症状，易于治疗。

炎症累及阴茎末端（龟头）和包皮，造成局部红、肿、热、痛和瘙痒。另外，可出现尿道口分泌物。感染种类主要包括细菌感染、念珠菌感染和性传播疾病（见第224～225 页）。某些龟头炎是由于包皮过紧难以清洁。诊断应包括阴茎检查、尿道分泌物检查来确定病原体，从而进行针对性的治疗。包皮环切术（切除包皮）适用于包皮过紧的患者，有过敏因素存在的患者应找到并消除过敏原，龟头应常保清洁干燥。

睾丸扭转

睾丸扭转时疼痛剧烈，需立即在 24 小时内进行手术，否则睾丸将出现坏死。

在一些不明原因下，含有输精管和睾丸血管的精索发生扭曲，阻断睾丸供血，如不及时纠正则会引起永久性损害。睾丸扭转症状出现迅速，包括阴囊、下腹部和腹股沟疼痛，一侧阴囊红肿。超声可明确诊断，之后应立即进行手术来对精索和双侧睾丸进行复位，如果睾丸损害不可逆则需要切除。睾丸移植可改善外观。如果扭转损伤了一侧睾丸，对侧健康的睾丸通常可产生足够的精子，因而不会影响生育。

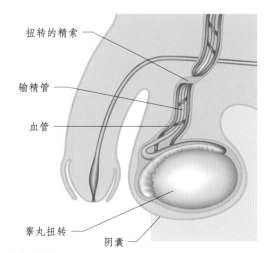

扭转的精索
输精管
血管
睾丸扭转
阴囊

睾丸扭转
除了精索扭转外，睾丸也处于异常位置。阴囊外观可发生变化。

前列腺炎

前列腺炎包括急性和慢性两种类型。两种前列腺炎均需针对病因正规治疗。前列腺炎易复发。

前列腺炎常累及性活跃期的男性。病因常常难以解释，但有时可继发于性传播疾病（见第224～225 页）和细菌性尿路感染。急性前列腺炎症状出现快速，包括高热，阴茎根部的红、肿、热、痛以及疼痛可放射至腰部。慢性前列腺炎可无症状，或仅出现轻微症状，包括阴茎根部疼痛、睾丸疼痛、腰痛、射精疼痛或精液带血。急慢性前列腺炎均可引起尿频和尿痛。

医生通过肛指可检查前列腺。尿液和前列腺液样本，以及尿道口分泌物涂片检查可帮助明确病原体。超声和 CT 可发现前列腺脓肿。感染性因素可以通过抗感染药物治疗，但疗程通常需数月。

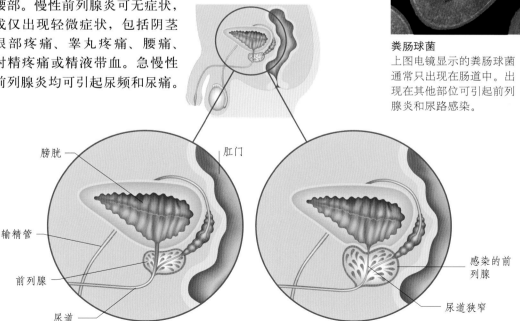

粪肠球菌
上图电镜显示的粪肠球菌通常只出现在肠道中。出现在其他部位可引起前列腺炎和尿路感染。

膀胱
肛门
输精管
前列腺
尿道
感染的前列腺
尿道狭窄

正常前列腺
正常前列腺为栗子大小，位于膀胱颈下缘，包裹尿道。排尿时，尿液从膀胱进入尿道，经包裹尿道的阴茎排出。

增大的前列腺
当前列腺出现炎症时，腺体体积增大，压迫尿道，使尿液无法正常流出，即造成尿频和尿不尽。

性传播疾病

大部分性病都是通过性接触造成人与人之间传播的，艾滋病和梅毒等还可通过胎盘传播给胎儿。淋病和衣原体感染会对生育造成影响，某些性病可在阴道分娩时由母亲传染给婴儿。

艾滋病

人类免疫缺陷病毒（HIV）主要攻击人类免疫系统，如不治疗将造成获得性免疫缺陷症（艾滋病）。HIV 可传染给胎儿，或经乳汁传播给婴儿。

HIV 的传播途径包括阴道、肛门、口交、性交、被污染的血液或血制品感染以及使用被污染的注射器等形式传播。HIV 感染的母亲可将病毒传染给胎儿（因 HIV 可通过胎盘屏障），在分娩时或哺乳时使婴儿受累。病毒攻击人体白细胞表面的 CD4 细胞，且复制迅速。机体对此有一段时间的抵御期，但最终，CD4 细胞的数量会有明显的下降（下降至临界水平以下）。大部分 HIV 感染者起初无任何症状，部分患者会有普通病毒感染的症状，如发热、肌肉和关节疼痛、淋巴结水肿和咽痛等。症状消失后便会出现一段无症状期，可持续数年。在此期间，某些患者会出现一些症状，例如口腔溃疡、牙龈炎和体重减轻。当 CD4 细胞数量下降到一定数值时，人体便会出现严重感染，例如特定的感染性疾病和某些癌症，此时患者被称为得了"艾滋病"。治疗 HIV 感染和艾滋病的药物主要包括反转录抑制剂和抗生素，使用避孕套会大大降低 HIV 的传播。

HIV 颗粒

HIV 颗粒感染白细胞并在其中镶嵌其中

当脱离受感染细胞时，HIV 颗粒继续感染其他健康细胞

HIV 颗粒以白细胞为靶向，感染白细胞并在其中进行病毒复制，随后细胞破裂，大量 HIV 颗粒释放入血。反转录抑制剂干扰 HIV 颗粒的复制循环。

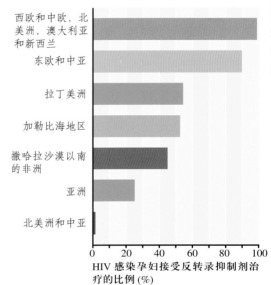

地区	HIV 感染孕妇接受反转录抑制剂治疗的比例 (%)
西欧和中欧，北美洲，澳大利亚和新西兰	
东欧和中亚	
拉丁美洲	
加勒比海地区	
撒哈拉沙漠以南的非洲	
亚洲	
北美洲和中亚	

(横轴刻度：0 20 40 60 80 100)

抑制 HIV 转录
反转录抑制剂被用于艾滋病孕妇，受治孕妇百分比在发达国家远高于发展中国家。反转录抑制剂治疗可以改善孕产妇预后，降低母婴传播，因而属非常有必要的治疗。

梅毒

梅毒首先累及外生殖器，之后会影响身体的其他器官，胎儿可在宫内或分娩时感染梅毒。

梅毒螺旋体感染是引起梅毒的原因，由性交传播。疾病进展分为三期：第一、二期历时 2 年，有传染性，第三期没有传染性。一期梅毒没有得到治疗会向二期转化，最后是隐性期最终到达三期。由于抗生素治疗的进展，现在三期梅毒已很少见。梅毒的诊断主要依靠血液学检查。足量的抗生素治疗对梅毒有效，妊娠期妇女也可使用。使用避孕套能有效降低梅毒的传播，青霉素的临床应用使梅毒的发生率明显降低。

症状分期
在未经治疗的情况下，梅毒分为三期（一期、二期、隐性期和三期），每期病程时间相对固定。

一期梅毒
表现为外生殖器无痛性硬下疳，一般在受感染后 21 天出现，持续 2～3 周。若不治疗则向二期转化。

二期梅毒
若硬下疳未得到治疗，4～10 周后梅毒进入第二期，主要表现为全身症状，如发热、咽痛、淋巴结肿大、关节痛、红疹以及口腔和外生殖器溃疡。若不治疗，向隐性期转化。

隐性梅毒
在此阶段，梅毒症状消失，但是血清学检测感染依然存在。2 年之内梅毒症状可复现，也可能转为三期梅毒。

三期梅毒
树胶样肿是此期梅毒的典型皮损，可出现在皮肤和骨头、包括颅骨、腿骨、锁骨等处，另外心血管和中枢神经系统也可受累。

生殖器疱疹

由单纯疱疹病毒感染引起，临床症状为生殖器部位的痛性溃疡。

单纯疱疹病毒分为两种：HSV-1 通常导致口唇疱疹，HSV-2 是生殖器疱疹的致病源。HSV 为接触传播，可通过性交传播。HSV 可在分娩时传播影响新生儿。疱疹可反复出现，第一次症状最严重。水疱主要出现于生殖器上或周围部位，患者感觉局部刺激和疼痛。其他临床症状包括尿痛、阴道分泌物增多和发热。症状可持续 3 周。通过对皮损的检查可明确诊断，诊疗不能使症状消失，但可起到缓解作用。

生殖器尖锐湿疣

因皮肤接触感染人类乳头瘤病毒（HPV）引起，生长于生殖器部位。

生殖器尖锐湿疣可在病毒感染后20周出现。尖锐湿疣为无痛性、生长迅速的赘生物；口交可导致湿疣在口腔中出现。治疗方法包括抗病毒软膏等。女性感染HPV会增加宫颈癌的风险。避孕套不能完全防止HPV感染。HPV可在分娩过程中传染给婴儿。

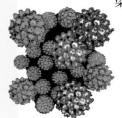

HPV
左图为HPV的外观图，为生殖器疣的致病体。

淋病

是一种常见的性传播疾病。淋球菌感染人生殖器，表现为男女生殖道分泌物增多，也可无临床症状。

淋病的致病菌为淋病奈瑟菌，可经性交传播。症状通常在感染后2周出现，也可能感染数月都不发病，此时感染可能已扩散至全身。若不治疗，感染会波及输卵管，导致不孕。诊断依靠感染部位的病原学检测，如果感染已扩散，治疗以抗生素静脉给药为主。性伴侣双方都应接受检查。带菌妇女可在分娩过程中将病原体传染给新生儿，引起眼病，并可能导致失明。

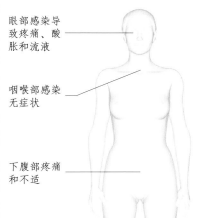

眼部感染导致疼痛、酸胀和流液

咽喉部感染无症状

下腹部疼痛和不适

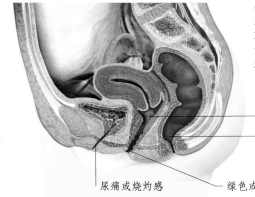

男性和女性患淋病的症状
主要症状在男性和女性基本相同。然而，50%的女性和10%的男性可表现为无症状。

异常的阴道出血

肛门处炎症，表现为疼痛、不适感或分泌物增多

尿痛或烧灼感

绿色或黄色的阴道分泌物

衣原体感染

衣原体感染往往无临床症状，主要引起女性不孕。半数受感染男性和80%受感染女性无任何不适，因此病情容易被忽视。

有统计表明，超过5%性活跃的英国女性感染衣原体。若出现临床症状，可能的表现包括男性尿痛和异常尿道分泌物，在女性可表现为异常阴道分泌物、异常阴道出血、性交后出血和下腹痛。感染可弥散至输卵管而导致不孕症。衣原体可在分娩时传播给新生儿，导致结膜炎、肺炎。诊断主要是取尿样、男性尿道口分泌物或女性宫颈分泌物进行病原学检查。抗生素治疗有效，但某些抗生素不适用于妊娠期妇女使用。使用避孕套是很好的避免此类疾病传播的方法。

衣原体在阴道细胞中
右图宫颈抹片高度清晰地显示了衣原体存在于阴道上皮细胞中。这种感染很常见。

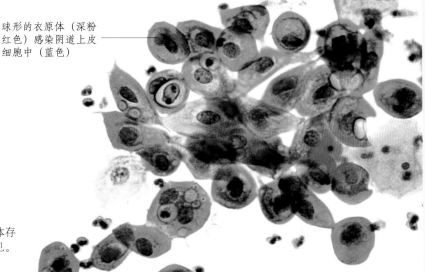

球形的衣原体（深粉红色）感染阴道上皮细胞中（蓝色）

非淋球菌性尿道炎

是在男性中由非淋球菌的其他细菌感染引起的尿道炎症。是一种常见的性传播疾病，会产生典型症状，但大约15%的患者无临床症状。

引起非淋球菌性尿道炎的病原体有很多，例如衣原体、阴道滴虫、单纯疱疹病毒和念珠菌。半数以上的非淋球菌性尿道炎是由衣原体引起的，它也引起女性衣原体感染（见上图）的病原体。1/4的患者病因不明。由感染至症状出现可历时5周，平均为2～3周。主要症状包括阴茎末端尿道口红肿和尿道异常分泌物以及尿痛。感染可以累及附睾、睾丸和前列腺。另外，感染可经血液播散造成关节炎。诊断主要依靠在尿道口取样和尿道样品中找病原菌。使用避孕套能防止疾病的传播。

尿道
炎症引起尿痛

附睾
感染扩散可引起红肿

阴茎
可感到阴茎内部痛痒

睾丸
炎症波及时会有水肿

非淋球菌性尿道炎症状
以上的这些症状是典型的非淋球菌性尿道炎，当然也可能无症状。这就意味着感染的男性患者可在无意中把疾病传给他人。

妊娠并发症

大部分妊娠过程都很顺利。但有些孕妇的妊娠过程可出现一些问题，甚至累及母体和（或）胎儿。例如，胚胎未能着床或不能正常发育；或妊娠早期发育正常，在妊娠晚期发现问题，而当时胎儿似乎发育正常。妊娠中出现的问题也可能是胎儿基因或染色体出现异常所致，或者是母体受到感染以及母体激素或生理结构问题。

流产

是指妊娠自然中止于 24 周前，大部分出现于妊娠 14 周。

早期流产的原因多为胎儿染色体或基因异常，晚期流产多由于子宫异常引起，其他流产原因包括宫颈机能不全和母体感染等。一些因素会增加流产的风险，包括吸烟、喝酒和滥用药物。流产分为三类：先兆流产是指有阴道流血，但胚胎仍存活，宫口保持闭合。难免流产是指宫颈扩张，胚胎通常已经死亡。稽留流产是指胚胎已经死亡，但没有发生阴道流血。先兆流产得到控制后，妊娠可以继续至足月。难免流产时，胚胎组织的排出可以是完全的或不全的，即部分组织可能仍残留在子宫内。稽留流产或不全流产需要进行清宫手术。

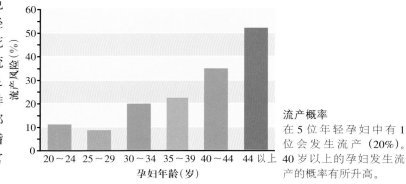

流产概率
在 5 位年轻孕妇中有 1 位会发生流产（20%）。40 岁以上的孕妇发生流产的概率有所升高。

先兆流产
若宫颈保持关闭状态，胚胎仍然存活，妊娠可继续至足月。当流产无法避免时，宫颈会打开，以便死亡的胚胎组织排出体外。

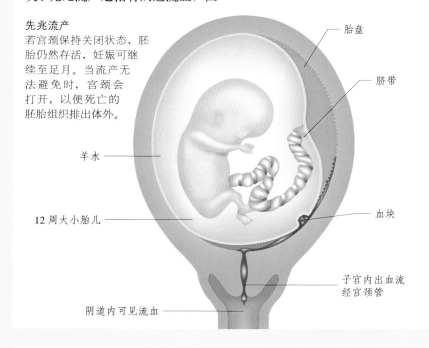

胎盘

脐带

羊水

12 周大小胎儿

血块

子宫内出血流经官颈管

阴道内可见流血

流产的原因

很多因素可造成流产，可以是母体的因素，也可能是胚胎本身的因素。总的可归纳为五类：遗传因素、内分泌因素、免疫因素、感染因素和解剖学因素。然而，并不是所有的流产都能找到原因。

原因	示例
遗传	主要为胚胎的染色体或基因异常，例如多倍体或染色体缺失等
内分泌	甲状腺功能低下或亢进、糖尿病和孕激素水平低下是可能的病因
免疫	流产可发生于一些罕见的免疫异常疾病中，例如抗磷脂抗体综合征（胎盘血栓形成从而导致胎儿血供下降）
感染	某些病原体感染母体可导致流产，例如风疹病毒和弓形虫感染
解剖学	当子宫形状异常或存在巨大子宫肌瘤时会影响胚胎发育而导致流产，宫颈机能不全是另一可能的解剖因素

宫颈机能不全

当宫颈过于薄弱（机能不全）时，来自子宫内胎儿和羊水的压力可导致宫颈过早扩张，造成流产。

造成宫颈机能不全的原因包括各种宫颈手术和多次的扩宫操作（包括人工流产过程中的扩宫）。宫颈机能不全导致流产通常发生于妊娠 14 周以后，而且无前驱症状。对于之前有过晚期流产史的孕妇，B 超下测量宫颈长度是很有必要的。若 B 超诊断宫颈机能不全，就应在下次妊娠达到孕 12 ~ 16 周时进行宫颈环扎，直到妊娠 37 周拆除环扎线，以准备分娩。如果临产早于 37 周，则应在产程发动时及时拆除环扎线。

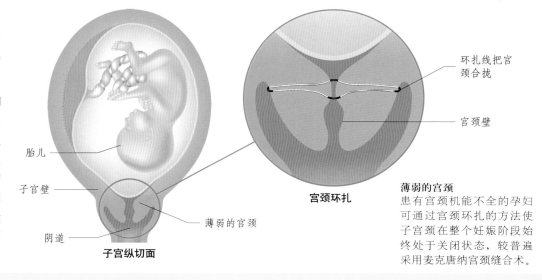

胎儿

子宫壁

薄弱的宫颈

阴道

子宫纵切面

环扎线把宫颈合拢

宫颈壁

宫颈环扎

薄弱的宫颈
患有宫颈机能不全的孕妇可通过宫颈环扎的方法使子宫颈在整个妊娠阶段始终处于关闭状态，较普遍采用麦克唐纳宫颈缝合术。

异位妊娠

异位妊娠是指受精卵着床于子宫以外的器官，胚胎无法正常发育。异位妊娠可对母亲的生命造成威胁。

在大多数的异位妊娠中，胚胎着床于输卵管，有时胚胎也可着床于其他器官如宫颈、卵巢或腹腔。

导致异位妊娠的常见原因包括既往由于手术或感染（盆腔炎）（见第218页）造成的输卵管损伤；

使用避孕环或其他宫内节育器也会使异位妊娠发生率增高。临床症状包括阴道流血和一侧下腹部疼痛。诊断异位妊娠首先要进行妊娠试验，阳性则需要进行超声检查来确定妊娠部位。医生也可

用腹腔镜（一种通过腹壁的可视装置）来进行探查，发现妊娠灶，即在腹腔镜下进行切除。输卵管处的异位妊娠破裂可导致剧烈腹痛并可放射至肩部。大量出血危及患者生命，需要立即进行手术。

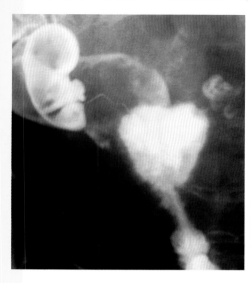

X 线下的异位妊娠
如图可见一10～12周的胚胎着床于母体右侧输卵管。若不予治疗，输卵管有破裂大出血的可能。

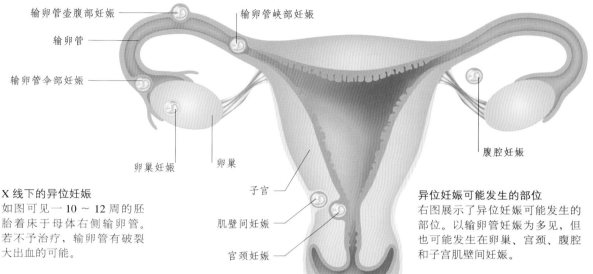

输卵管壶腹部妊娠
输卵管
输卵管伞部妊娠
卵巢妊娠
卵巢
子宫
肌壁间妊娠
宫颈妊娠
输卵管峡部妊娠
腹腔妊娠

异位妊娠可能发生的部位
右图展示了异位妊娠可能发生的部位。以输卵管妊娠为多见，但也可能发生在卵巢、宫颈、腹腔和子宫肌壁间妊娠。

葡萄胎

当受精卵发育过程中染色体发生变异时可形成葡萄胎。

完全性葡萄胎表现为水泡状小囊肿充满子宫；部分性葡萄胎中有部分胚胎和胎盘形成，但胚胎不能存活。主要症状包括从妊娠6周起出现阴道流血，剧烈的妊娠反应包括恶心、呕吐。葡萄胎主要通过扩张宫颈后清宫进行治疗（可在全麻下进行）。某些葡萄胎可向恶性发展，因此需要进一步治疗，比如化疗。

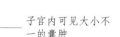

子宫内可见大小不一的囊肿

完全性葡萄胎
囊肿在子宫内形成有时被称为葡萄胎（希腊语：形状似葡萄）。

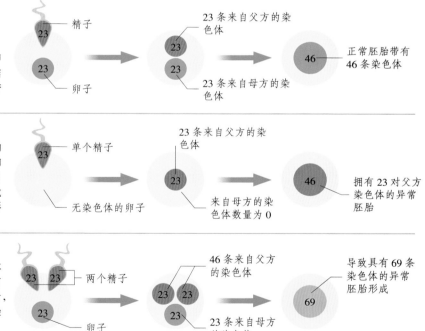

正常胚胎形成
通常来说，单个精子和卵子各带23条染色体，结合后形成的受精卵即带有46条染色体。

精子
23条来自父方的染色体
卵子
23条来自母方的染色体
正常胚胎带有46条染色体

完全性葡萄胎
当一个有23条染色体的精子同一个无染色体的卵子结合后，23条来自父方的染色体通过自我复制的方式使受精卵形成46条染色体。

单个精子
23条来自父方的染色体
无染色体的卵子
来自母方的染色体数量为0
拥有23对父方染色体的异常胚胎

部分性葡萄胎
两个各具有23条染色体的精子同时与一个拥有23条染色体的卵子结合，形成异常的具有69条染色体的受精卵。

两个精子
46条来自父方的染色体
卵子
23条来自母方的染色体
导致具有69条染色体的异常胚胎形成

妊娠过程中的阴道流血

阴道流血可出现在妊娠的任一阶段，出血的原因很多。妊娠过程中任何的阴道出血都是潜在危险信号，需要立即给予关注。

出现在妊娠14周内的阴道出血通常是流产的前兆（见前页），也可能是异位妊娠（见上方）。

某些孕妇会伴随有腹痛，剧烈的腹痛常常会是异位妊娠。少数孕妇的阴道出血原因不明，妊娠通常仍能继续。发生于妊娠14～24周的阴道流血预示晚期流产，主要原因为宫颈机能不全（参见前页）。在24周后阴道流血原因中最严重的是胎盘早剥（见第228页），表现为腹痛；胎盘前置（见第228页），常为无痛性的阴道流血。某些疾病，如宫颈息肉（宫颈非恶性生长）也可表现为阴道流血。寻找阴道流血的原因可以依靠宫颈检查和B超，针对病因进行治疗。

前置胎盘

是指胎盘位置位于子宫较低处，部分或全部覆盖宫颈内口的状态，可影响分娩。发生率大约为 1/200。

前置胎盘是妊娠 24 周后无痛性阴道流血的最常见原因。大量出血危及母亲及胎儿的生命。造成胎盘前置的危险因素主要包括前次剖宫产、多胎妊娠和多次妊娠。诊断主要依靠 B 超。在孕早期低置的胎盘通常会随着子宫的增大而逐渐向上移，但如果胎盘持续低置甚至出现阴道流血，则需立即就医。完全性前置胎盘的

孕妇应于 30 周起入院观察，并于妊娠 38 周时通过剖宫产终止妊娠。但前置胎盘产妇出现大量阴道流血时则需进行急诊剖宫产终止妊娠。对于部分性前置胎盘孕妇的分娩方式也以剖宫产为宜。

胎盘的位置
胎盘前置状态指的是胎盘位于子宫较低处，不覆盖宫颈口，或部分（全部）覆盖宫颈口。

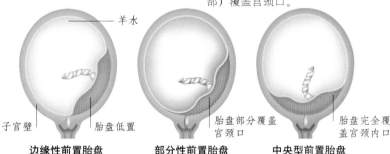

边缘性前置胎盘　　部分性前置胎盘　　中央型前置胎盘

（图注）羊水／子宫壁／胎盘低置／胎盘部分覆盖宫颈口／胎盘完全覆盖宫颈内口

胎盘早剥

胎盘早剥是指胎娩出前胎盘部分或全部从子宫壁剥离，是一种严重危及母儿生命的产科并发症。

胎盘早剥分为两种类型：显性剥离，孕 28 周后阴道流血的常见原因；隐性剥离，由于出血滞留于子宫而临床上无阴道流血。常见的危险因素包括长期高血压、有胎盘早剥病史和多次妊娠；吸烟、大量饮酒和药物成瘾也使胎盘早剥危险性增大。与前置胎盘不同的是，胎盘早剥通常伴有疼痛，并引起宫缩。怀疑胎盘早剥应立即行 B 超检

查胎盘情况和胎心。对轻型病例可进行引产，严重病例需立即行剖宫产手术。

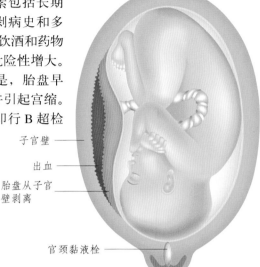

（图注）子宫壁／出血／胎盘从子宫壁剥离／宫颈黏液栓

胎盘剥离
在大部分病例中，胎盘部分剥离于子宫，出血或经阴道排出或滞留在胎盘和子宫壁间的剥离处。胎盘整个剥离的情况很少见。

羊水量异常

羊膜囊中的羊水量可受多种因素影响而导致羊水量异常增加（羊水过多），或羊水量异常减少（羊水过少）。

羊水过多可导致孕妇不适和胎膜早破乃至早产，还增加胎盘早剥（见上）和产后出血的危险，增加剖宫产概率和导致胎位不正（胎儿不断变换胎位）。临床治疗旨在延长孕周和避免母婴并发症，

并及时对症治疗。羊水过少通常在产前检查时被发现，主要由胎膜早破引起，与早产和胎儿宫内生长受限有关（见右表）。应定期监测胎儿生长情况。

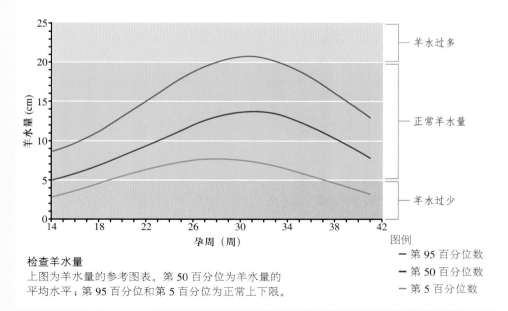

检查羊水量
上图为羊水量的参考图表。第 50 百分位为羊水量的平均水平；第 95 百分位和第 5 百分位为正常上下限。

图例
— 第 95 百分位数
— 第 50 百分位数
— 第 5 百分位数

造成羊水量异常的原因

母体和胎盘的原因都可造成羊水过多或过少。以下列举了一些常见原因。

羊水过少的原因	羊水过多的原因
胎膜早破	糖尿病
妊娠高血压等引起的胎儿生长受限	肠道异常
胎儿泌尿系统畸形所导致的尿量减少或排尿障碍	胎儿畸形导致吞咽困难，例如无脑儿
某些药物的使用，例如非类固醇类抗炎药等	先天性原因或贫血导致心衰
双胎输血综合征（双胎中一胎接受的血供较另一胎多）	胎儿尿量增多（例如双胎输血综合征）
感染	梅毒或微小病毒感染
染色体异常，例如唐氏综合征	染色体异常，例如唐氏综合征
过期妊娠	软骨发育不全（一种导致肢体短小的骨病）

胎儿生长受限

也称为胎儿宫内发育迟缓，多发生于宫内胎儿生长缓慢导致胎儿瘦小且出生体重偏低（< 2.5 kg 或 5.5 lb）。

导致胎儿生长受限的原因很多，包括长期高血压、子痫前期（见下文）或孕期感染，例如风疹病毒。也可由于胎盘对胎儿的营养供给不足所致。唐氏综合征等胎儿异常也是可能的原因之一。营养状况不良、吸烟、酗酒和药物成瘾等使胎儿生长受限的风险增大。反复 B 超和胎儿脐动脉血流检查是监测胎儿宫内生长情况的有效手段。住院卧床休息和胎儿监护是必要的治疗手段，同时进行必要的病因学治疗。当胎儿健康受到威胁时，应提前终止妊娠。

胎儿生长监测

右图所示为妊娠中胎儿体重增长曲线。第 97 和第 3 百分位数分别表示了胎儿正常体重的上下限。若胎儿体重小于正常下限则说明存在胎儿生长受限。

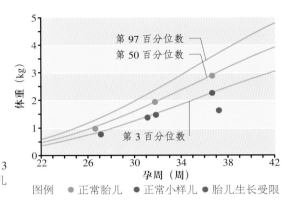

图例 ● 正常胎儿 ● 正常小样儿 ● 胎儿生长受限

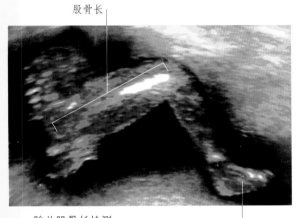

胎儿股骨长检测
胎儿股骨（大腿骨）的长度可通过超声检测，通过股骨长结合腹围的测量可用于监测胎儿的生长情况。

子宫纵切面

脐动脉血流
通过超声多普勒能检测从胎儿脐动脉流向胎盘的血流情况，异常的脐血流图像多提示胎儿或胎盘异常所造成。

子宫动脉血流
多普勒超声同样能检测子宫动脉血流状态，由此了解胎盘和胎儿的供血情况。

子痫和子痫前期

为妊娠期特有的并发症，大部分于产后恢复正常。

子痫前期的主要特征为血压升高、水钠潴留和蛋白尿。临床症状出现较晚，包括四肢和面部水肿、头痛、视力障碍和腹痛。若不给予治疗，则会发展成为子痫（抽搐）。子痫的发生率占子痫前期患者的 1%。因此，每个孕妇在产前检查时都应测量血压和对尿液中的蛋白质含量进行检测。治疗的目标是将子痫前期患者的血压控制在正常范围。若此类孕妇合并有胎儿宫内生长受限（见上文）则需要住院治疗，胎儿往往需要提前分娩。子痫需要急诊立即给予治疗，母亲情况稳定后，胎儿需通过剖宫产的方式尽快予以娩出。

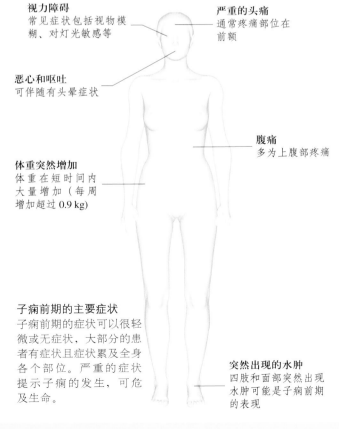

视力障碍
常见症状包括视物模糊、对灯光敏感等

严重的头痛
通常疼痛部位在前额

恶心和呕吐
可伴随有头晕症状

腹痛
多为上腹部疼痛

体重突然增加
体重在短时间内大量增加（每周增加超过 0.9 kg）

子痫前期的主要症状
子痫前期的症状可以很轻微或无症状，大部分的患者有症状且症状累及全身各个部位。严重的症状提示子痫的发生，可危及生命。

突然出现的水肿
四肢和面部突然出现水肿可能是子痫前期的表现

导致子痫前期发生的危险因素

子痫前期的病因不明，可能与胎盘因素有关。不过，以下列举的各种因素都被认为与其发病有关。

体重超标或肥胖
家族史
多胎妊娠
初次妊娠或与新伴侣的初次妊娠
距上次怀孕 10 年或以上
孕妇年龄 > 35 岁
肾脏疾病合并妊娠
高血压合并妊娠
糖尿病合并妊娠
某些自身免疫性疾病合并妊娠

妊娠期糖尿病

当胰腺产生的胰岛素不能满足妊娠期增加的胰岛素需要量时会发生妊娠期糖尿病。

妊娠期糖尿病的症状包括多饮、多尿和疲劳，但常常也可无症状。诊断方法为血糖检测。治疗方法主要依靠饮食控制，少数患者需要注射胰岛素。对胎儿的影响主要为巨大儿的产生，因此往往需要通过剖宫产来终止妊娠。妊娠期糖尿病通常在分娩后痊愈，但也会复发。

妊娠期糖尿病对胎儿和母体的影响
最常见的是巨大儿。母亲的胰岛素和血糖水平在产后多恢复正常。

妊娠期糖尿病患者的血糖控制不良，血糖水平较高，主要原因是胰岛素分泌不足

⬇

高于正常的血糖通过胎盘进入胎儿体内

⬇

胎儿通过增加自身胰岛素分泌量来控制血糖水平，不能被利用的血糖转化为脂肪囤积起来。由此，胎儿体重增加，巨大儿造成难产

妊娠剧吐

妊娠早期的呕吐可以非常剧烈，甚至无法进食，进水营养大量流失。

受妊娠剧吐困扰的孕妇表现为有严重的呕吐症状，体重减轻甚至会出现脱水的症状。发病机制尚不明确，但可能与较高的 hCG 水平有关。双胎妊娠会使孕妇体内产生大量 hCG，从而增加了妊娠剧吐的发生率。精神紧张和压力会加重病情，呕吐严重的妊娠剧吐患者应住院治疗，通过验血对孕妇的水电解质酸碱平衡进行评估并利用超声监测胎儿生长情况。静脉输液和止吐药是必要的治疗手段。妊娠剧吐通常在孕 14 周有所好转，但可能在未来的妊娠中再次出现。

晨吐何时发展成妊娠剧吐

晨吐	妊娠剧吐
孕妇体重只有很少的降低，通常体重是增加的	2.2~9 kg 或更多的体重减轻
恶心、呕吐不影响饮食	恶心、呕吐造成食欲不良和脱水
呕吐不经常发生，恶心症状通常只在某一时段	呕吐频繁，呕吐物含有胆汁或血液，严重的恶心症状持续存在
饮食和生活方式的改变通常是为了适应妊娠状态	需要以改善脱水症状的平衡液和止吐药物来治疗
晨吐在早孕期后有很大改善，随着孕周的增加症状逐渐消失	症状在中孕期可有所改善，但不能完全消失
正常的工作和家务不受影响	孕妇在数周乃至数月期间丧失工作能力，需要照顾

Rh 溶血

上一胎母婴 Rh 血型不合可对下一次妊娠造成影响。

根据红细胞表面有无 Rh 抗原，人类血液可分型为 Rh 阴性和阳性。当 Rh 阴性母亲和 Rh 阳性父亲结合后，可能产生一个 Rh 阳性胎儿，胎儿的 Rh 阳性细胞可使母体产生相应的抗体，此抗体不会对本次妊娠造成危害。但当此母亲再次孕育 Rh 阳性的宝宝时，她体内的抗 Rh 阳性红细胞的抗体就会通过胎盘进入到胎儿体内破坏胎儿红细胞，由此造成胎儿贫血和新生儿黄疸（见第 235 页）。对于轻度 Rh 血型不合患者，应于 37 周终止妊娠；严重病例应提前终止妊娠。如果胎儿不能耐受或不能提前分娩，则应给予输入 Rh 阴性血。在每次妊娠期间，母亲应接受抗体注射来消除上一胎留在母亲体内的红细胞，从而抑制抗体的产生。

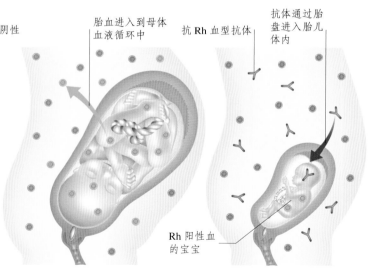

Rh 血型的遗传方式
每个人都有两条代表 Rh 血型的基因，如果一条为阴性，一条为阳性，则显性的为 Rh 阳性。

1 首次妊娠
Rh 阴性孕妇在首次妊娠时不会使 Rh 阳性宝宝产生溶血，问题出现在第二次妊娠，当胎儿为 Rh 阳性时。

2 分娩时
分娩时胎血进入到母体内使得母体产生抗 Rh 阳性红细胞抗体，在下次妊娠时，存在于母体的抗体会对 Rh 阳性红细胞进行破坏。

3 再次妊娠
母体内的抗 Rh 阳性红细胞抗体通过胎盘进入胎儿体内破坏 Rh 阳性胎儿的红细胞，造成胎儿贫血。

尿路感染

由于在孕期膀胱排空延迟，泌尿道细菌感染的情况很普遍。

孕期体内激素变化和增大的子宫压迫膀胱导致膀胱排空延迟，使得孕妇极易罹患尿路感染。其症状包括排尿时的灼烧感、尿频和下腹部、腰部或一侧疼痛。发热和肾区疼痛预示感染已经上行扩散。尿常规检查可以帮助诊断，治疗主要依靠抗菌药物。若不治疗，尿路感染可导致早产和新生儿低体重的发生。

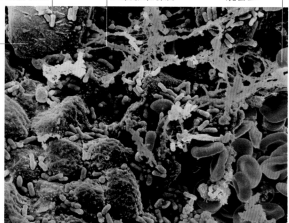

膀胱感染处被大肠埃希菌所覆盖

肿胀的膀胱上皮细胞

上皮细胞分泌丝状黏液物质

感染导致膀胱出血

在膀胱内
大肠埃希菌是孕期尿路感染的主要致病菌，可导致膀胱上皮细胞肿胀和小便隐血的发生。

腕管综合征

腕部神经受到压迫而导致的腕部疼痛、痉挛和麻木。

手部的神经在腕管（腕骨和周围韧带之间的狭小空间）中行走。在妊娠期，肿胀的组织使得腕管变得狭窄，从而压迫神经，手部感觉麻木、疼痛，有时甚至痉挛。通过对手腕和手指做屈曲 - 伸直运动可改善症状。通常症状会在分娩后消失，但某些患者需要进行手术治疗以减轻神经压力，缓解症状。

坐骨神经痛

当坐骨神经受压时会出现由臀部放射至腿部的疼痛。

孕期体态的变化可对坐骨神经造成压迫。坐骨神经由臀部沿大腿背侧行走，在膝关节处分叉于外侧及脚趾。除了疼痛外，坐骨神经受压可致产妇站立困难甚至行走困难。坐骨神经痛可间歇发作，通常在产后消失。此时，症状可通过向后打开肩膀、挺直脊柱、提臀收腹、放松膝盖的姿势得到改善。

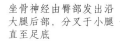

坐骨神经由臀部发出沿大腿后部，分叉于小腿直至足底

坐骨神经痛的走行
坐骨神经是全身最粗的神经，由脊柱下端发出的许多细小神经汇合而成一根较粗的神经，该神经及其分支分布覆盖整个下肢。

静脉曲张

妊娠期增大的子宫压迫导致静脉水肿和原有的静脉曲张症状加重。

晚孕期，巨大的子宫对促进下肢血液回流的静脉造成压迫，静脉瓣出现反流。因此，浅表静脉出现血液淤滞，汇入深静脉受阻，浅表静脉曲张和水肿。缓解症状的方法有保持腿部运动、抬高腿部和穿弹力袜。必要时可于产后行注射和外科手术来缓解症状。

水肿

水肿是液体在体内堆积，孕期很常见，可累及足、腿和手。

孕后期液体在体内潴留非常常见，水肿可波及 80% 健康的妊娠妇女。水肿经夜晚卧床后会有好转，白天会加重。避免出现水肿的方法有坐下后抬高腿部和运动，例如行走和游泳，以增加血液循环，弹力袜也会有所帮助。出现水肿不需要太过担心，只需排除子痫前期（第 229 页）。

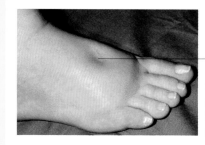

下压后引起的皮肤压痕，松开后会慢慢恢复

水肿的足部
液体一般从足部开始积聚，严重时可蔓延至腿部和手部。压迫水肿部位可出现长时间凹陷，需长时间恢复。

多胎妊娠并发症

多胎妊娠中母儿并发症出现的风险增高。常见的症状如晨吐会因为增高的激素水平和快速增大的子宫而加重。其他并发症包括缺铁性贫血、高血压和子痫前期（见第 229 页）、妊娠剧吐、前置胎盘（见第 228 页）、羊水过多（见第 228 页）和流产（见第 226 页）。胎儿通常偏小，很容易发生早产。多胎妊娠需要产前特别监护，通常结局良好。

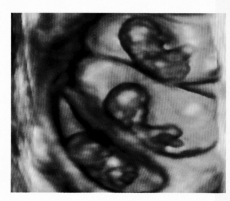

三胎妊娠
三胎妊娠的发生率为 1/8 000。由于目前辅助生殖对胚胎植入量的严格控制，多胎妊娠的发生率已经减少。

分娩并发症

对许多妇女来说，分娩的过程毫无问题且充满喜悦，但对某些人来说，分娩中母婴双方可能会出现问题，例如临产有时出现在足月之前，胎儿会出现宫内窘迫的症状而需要急诊剖宫产；对母亲来说，阴道分娩和器械助产术可造成阴道撕裂。

早产

指的是临产发生在 37 周前，早产儿可能会有相关的并发症（见第 234 页）。

造成早产的原因包括多胎妊娠和妊娠期感染，但常常无原因可寻。增加早产风险的因素有吸烟、饮酒、精神压力和前次早产史。先兆早产症状包括无痛性的下腹紧缩感变为规律的腹痛、血性阴道分泌物和腰痛。若未足月，产科医生往往会通过给孕妇静脉注射药物来缓解和控制早产；若早产无法控制，则会给予产妇激素注射来助胎肺成熟。根据早产儿出生时胎龄的差异，早产儿通常需特殊监护直到他们的内脏器官成熟。

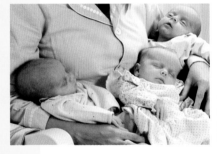

早产的三胞胎
多胞胎多会发生早产，其原因可能是子宫被过度牵张。

胎儿窘迫

特指在妊娠或临产时，胎儿情况不佳或没有正常预期的反应。

胎儿窘迫可表现为胎动减少或羊水被胎粪污染、胎心率出现异常，可高于正常（心动过速），低于正常（心动过缓）或变异消失（胎心率通常随母亲子宫收缩而显著加速）。胎儿窘迫可能的原因包括胎盘早剥（见第 228 页），但常常找不到原因。有必要时，应通过剖宫产或引产的方式尽快结束分娩。

胎心监护
胎心监护是一种连续记录胎儿的心率和心律变异的手段。胎心率应在每次宫缩时有所增加，在走纸上会显示记录。

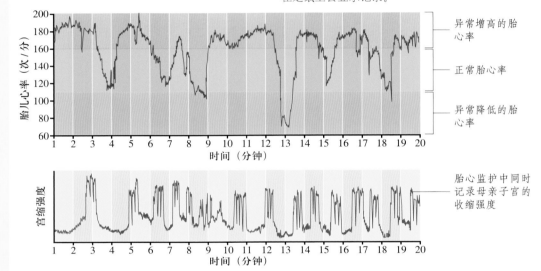

异常增高的胎心率

正常胎心率

异常降低的胎心率

胎心监护中同时记录母亲子宫的收缩强度

脐带脱垂

脐带先于胎先露部分脱出子宫颈，这属于急症，因为在此情况下胎儿的血供会被切断。

脐带脱垂常发生于分娩时，但也可见于胎膜早破。胎儿会对脐带造成压迫，从而减少自身供血。脐带脱垂通常发生在以下几种情况：胎儿未入盆（见第 189 页）、胎位不正（尤其是在横位时）、多胎妊娠、羊水过多（见第 228 页）。当出现脐带脱垂时，产妇应立即摆正体位（见下图）。若宫口已开全，胎儿应立即由阴道分娩（可使用产钳或胎头吸引辅助），否则应立即行剖宫产术。

减轻对脐带的压力
产妇胸膝卧位，医生或助产士将手伸入产妇阴道上推胎儿来减轻对脐带的压迫。

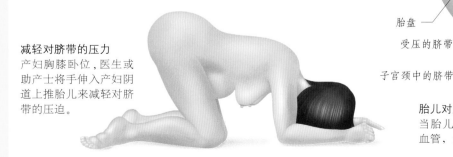

胎盘

受压的脐带

子宫颈中的脐带

子宫

胎儿对脐带造成压迫
当胎儿压迫脐带时会挤压其中含有的血管，来自胎盘的供血供氧就减少。

胎盘滞留

在胎儿娩出后，偶尔胎盘或胎膜没有自子宫壁剥离而滞留在子宫内。

造成胎盘滞留的原因有多种，包括宫缩乏力（子宫在娩出胎盘前停止收缩）或胎盘植入子宫壁，即部分胎盘深嵌入子宫壁无法自行剥离。当全部或部分胎盘或胎膜滞留于子宫时，子宫不能完全收缩，因此会造成大量持续出血。若胎盘胎膜严重植入，则需在局麻或全麻下徒手剥离（见第 196 ～ 197 页）。

肩难产

分娩中有一种紧急情况，即在胎儿头部娩出后，胎肩嵌顿在产妇耻骨联合处。

肩难产发生在阴道分娩或助产分娩（运用产钳或胎头吸引）中，通常是难以预计的。肩难产造成胎儿不能开始呼吸或是脐带受压，是产科中的急症。医护人员会立即要求产妇停止用力并让她改变体位来增加出口空间。

医生可通过挤压下腹部的方式压迫胎肩，或将胎儿推回阴道内，会阴侧切可用于增加出口空间。肩难产有时会造成胎儿臂丛神经损伤。

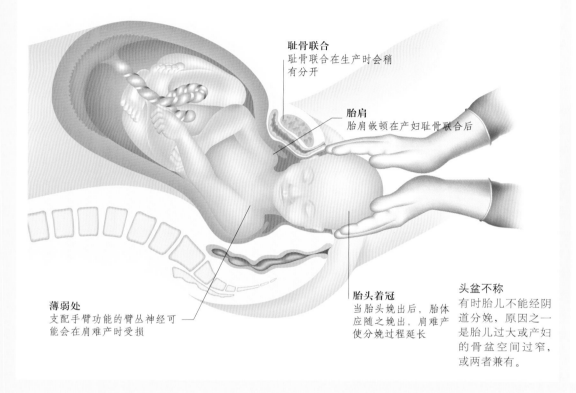

耻骨联合
耻骨联合在生产时会稍有分开

胎肩
胎肩嵌顿在产妇耻骨联合后

薄弱处
支配手臂功能的臂丛神经可能会在肩难产时受损

胎头着冠
当胎头娩出后，胎体应随之娩出，肩难产使分娩过程延长

头盆不称
有时胎儿不能经阴道分娩，原因之一是胎儿过大或产妇的骨盆空间过窄，或两者兼有。

B 族溶血性链球菌

母亲这种细菌感染会在妊娠或分娩时传染给新生儿，引起新生儿感染。

B 族溶血性链球菌通常存在于 1/3 产妇的肠道和阴道中。某些受感染的孕妇会将细菌通过子宫或分娩时传染给胎儿，某些情况会使新生儿感染的机会增大，例如早产（分娩 <37 周）或由 B 族溶血性链球菌感染引起的尿道炎。受感染新生儿的症状包括发热、呼吸困难、喂养困难和痉挛。诊断主要依靠血清学检测，抗生素可有效治疗。

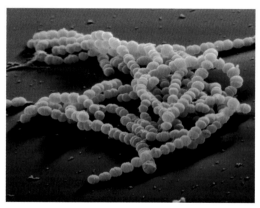

B 族溶血性链球菌
这种通常存在于成人肠道和身体其他部位的定植菌可给新生儿带来严重疾病。

会阴撕裂

当胎儿通过产道时会因为过分牵张，使阴道口和肛门连接处发生撕裂。

会阴撕裂可发生于阴道黏膜层，有时可深达肌层，并延伸至肛门。小范围撕裂亦可发生于阴道上壁，有时宫颈和阴唇也可累及。许多因素会增加产道撕裂的风险，包括首次阴道分娩、前次严重产道撕裂、器械助产分娩、巨大儿、枕后位而非枕前位分娩。有时，会阴侧切会进一步延伸（见第 202 页）。会阴撕裂需要进行手术缝合。

会阴撕裂可能累及的组织
撕裂可由阴道边缘延至肛门，若撕裂累及深部肌肉，则需要几周时间来愈合。

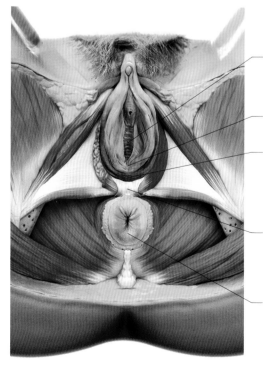

阴道
大部分的撕裂都位于阴道，原因是组织过分牵张

阴唇系带
两侧阴唇相连的皱折的组织可能会撕裂

阴唇
有时，阴道口周围的软组织也会受累

会阴体
撕裂严重时，阴道和肛门之间的会阴体会受到累及

肛门
围绕在肛周的肌肉严重撕裂时，肛门括约肌受累

会阴撕裂的分型	
分级	**累及组织**
一度	最常见的撕裂仅累及阴道皮肤及黏膜，没有累及肌层，通过缝合即可治愈
二度	阴道肌层受累，通常使用可吸收线来进行缝合，需要几周时间恢复
三度	撕裂累及阴道组织、皮肤，以及肛周肌肉为三度撕裂，所有受累组织都需缝合
四度	若撕裂累及肛门括约肌，则为四度撕裂，需要进行大量缝合

新生儿疾病

新生儿面临着各种疾病的风险，例如通过胎盘感染新生儿或经产道感染。早产、孕期或产时并发症或病因不明等均可增加新生儿患病的风险。新生儿科医生是处理这种情况的专家，有时疾病还需要新生儿重症监护病房的特殊护理。

早产并发症

早产儿易出现各种并发症，特别是分娩孕周小和极低出生体重的新生儿。这是因为胎儿成熟时间不足，最典型的即为胎儿呼吸窘迫综合征（详见以下肺部疾病）。不断发展的新生儿医学使得早产儿存活率增加，但一些慢性疾病的发生率仍然很高，需要接受长期治疗。

肺部疾病

早产往往会给新生儿带来许多呼吸问题，包括呼吸窘迫和其他呼吸障碍，呼吸不正常地减慢甚至暂停。

呼吸窘迫综合征一般发生于小于28周的新生儿，主要原因是缺少支撑肺泡的表面活性物质，因而导致新生儿呼吸困难和呼吸频率增加，多见于不可避免的早产，临床上往往提前给予孕妇糖皮质激素注射来促进胎儿肺成熟。也可以在早产儿出生后应直接通过导管向肺部注射表面活性物质。X线胸片可用于诊断。有些婴儿仍需要吸氧甚至是呼吸机辅助通气，例如 CPAP 模式，即呼气末正压通气或完全机械通气。呼吸减慢或暂停在早产儿中发生也很普遍，可能的原因包括低氧血症和低血糖。但在很多病例中很难找到病因，在此情况下，需要应用呼吸刺激药物和机械通气。

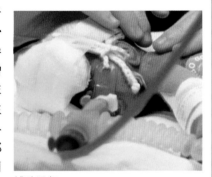

辅助通气
早产儿在肺成熟前，往往需要外界帮助呼吸，主要方式是帮助保持气道通畅和替代呼吸。

颅内血肿

颅内出血是早产儿常见的并发症，通常出现在出生后 72 小时内。颅内出血发生的部位和严重程度相关。

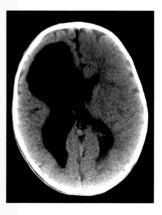

颅内血肿在患有呼吸窘迫综合征（参见上文）和出生时伴有缺氧的早产儿中发病率很高。某些颅内出血可造成脑神经损伤而引起脑瘫（见后页）和脑积水。诊断和评价血肿大小往往使用 CT 和超声检查。脑积水发生时，可通过手术清除液体或植入永久性引流管将积液排入腹腔。

颅内出血
左图为一个学龄前儿童的脑部 CT 图像，血肿压迫大脑组织，使部分脑室消失。

早产儿视网膜病变

简称 ROP，为视网膜血管发育不良。视网膜在眼球最内层，它含有光敏感细胞和神经细胞，这两种细胞将信号传递给大脑来形成图像。

视网膜病变往往影响在 31 周前出生的极低体重新生儿，发病率为 20%。病理学特征为视神经细胞在某些区域过度生长但彼此之间失去联系，异常的血管脆弱易断，损伤视网膜影响视力。对于严重的病例，视网膜可与底层组织粘连，导致失明。ROP 的诊断主要依靠视网膜显像检查。轻症患者仍能自愈，严重病例需激光手术治疗来缓解视力损伤。

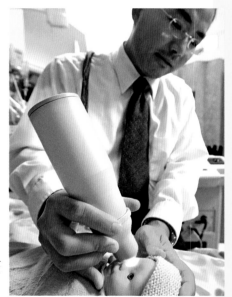

视网膜显像
早产儿的眼底可通过视网膜镜进行检查（如上图）以确定他是否患有视网膜病变。

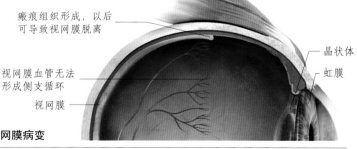

瘢痕组织形成，以后可导致视网膜脱离

视网膜血管无法形成侧支循环

视网膜

晶状体

虹膜

早产儿视网膜病变

正常眼球

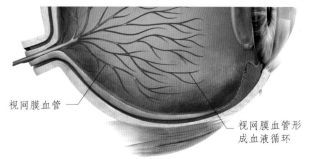

血管的形成
早产儿病变的视网膜由于没有血管形成而导致缺乏氧供及所需的营养物质。

视网膜血管

视网膜血管形成血液循环

新生儿疾病

婴儿在孕期、分娩时和产后遭遇的一些情况可影响其健康。例如妊娠或分娩时，母体的感染会传染给新生儿，造成他们的健康问题，自然分娩时和母亲大量饮酒也会对新生儿造成损伤。分娩时的脑损伤可造成脑瘫。新生儿黄疸是另一个常见的问题。

新生儿黄疸

是一种常见的症状，主要表现为皮肤和巩膜的黄染，通常都是生理性的，黄疸会在几天内自行消失。

黄疸产生的原因主要是体内胆红素水平升高，胆红素主要由肝脏分解代谢，新生儿的肝脏最初功能尚不完备，导致血胆红素水平升高，但多在几天后会得到缓解，光照治疗可帮助缓解病情。有时，黄疸是某些疾病的症状之一，例如 Rh 溶血（见第 250 页）、感染或肝脏疾病。某些严重黄疸病例若不予治疗可能会影响听力和大脑功能。

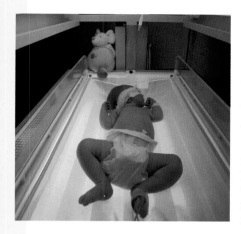

光照治疗
如图一个新生儿正在接受光照治疗，紫外光能分解胆红素，缓解黄疸症状。

先天性感染

母亲在孕期或分娩时将感染传染给新生儿。

早孕期，胎儿发育会被某些感染性疾病干扰，例如风疹，会导致心脏疾病，感染还可导致流产。晚孕期的感染会导致早产和新生儿疾病的发生，可经产道传染给新生儿的病原体包括链球菌和疱疹病毒。预防措施包括风疹免疫治疗和保持饮食清洁。对患有 HIV 或生殖器疱疹孕妇来说剖宫产为推荐的分娩方式。

胎儿酒精综合征

孕期大量饮酒会造成胎儿酒精综合征，症状包括心脏发育异常、学习障碍和面部发育异常。

胎儿酒精综合征（FAS）的临床表现各异，但是典型表现包括生长发育迟滞、心脏发育异常和面部异常。诊断主要通过临床表现。患儿需要通过手术来治疗心脏疾病，学习困难需要特殊帮助，某些患儿有行为障碍，以上临床表现会伴随患儿终身，某些严重病例可能无法独立生活。

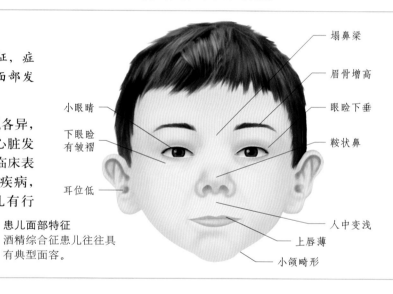

患儿面部特征
酒精综合征患儿往往具有典型面容。

塌鼻梁
眉骨增高
眼睑下垂
鞍状鼻
人中变浅
上唇薄
小颌畸形
小眼睛
下眼睑有皱褶
耳位低

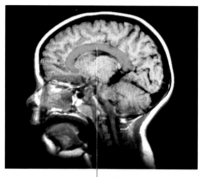

小儿脑部磁共振
连接大脑两半球的胼胝体（如上图紫色）通常是新生儿酒精综合征的受累及部位。

胼胝体

脑瘫

是一种由于产前、产时和产后数年内脑损伤而导致的婴儿行为障碍。

脑瘫形成的原因可能是先天性感染（见上文），出生时大脑缺血缺氧，而有些则发病原因不明，早产儿因易发生脑出血而有很高的脑瘫风险。新生儿时期的脑膜炎或头部外伤也是脑瘫发生的原因之一，临床表现通常出现在出生数月之后，包括肢体无力、行动控制力缺乏、吞咽困难、发育迟缓、视力和听力障碍等。大约 1/4 的脑瘫患儿存在学习障碍，脑瘫会伴随终身但并不发生恶化，治疗和支持应适应个体化需要。

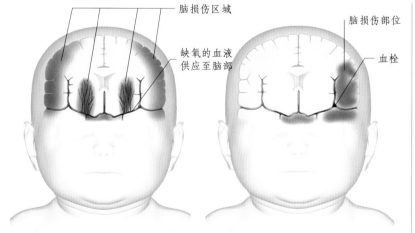

脑损伤区域
缺氧的血液供应至脑部
脑损伤部位
血栓

产时脑部缺氧
若新生儿出生时存在缺氧情况，其脑损伤是广泛的，因而会出现一系列临床症状。

新生儿脑卒中
若新生儿大脑出现血栓，则脑损伤仅局限于该血管供应的部分大脑。

先天性甲状腺功能减退

即为新生儿甲状腺功能不足，无法产生足够的甲状腺激素。

甲状腺激素控制着人体的新陈代谢。甲状腺功能不全的症状在儿童期才会显现，主要包括生长发育停滞、体重不增、喂养困难、长期黄疸、皮肤干燥斑驳、大舌头和哭声沙哑。同时，这些患儿往往还存在学习困难。目前，先天性甲状腺功能不全的筛查已经扩大到每一位新生儿，由此保证早发现早治疗。治疗主要是终身的激素替代疗法。大多数治疗及时的患儿都能同正常人一样生长发育和学习。

染色体和基因疾病

人体的生长发育及其各种变化依靠体内细胞 23 对染色体、20 000～25 000 对基因的调控。基因和染色体异常通常是隐性的，不引起显著问题。但是这些异常也会导致多种先天性疾病的发生，每一种都很罕见，但会影响一个或多个系统。异常数量的染色体会导致例如唐氏综合征、特纳综合征等，染色体缺如导致的疾病有神经纤维瘤等。

神经纤维瘤

是一种基因异常所导致的神经纤维良性肿瘤，可能生长在全身的神经纤维上。

神经纤维瘤通常在儿童时期发病，主要症状包括扁平褐色皮肤斑块和雀斑、皮下水肿性包块，包块体积增大可对周围组织造成压迫。其他症状包括学习障碍、一些孩子可发展为癫痫，恶变较罕见，病例很少出现成年人，瘤体很少在皮下发展，但生长于内耳可出现听觉障碍，以上两种罕见病例需通过 CT 以及磁共振来进行明确诊断。神经纤维瘤目前缺乏治疗方法，巨大纤维瘤可通过手术切除，对于有学习障碍的儿童患者应提供相应帮助。

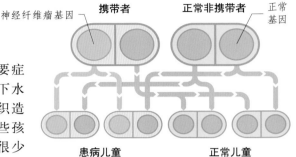

神经纤维瘤基因　携带者　正常非携带者　正常基因
患病儿童　正常儿童

常染色体显性遗传
神经纤维瘤为常染色体显性遗传性疾病，两条染色体中只要有一条带致病基因，即会发病。

脊柱神经纤维瘤
右图磁共振图片中显示了分别生长于胸髓和腰髓（紫色）中的巨大神经纤维瘤（绿色）。

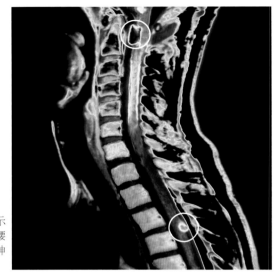

苯丙酮尿症

这种遗传性疾病主要是由于体内缺乏分解蛋白质中的苯丙氨酸的酶而导致的脑损伤。

苯丙酮尿症（PKU）是一种罕见的常染色体隐性遗传疾病，即机体缺乏苯丙氨酸酶以分解含蛋白质食物中的苯丙氨酸，因而是将苯丙氨酸分解成有害的化学物质。患儿大多在 6～12 个月发病，症状包括发育迟滞、呕吐和痉挛。若不治疗则会出现脑损伤而造成学习障碍。治疗措施包括使用只含少量苯丙氨酸的食品进行喂养。得到及时治疗的儿童大多发育正常。所有新生儿在出生后都会接受 PKU 的筛查。

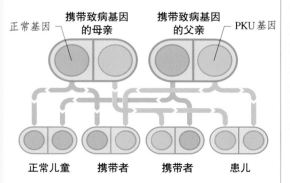

正常基因　携带致病基因的母亲　携带致病基因的父亲　PKU 基因
正常儿童　携带者　携带者　患儿

常染色体隐性遗传性疾病
只有当父母双方都带致病基因时其子代才会发病；当一方为 PKU 患者而另一方为正常人时，子代只是携带者而不会发病。

囊性纤维化

是一种累及全身黏液腺的遗传性疾病，导致腺体分泌异常稠厚的黏液。

囊性纤维化 (CF) 是一种常见的遗传性疾病，发病率为 1:2 500，人群致病基因携带率为 1:25。CF 是一种常染色体隐性遗传性疾病，子代须同时从父母遗传到致病基因才会发病。病变累及全身各个黏液腺体，其中肺部和胰腺受累最为严重，异常的黏液梗阻胰腺而使胰液排出不足。CF 患儿在出生时腹部扩张，排便困难，患儿生长发育异常，体重不增，胸部感染，排泄物色浅黏腻。其他临床表现包括永久性的肺损伤、肝损伤和糖尿病，患儿汗液中盐分增高，这点可帮助诊断。定期理疗来帮助排出呼吸道中的黏液和抗生素预防感染是治疗手段，其他治疗包括高热量饮食、附加维生素和酶，某些患者需进行心肺联合移植。CF 筛查也是新生儿常规检查。

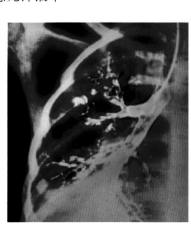

充满黏液的肺部
右图的彩色胸部 X 片中显示了某些气道中充满了黏液（绿色），可导致呼吸困难和持续性咳嗽。

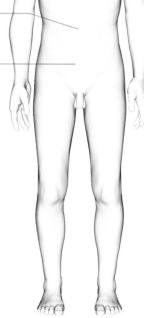

囊性纤维化临床症状
CF 可累及全身各个脏器，尤其是肺部和分泌消化液的胰腺。

鼻窦
为头颅部的空腔

肺部
黏液会导致咳嗽、咳痰、呼吸困难和感染

胰腺
因胰腺不能分泌足够的消化酶而使患儿消化功能障碍

肠道
主要问题在于营养物质吸收不良

唐氏综合征

是一种由于 21 号染色体数目异常而造成的人体功能异常和智力低下。

唐氏综合征是最常见的染色体疾病，其致病的最大危险因素是孕妇的年龄。临床表现和严重程度存在个体差异，但主要症状包括身材矮小、特征性的面容和学习障碍。唐氏综合征患者伴发先天性心脏病的风险增高，还可伴有呼吸障碍、白血病、视力和听力障碍以及甲状腺功能低下等。此类患者 40 岁之后发生痴呆的风险增高。因此在孕期，孕妇应接受唐氏综合征相关筛查，必要时应行羊水或绒毛活检来进行染色体确诊检查。若在产前未进行诊断，可在产后进行染色体检查。患儿需要长时间的特殊护理和治疗，患儿家长也需要相应的社会心理支持。

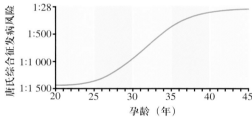

唐氏综合征患儿
见左图，此婴儿具有唐氏儿的典型面容：圆脸、杏眼、鼻梁塌陷、小颌畸形以及舌外伸。

唐氏综合征患儿发生风险
胎儿患唐氏综合征的最大危险因素为孕妇的年龄，其发生风险随孕妇年龄增大而升高，30 岁发生率为 1:900，45 岁为 1:28。

21 三体
左图为一唐氏综合征患者的染色体图谱，其中出现三条 21 号染色体 (21 三体)。

多余的一条 21 号染色体

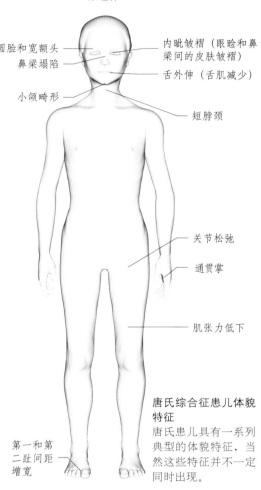

内眦赘褶（眼睑和鼻梁间的皮肤皱褶）
圆脸和宽额头
鼻梁塌陷
舌外伸（舌肌减少）
小颌畸形
短脖颈
关节松弛
通贯掌
肌张力低下
第一和第二趾间距增宽

唐氏综合征患儿体貌特征
唐氏患儿具有一系列典型的体貌特征，当然这些特征并不一定同时出现。

特纳综合征

是一种罕见的染色体疾病，患儿为女性，只存在一条 X 染色体而不是正常的两条。

特纳综合征患儿的体貌特征包括足部水肿、宽胸阔乳、低位耳、蹼颈和喂养困难。然而，临床症状可在幼儿期才出现，例如身材矮小或青春期延迟，其他临床表现包括大动脉狭窄、肾脏异常、听力障碍以及之后发现的不孕。确诊需进行染色体检查。需给予患儿雌激素和生长激素来帮助其生长发育；患儿需终身摄入雌激素。对于其他的临床症状可对症治疗，例如手术消除大动脉狭窄问题等。

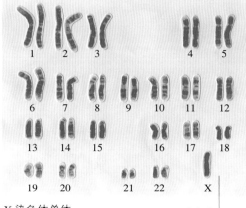

X 染色体单体
如上图一女性染色体图谱中显示为 X 染色体单体，此患者患有特纳综合征。

X 染色体缺失

新生儿筛查

体格检查
婴儿在出生后即刻及 6 周后都需要接受一系列体格检查来排除各种疾病，听力检查也是常规检查之一。
体格检查包括：

项目	内容
外表异常	仔细的体表检查包括脊柱裂、腭裂和肌张力检查
先天性髋关节发育不良	检查股骨头与关节囊的关系，判断是否存在髋关节脱位
睾丸位置异常	检查男婴睾丸是否在阴囊内
先天性白内障	光照射眼睛检查是否存在晶状体混浊
先天性心脏病	心脏听诊检查是否存在杂音

血液学检查
出生 1 周之内，对新生儿进行足跟采血检查某些基因疾病。血样送实验室化验，检查结果在几天内出报告。这些检查包括：

项目	内容
囊性纤维瘤	检测胰蛋白酶（由胰脏分泌的一种酶类）水平，囊性纤维化造成反复的胸腔感染、生长缓慢和消化问题
苯丙酮尿症	检测苯丙氨酸水平，苯丙酮尿症患者体内存在有害的苯丙氨酸代谢物，可造成脑损伤
先天性甲状腺功能减退	检测甲状腺激素水平，甲状腺激素水平低下可造成喂养困难、生长受限以及发育迟缓
镰状细胞贫血	检测异常红细胞水平，镰状红细胞可造成贫血和生长迟缓

解剖学异常

解剖结构上的发育异常可出现在胚胎发育的任何时期，累及身体一个或多个器官或部位。某些器官发育异常表现出外观的异常可在出生后立即发现，例如唇裂；其他内脏器官异常，如心脏畸形，需通过临床表现或新生儿常规体检时才能被发现。大部分器官畸形是可治疗的。

心脏缺陷

各种心脏结构上的发育异常可在出生后被发现，某些可自愈，某些则需通过手术进行矫正。

因胎儿时期心脏的特殊结构而出现的心脏生理性异常例如开放的卵圆孔和动脉导管常常于出生后闭合。但胎儿心脏可在发育过程中出现各种器质性的异常，例如大动脉狭窄和瓣膜缺陷，有时，几种心脏畸形可同时出现，心脏缺陷可导致呼吸短促，造成喂养困难，影响生长发育。常规体检中可发现新生儿心脏杂音以及其他的临床症状，临床上若怀疑新生儿存在心脏畸形，则需进行心脏超声帮助诊断。许多心脏缺陷可自愈，但 1/3 的畸形需手术矫正。

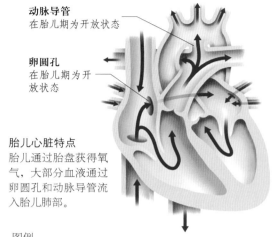

动脉导管
在胎儿期为开放状态

卵圆孔
在胎儿期为开放状态

胎儿心脏特点
胎儿通过胎盘获得氧气，大部分血液通过卵圆孔和动脉导管流入胎儿肺部。

图例
← 动脉血
← 静脉血
← 动静脉混合血

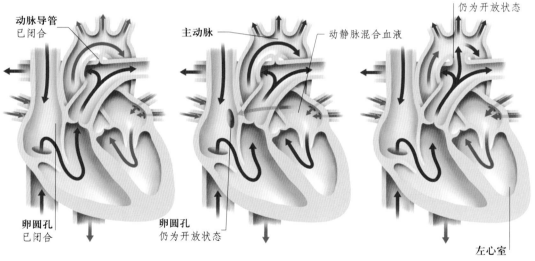

健康的新生儿心脏
随着第一次呼吸，新生儿的肺部扩张，激发心脏出现一系列变化，使其能脱离胎盘独立工作。卵圆孔和动脉导管在此时闭合。

动脉导管
已闭合

卵圆孔
已闭合

卵圆孔未闭
若出生后卵圆孔未闭，动脉血反流入右心，进入肺部，造成循环不良。

主动脉

卵圆孔
仍为开放状态

动脉导管未闭
动脉导管开放导致静脉血进入主动脉，动静脉混合血进入左心室。

动静脉混合血液

动脉导管
仍为开放状态

左心室

神经管异常

早期胚胎神经管发育异常会导致脊柱裂和脑部畸形。

若神经管（见第 99 页）未闭合，出生时即会出现脑部和脊柱畸形，轻度异常包括腰部少量毛发，重度畸形可表现为脊柱外露；罕见情况下，脑部也可受累。严重病例表现为下肢运动和感觉异常、肠道和膀胱功能异常等。胎儿畸形筛查和血液学检查可于孕期对此类畸形进行排查。孕前和孕期补充叶酸可减少神经管畸形的发生率。

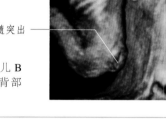

肋骨

胎儿背部见脊髓突出

胎儿脊柱裂
右图为一 3D 胎儿 B 超，显示了胎儿背部有一脊髓突出。

疝气

即为部分脏器，通过肌肉的薄弱处突出于皮下，以肠管多见。

疝气可出现在身体任何部位，但腹股沟疝在婴儿中尤为常见，患者多为男性。临床症状表现为当婴儿哭泣时反复出现在腹股沟或阴囊的肿块。当疝气出现嵌顿时则表现为肿块不能回纳，伴随呕吐和不适。嵌顿疝是非常严重的，需要急诊治疗。因此，尽早手术进行疝修补可避免此类情况的发生。

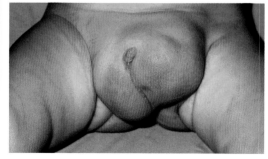

双侧腹股沟疝
上图为一 6 个月大双侧腹股沟疝患儿，疝气突出部位伸入阴囊，累及外生殖器。

幽门狭窄

即为胃出口狭窄，阻碍胃向小肠排空食物。

男性婴儿幽门狭窄的发病率为女性的 5 倍，其病因不明。临床症状在出生后 3 ~ 8 周出现。主要症状包括反复呕吐，可为喷射性的。由于患儿易出现脱水，因此入院输液为必需的治疗。可通过对进食时婴儿腹部体检、B 超和特殊的 X 线检查来进行诊断。通过手术扩大幽门可治愈。

先天性髋关节发育不良

表现为股骨头与髋臼关节囊对合不良，若不治疗，则会对患儿行走产生不良影响。

轻度先天性髋关节发育不良表现为髋关节不稳定，中度为髋关节半脱位（股骨头脱出髋臼，但通过转动可复位），重度为完全性的髋关节脱位（全部股骨头完全脱出髋臼）。轻型病例发病原因为关节周围韧带过于松弛造成髋头节不稳定；重型病例发病原因为关节囊发育不良。早期诊断可防止其他合并症的发生，减低今后手术的发生率。先天性髋关节发育异常可在新生儿筛查（见第 237 页）中发现，有时需 B 超帮助诊断。若不治疗，可造成患侧肢体行动困难，肢体短小和跛行。若怀疑存在此类情况，应咨询骨科医生。治疗可将婴儿置于夹板装置中数月来固定股骨头于关节囊中。治疗中可通过 X 线和超声进行检测。若保守治疗无效则需进行矫正手术。

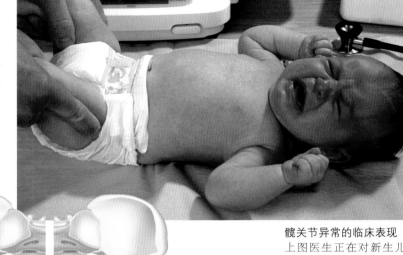

骨盆
包含髋臼，是髋关节囊的一部分

股骨头
股骨头完全嵌合在关节囊内

关节囊
股骨头不能与关节囊完全嵌合

正常髋关节
球状的股骨头能完全嵌合进入袜状的关节囊内，这种关系能使得髋关节成为全身活动度最大的关节。

髋关节异常的临床表现
上图医生正在对新生儿进行体检，通过使下肢屈曲来观察髋关节的稳定性、股骨头会否脱出于关节囊。

髋关节的潜在问题
若胎儿髋关节的关节囊在孕期未正常发育，则在出生后无法容纳股骨头。关节周围组织无法固定股骨头，即会造成各种并发症。

唇腭裂

即在胎儿发育时腭部和唇部未闭合完全。有时存在家族遗传性。

唇腭裂是最常见的出生畸形，唇裂和腭裂可单发或同时出现，可为单侧或双侧。发病的高危因素为孕期某些药物（特别是某些抗惊厥药）应用和酗酒。唇腭裂可造成喂养困难，治疗不及时可影响发音，还可出现中耳积液。手术治疗是最常用的治疗方式。唇腭裂手术先修补唇裂，后行腭裂修补术。在腭裂手术前，可在腭裂处放入补片来帮助喂养。成功的手术可以保证语言能力的发育正常进行。

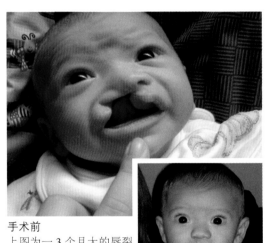

手术前
上图为一 3 个月大的唇裂患儿，唇裂累及一侧鼻孔和鼻中隔。

术后 2 周

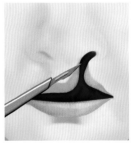

1 修整
由唇部延伸至鼻部的唇裂边缘被仔细修整。

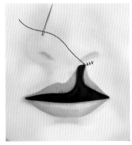

2 修复鼻孔
缝合一侧鼻孔，尽可能使两侧大小一致。

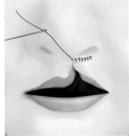

3 缝合唇裂
缝合唇裂顶端。

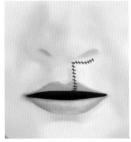

4 完成手术
缝合所有开裂部位，完全愈合需几周。

指（趾）异常

多指（趾）畸形，表现为指（趾）数多于正常数量；并指（趾）畸形，表现为两个或两个以上指（趾）生长时并在一起，表现为蹼状指（趾）。

多指（趾）畸形可单发也可伴发基因异常，多指（趾）可发生在手和（或）足，多余的指（趾）通常发育不完全，偶尔可发育完整且功能健全，发育不完全的指（趾）通常通过手术去除。
并指（趾）畸形、指（趾）之间的连接组织延长生长至指（趾）末端。当畸形发生于足部时，最常累及第二和第三足趾，一般不需要治疗。当并趾畸形阻碍正常运动时，需要手术治疗。

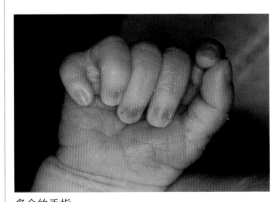

多余的手指
上图患儿手部可见一多余手指，即为多指畸形，可具有或不具有家族遗传性。

产后常见并发症

大部分妇女生产过程顺利，但产后可能出现一系列并发症。分娩时出现的一些特殊情况以及其他因素，例如身体已有的病症会增加产后并发症出现的风险，大部分产后并发症不严重，可治愈。然而，某些情况如深静脉血栓形成，可能危及生命，需要立即进行治疗；其他情况例如大小便失禁，虽无生命危险，但很难治愈。

产后出血

为产后 24 小时或 6 周内出血超过 500 ml（18 fl oz），患者可有生命危险，需立即治疗。

产后出血（PPH）可分为早期（产后 24 小时内）和晚期（产后 24 小时后至 6 周）两类，最常见的原因是子宫收缩乏力（子宫不再收缩）和胎盘滞留。大量出血导致失血性休克，可危及生命。当出现早期产后出血时，应进行详细的体格检查，监测出血量和血压；宫缩剂的应用和输血是必要的治疗手段，必要时应进行手术治疗。晚期产后出血最常见的两大原因为子宫内膜感染和胎盘胎膜滞留，以上病因一经发现都需立即治疗。

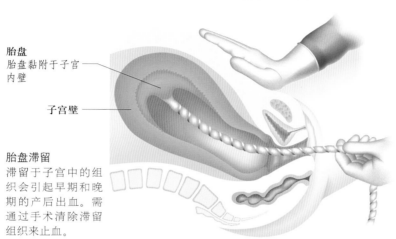

胎盘
胎盘黏附于子宫内壁

子宫壁

胎盘滞留
滞留于子宫中的组织会引起早期和晚期的产后出血。需通过手术清除滞留组织来止血。

子宫肌
上图为显微镜下的子宫肌组织，子宫肌收缩乏力是产后出血的一大原因。

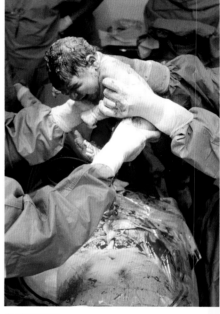

急诊剖宫产
急诊剖宫产增加了产后出血的概率。

子宫及阴道脱垂

当盆底肌肉和韧带出现松弛，无法支撑子宫和阴道，使得以上器官发生移位，导致脱垂。

生产和其他的一些原因（见右表）使得盆底组织松弛薄弱，脱垂的严重程度可由子宫阴道轻度移位至子宫完全脱出阴道。临床症状可表现为排便或排尿障碍，或尿频。患者可有阴道异物感，重者可感到阴道下有肿块。当腹压增大，例如大笑时可出现压力性尿失禁，这和膀胱膨出有关，是常见的产后并发症。轻度患者可通过盆底肌肉运动来改善症状。更年期后，雌激素替代疗法可有助于加强盆底组织，可放置阴道环来使子宫复位。对于老年妇女，可考虑行手术治疗。

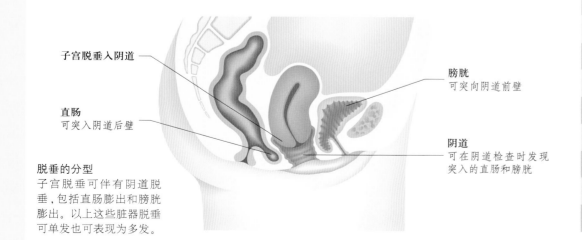

子宫脱垂入阴道

直肠
可突入阴道后壁

脱垂的分型
子宫脱垂可伴有阴道脱垂，包括直肠膨出和膀胱膨出。以上这些脏器脱垂可单发也可表现为多发。

膀胱
可突向阴道前壁

阴道
可在阴道检查时发现突入的直肠和膀胱

导致子宫阴道脱垂的危险因素
危险因素
年龄增长（每 10 年发病率增加 1 倍）
阴道分娩
多次阴道分娩
超重或肥胖
家族史
巨大儿
产时屏气时间过长（第二产程延长）
会阴侧切
助产分娩，例如使用产钳
分娩时使用催产素
更年期后雌激素水平降低
患有慢性咳嗽或顽固性便秘

尿失禁

咳嗽或大笑引起腹压增大导致尿失禁是生产后常见的并发症。

压力性尿失禁是产后常见并发症。盆底肌肉在孕期和分娩时承受了巨大压力（孕期急速变化也使肌肉变得松弛），膀胱脱垂（又称为膀胱膨出，见前页）是尿失禁的原因。压力性尿失禁可以是暂时的，持续数周，也可持续更久。盆底肌肉锻炼可帮助改善症状，但某些严重病例需要进行手术治疗来加强膀胱周围组织，使膀胱复位。

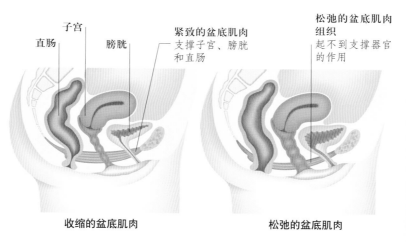

子宫
直肠
膀胱
紧致的盆底肌肉
支撑子宫、膀胱和直肠
松弛的盆底肌肉组织
起不到支撑器官的作用

收缩的盆底肌肉　　　　松弛的盆底肌肉

盆底肌肉组织和尿失禁
支撑子宫和膀胱的盆底肌肉若松弛则会造成尿失禁，孕期和产后针对这一肌群的运动能预防或改善尿失禁。

大便失禁

在产后控制排便排气可能比产前困难。

产后盆底肌肉松弛可导致大便失禁、直肠膨出或肛门括约肌损伤，顺产时会阴撕裂（见第233页）可能是括约肌损伤的原因。顺产巨大儿，第二产程延长和枕后位分娩时易出现会阴撕裂。大便失禁可持续几个月，也可迅速消失，某些妇女的症状可持续。盆底肌肉锻炼可改善症状，大便失禁持续存在时需手术治疗。

手术伤口感染

如果剖宫产手术伤口、会阴侧切和会阴撕裂伤发生感染，则需抗生素治疗。

任何因生产而产生的伤口一旦感染即会在伤口周围出现红肿热痛的临床症状。若局部出现渗出，渗出物需送实验室进行相关病原微生物检查，并针对性地给予抗生素治疗。检验结果出来后可依照实验室结果修改治疗方案。应使用抗生素清洗伤口，伤口才会愈合。

宫腔感染

也称作子宫内膜炎，产后的子宫内膜炎并不少见，临床症状包括腹痛。

产程延长或胎膜早破时间过长会增加宫腔感染的风险。另外，剖宫产，特别是胎膜早破后或临产后的剖宫产也会增加宫腔感染风险。子宫内膜炎表现为下腹痛，患者可有发热、寒战，恶露也可能有难闻的气味，根据恶露样本中病原学检查结果给予相应抗生素治疗可消除感染。

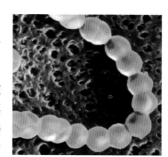

链球菌
左图为一链球菌的电镜染色图像，这一病源体是子宫内膜炎和产后切口感染的病源菌之一。抗生素治疗有效。

深静脉血栓形成

当血栓在腿部深静脉中形成，血栓碎片会随血流进入到肺部。

由于孕期血液处于高凝状态，产妇是深静脉血栓（DVT）产生的高危人群。剖宫产后的产妇发病率增高，因此需要在术后1～2天穿特殊的弹力袜来预防血栓形成。血栓形成后，患肢可有疼痛和灼热感；局部可有红肿，患者可有轻度体温升高。当栓子运行到肺部导致肺栓塞（PE），可危及生命，临床症状包括呼吸短促和胸部疼痛。当临床怀疑出现DVT，应立即进行相关检查，如患处多普勒超声来明确诊断。抗血栓药的应用可防止PE的发生。

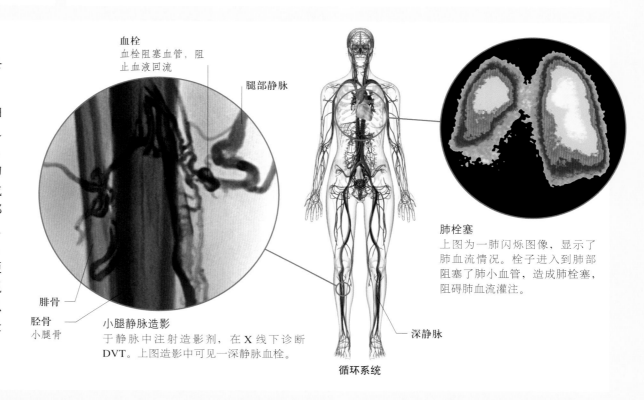

血栓
血栓阻塞血管，阻止血液回流
腿部静脉

腓骨
胫骨
小腿骨

小腿静脉造影
于静脉中注射造影剂，在X线下诊断DVT。上图造影中可见一深静脉血栓。

深静脉

循环系统

肺栓塞
上图为一肺闪烁图像，显示了肺血流情况。栓子进入到肺部阻塞了肺小血管，造成肺栓塞，阻碍肺血流灌注。

产后抑郁

产后激素水平和生活方式的变化可导致产妇情绪低落及流泪，产后来自家庭和医疗专业人士的支持对帮助产妇顺利渡过这一阶段非常重要。

产后情绪变化及其严重程度因人而异。多数病例症状较轻，持续时间短，但也有少数病例病情严重，造成身体虚弱。产后抑郁应早发现早干预。

产后忧郁

产后忧郁，指生产数日后产妇感到情绪低落，易哭泣，可表现为悲伤和喜悦快速交替出现。由于激素变化和缺少睡眠，产妇可出现烦躁和疲倦。产后忧郁通常在几周后消失。

产后抑郁症

与产后忧郁相似，造成产后抑郁的主要原因是孕激素和雌激素水平下降。产后抑郁易复发，有家族史的产妇发病率增高。其他引起抑郁症的因素包括缺少睡眠、家庭矛盾和难产。产后抑郁通常在产后 6 个月内发生，临床症状包括极度疲劳、对宝宝关注减少、自责、食欲减低、焦虑和睡眠障碍。服用抗抑郁药，症状可在几周后缓解。

产褥期精神病

具有精神疾病家族史的产妇是产褥期精神病的高危人群，临床症状在产后 3 周后出现，主要包括幻觉、睡眠障碍、躁狂和抑郁交替出现。这一严重的精神疾病需要入院治疗。

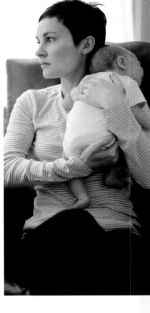

对新生儿缺少关注
患有产后抑郁症的母亲对自己的新生儿缺少关注和兴趣，这同时会加重其悲伤和自责的情绪。

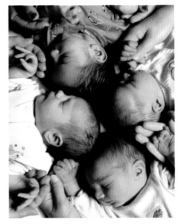

产后抑郁症
这一严重的精神疾病的发病率为 1/10

产后忧郁
几乎所有的产妇均有不同程度的产后忧郁情绪

产褥期精神病
很少见，发病率为 1/1 000

产后抑郁症的发病率
产后忧郁非常普遍，影响大多数新妈妈，而产后抑郁较少见。产褥期精神病的发病率更低。

治疗手段

有些方法可以帮助新妈妈们尽快走出情绪低谷，产后孤独的情绪很常见，新妈妈们可以同能够给予情感帮助的人多接触，向助产士以及医生咨询也很有帮助。

应鼓励产妇接受外界的帮助，可多花时间倾诉，也不要拒绝他人帮助照料宝宝。	身体允许的情况下，外出并与他人交流可有助于对生活保持积极的态度，使做母亲的感觉更愉悦。
寻找属于"自己的时间"以及抓住一切机会睡眠可缓解情绪。按照古话所说"宝宝睡，你也睡"，可增加睡眠时间。	保持乐观和对每一次进步的成就感，不论进步的大小，要知道抚养宝宝的过程是不平坦的，尤其第一胎。
朋友和家庭的支持对保持心情愉快尤为重要，产妇应保持正常的社会联系，避免独处。	新妈妈们应避免常常抱有一些不切实际的期望，例如应学会接受还有很多家务没有完成也没关系。

乳房肿胀

哺乳建立前，由于乳汁迅速充盈，导致乳房疼痛和肿胀。

乳房肿胀也可发生在即将停止母乳喂养的妇女，在这种情况下易发生乳腺炎（见下页），穿着支撑型的文胸很重要，服用扑热息痛可帮助缓解疼痛。当婴儿学会吮吸后，这种情况会逐步得到改善。逐步停止母乳喂养后，婴儿的吮吸次数会在一两周之内缓慢减少，乳腺会相应地减少乳汁分泌。

乳头皲裂

尤其在母乳喂养早期，较易发生乳头皲裂。

婴儿吮吸姿势不正确是发生乳头皲裂的最主要原因，特别是在每次哺乳开始和结束时。因此保证宝宝以正确的姿势吮吸非常重要（见第 207 页）滋润的乳霜能帮助缓解症状，但在哺乳前需洗去。通常随着母亲和宝宝之间相互配合日益默契，乳头皲裂会得到改善，但如果疼痛等情况持续存在则需要及时就诊，若发现有炎症存在则需用抗生素进行治疗。

乳腺管阻塞

哺乳期，运送乳汁的乳腺导管可能发生阻塞，使局部乳房疼痛水肿，这一情况相对普遍。

乳汁在阻塞局部淤积，造成疼痛和肿胀，某些患者的阻塞局部发生感染，造成乳腺炎。通常来说，阻塞的乳腺管在 1 ～ 2 天内复通。宝宝以正确的姿势吸吮可帮助解决乳腺管阻塞问题，在疼痛时也要保证正常哺乳。

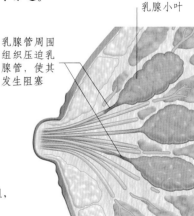

乳腺小叶

乳腺管周围组织压迫乳腺管，使其发生阻塞

乳汁流出受阻
当某一支乳腺管阻塞时，乳汁排出受阻，在局部淤积。

乳腺炎

乳腺炎是哺乳最初 6 周内常见的疾病，局部乳腺组织发生感染，通常累及一侧乳房，双侧少见。

乳腺炎的发病率为哺乳期妇女的 1/10，起因于乳腺组织感染，最常见的病原菌是链球菌。感染区域表现为红、肿、热、痛，患者还可能表现为感冒症状，如发热、寒战等。对感染局部进行热敷可帮助乳汁排出和缓解疼痛。治疗手段以抗生素为主，感染在治疗 2～3 天后会得到控制。如不及时治疗，则会形成乳腺脓肿，即在患侧可触及一饱满的肿块，触之疼痛。现在临床上乳腺脓肿已很少见。

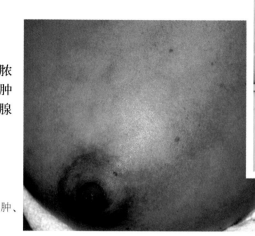

局部乳房红肿
右图可见乳头周围乳腺炎区域红肿、疼痛，并沿乳头区域向外蔓延。

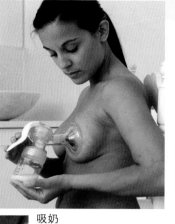

吸奶
为了防止乳汁在局部淤积，应坚持母乳喂养，多余的乳汁应用吸奶器吸出。

如何缓解产后常见问题

在产后早期，新妈妈们会面临各种问题，而这段时间是产后正常康复过程的一部分。产后 6 周，产妇将接受一系列检查，包括子宫复旧情况等。情绪变化，包括产后忧郁（见前页）是新妈妈们最明显的问题。

解决产后相关问题的方法有很多种，咨询助产士或与其他妈妈交流很有帮助。若产妇怀疑自己患有尿路感染等问题时，则需要及时就诊治疗。

阴道疼痛
分娩时轻微的阴道或会阴撕裂或擦伤会导致疼痛，这些区域的伤口愈合很快，不适感也会很快消除。缝合后的伤口不适感持续时间较长，热水浴能缓解疼痛。

恶露
产后，恶露会经阴道排出，最初几天恶露量和颜色如同月经，之后的 6 周内会慢慢减少。若恶露出现异味或混有脓液，则需要及时就医来排除宫腔感染。

宫缩痛
产后宫缩痛是子宫复旧的开始。由于哺乳时身体释放催产素，使得宫缩痛尤为明显，这一轻微的疼痛会逐渐消失。

排尿困难
产后尿失禁的情况很普遍，特别是因大笑、咳嗽引起的压力性尿失禁。盆底肌肉运动能使症状逐渐缓解。若尿失禁持续存在，则需要就医治疗。

痔疮
痔疮多在孕期形成，缓解便秘的一些手段有利于痔疮的恢复，例如热水盆浴和便后清洁等。应用局部的霜剂或栓剂也可用于治疗但用力排便会使情况变糟。

乳房胀痛和溢奶
这两种情况在哺乳开始前很常见。某些方法可帮助缓解以上情况：穿戴合适的哺乳文胸，按需哺乳，按摩乳房，大量饮水和保证新生儿以正确的方式吮吸。

便秘
便秘是很常见的问题，保持适量的活动、大量饮水和健康饮食可以起到缓解的作用。若分娩时进行了会阴侧切或存在会阴撕裂时，产妇可能会因此而不愿意排便，但事实上排便并不会对会阴伤口造成影响。

皮肤的变化
产后，产妇皮肤会出现毛囊炎或感到皮肤干燥。孕期皮肤出现的深色斑点会在产后逐渐变淡，应减少日晒来防止斑点颜色进一步加深。

体重减轻
产后最初几天内，由于胎儿娩出和多余水分的排出，产妇体重降低较为明显，在此之后，体重降低开始减缓。相应的运动和健康饮食能帮助恢复体形。

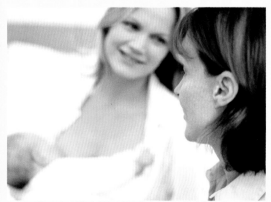

产后护理计划
产后最初几日，助产士会进行家访，产后 6 周产妇需进行常规检查。产后出现的任何问题都应及时向医务人员进行咨询。

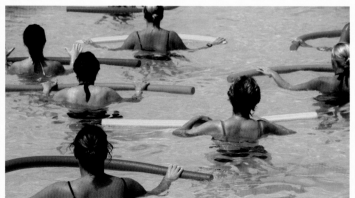

恢复性运动
适量的产后恢复运动对产妇的身心健康大有益处。产后 6 周内应避免任何形式的剧烈运动。

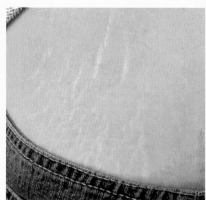

妊娠纹的恢复
因牵张和激素作用而形成的妊娠纹会永久性存在，但颜色会慢慢变浅。

名词解释

（以汉语拼音排序）

A

Apgar 评分
评价新生儿出生后几分钟内健康状态的一种评分方式。包括脉搏、肌张力、呼吸、反射运动和皮肤颜色分别评 0 分、1 分或 2 分，相加得到总体的 Apgar 评分。

氨基酸
是构成蛋白质的 20 种小分子物质。一个单一的蛋白质分子可能由几百或几千种氨基酸结合而成。

B

杯状细胞
在一些组织的表面例如输卵管发现的黏液分泌细胞。

表面活性物质
降低水表面张力的物质，使得湿润的表面不容易和彼此粘连。肺泡表面活性物质对呼吸有重要的作用，因其使气囊易于膨胀和塌陷。

布希收缩
妊娠期子宫不规则收缩，不代表产程即将开始。

C

产程
分娩过程。第一产程，规律宫缩拉伸宫颈并使其扩张，直至足够胎头通过；第二产程，胎儿娩出；第三产程，胎盘及其他物质排出。

产后
分娩后的时期。

产前
形容胎儿出生前的阶段。

产钳
一种器械，在产程中必要时其顶端可放在胎头部，柔和地牵拉产钳以帮助胎儿从产道娩出。

超声
频率很高的声波，人耳无法听见，是超声成像的基础。高频声波被人体组织反弹通过电子转换成动态或静态的图像。一种类似的技术名为多普勒超声，可以将液体的流速视觉化，如血管内的血液。超声图像方便而副作用少，因此成为常见的检查胎儿的方式，有时也用来辅助外科手术。

初潮
女性首次月经来临，提示机体到达性成熟期。

初乳
婴儿出生后短期内乳房产生的乳汁，其外观和成分与随后产生的乳汁不同。

促卵泡激素（FSH）
垂体分泌的激素影响卵巢和睾丸。对两性而言，FSH 水平的增加对垂体是必需的，对于女性，这个激素同时也在月经周期中刺激卵泡发育。

雌激素
任何一种天然的或合成的女性激素。天然雌激素由青春期后卵巢的卵细胞产生。其促进女性性征如乳房发育，也是月经周期和女性怀孕的基础。

D

DNA
脱氧核糖核酸的简称，由小个体核苷酸碱基组成的长链。DNA 被发现存在于活细胞的染色体内，这些小单位的序列形成了指令，以决定生物的特性。

单倍体
某个染色体仅有一个复制而并非两对。生殖细胞（性细胞）是单倍体，在其受精后可以再生成一个正常的二倍体。

等位基因
一个基因的某一特定位点。通常同一基因不同的等位基因彼此之间有不同的影响。

E

恶露
产后由子宫经阴道排出的液体。

二倍体
每条染色体具有两个复制。几乎所有的体细胞，除了配子（性细胞），都是双倍体。

F

分裂球
任何由早期胚胎细胞分裂而成的早期细胞。

附睾
精子离开睾丸后进入这个长长的高度迂曲的管道，精子只有在附睾中存活几天后才能成熟并具有受精的能力。

腹腔镜
通过经腹壁置入的器械（腹腔镜）以观察腹腔脏器的技术。腹腔镜器械包括小型摄像机、光源和外部成像。

G

干细胞
具有分裂和分化成许多特殊细胞能力的一种细胞。早期胚囊的干细胞具有形成任何一种机体细胞的能力，然而晚期干细胞，包括在成人体内的细胞，仅能形成有限范围内的特殊细胞。

睾丸
男性形成精子的成对器官，位于体外的阴囊内。睾丸也分泌激素，尤其是雄激素。

H

隔膜
人体内分开各个组织的结构。蜕膜隔是胎盘绒毛小叶的分隔。

更年期
女性生命中月经完全停止的阶段（通常在 45 ~ 55 岁）。

宫底部
子宫的顶部，在妊娠晚期可以在母体表面感觉其位置，通常也是胎盘的附着点。

宫颈
子宫位置的最低部分。它主要包括一个结缔组织环围绕一个狭窄的肌性管道以连接子宫的其他部分和阴道。产程中这个管道伸展扩张以使胎儿通过。

宫缩
指的是子宫肌规律的收缩，预示着产程的开始。随着时间推移宫缩变得越来越强烈、越来越频繁。其作用开始是使宫颈展平扩张，随后将胎儿从子宫内娩出。

管腔
管状结构的内部空间，例如血管或腺体导管。

过渡期
第一产程的最后阶段，包括强有力的宫缩以及宫口开全。

H

合体滋养层
滋养层的最外层，其成分连接形成合体，有利于着床。

黑线
纵行的色素沉着，通常在孕期妇女的腹部形成。

黄体
卵巢内的结构，由排卵后成熟卵泡的剩余部分形成。它产生孕激素使子宫维持可受孕状态，如果没有受精卵着床，黄体几天后萎缩，这就是正常月经周期的一部分。

黄体生成素（LH）
垂体分泌的激素，作用于卵巢和睾丸。对于两性而言，黄体水平升高对于青春期是必需的。在男性，LH促进雄激素形成，女性LH在月经周期中起到各种不同的作用。

会阴
外生殖器与肛门之间的皮肤及皮下组织。分娩时，母体的会阴受到充分的扩张。

会阴侧切
在分娩时剪开会阴以扩大阴道出口，使胎头不至于撕裂母体组织的一种手术。

J

基因
包含特殊基因结构的DNA分子长度。许多基因是特定蛋白质分子的模型，另一些对控制其他基因有重要作用。尽管不同的基因在不同的细胞内启动，几乎人体内所有的细胞都含有一套完整的基因（基因组）。

基因组
在人类或其他生物种群的细胞中发现的完整的一组基因。

脊索
沿早期胚囊的后背形成的一条坚硬的组织，大部分在后期消失，但为未来的脊柱的形成标明位置。

减数分裂
一种特别的细胞分裂方式（严格来说，指的是核分裂），通过这种方式，单倍体性细胞由二倍体前体细胞产生。这比正常的细胞分裂（有丝分裂）复杂，发生在两个阶段。

精母细胞
精细胞产生的中间阶段。精母细胞经过有丝分裂的第一阶段称为初级

精母细胞，随后经过有丝分裂的第二阶段形成次级精母细胞。

精细胞
精子细胞的前体。当次级精母细胞完成有丝分裂，变成早期精子。这些小的、圆形的细胞伸长变形形成晚期精子，经此成为成熟精细胞。

精液
男性射精时通过阴茎释放的含有精子的液体。其液体成分由多种腺体分泌形成，包括前列腺。

精原细胞
出现在精细胞产生的早期，由睾丸内的干细胞衍化而成，随后形成精母细胞。

精子
男性性细胞，也称为精细胞或精虫。每个细胞有一条长的活动的尾巴，可以游向女性体内使卵细胞受精。在非专业语境中也可指精液。

精子发生
精子形成的整个过程，从精原细胞到成熟精子。

颈项透明层
使用超声测定胎儿颈后皮下液区厚度的技术。超过正常厚度，提示染色体异常，如唐氏综合征。

L

流产
自发的胚胎或胎儿从母体流失，发生在孕早期，胎儿没有存活可能，一般指的是妊娠24周前。在此之后，称为早产。流产可以是完全的或不完全的（一些组织残留在子宫内，这种状态需要医疗干预）。引起流产的原因有很多，而有些流产是不明原因的。

卵巢
女性体内卵细胞成熟并被排出的成对结构。卵巢也产生重要的激素，

包括雌孕激素。

卵黄囊
包裹早期胚囊的膜状囊腔，是胚囊最初血细胞产生的部位（在人类卵黄囊不储存卵黄）。

卵母细胞
一种不成熟的卵细胞。卵母细胞在卵巢内含有卵泡。

卵泡
内衬细胞的小囊。在生殖领域，这个术语指的是卵泡、卵巢内被其他特异细胞包围的卵子（成熟的卵细胞）。小的原始卵泡出生前在胎儿卵巢内形成，但直到青春期才有活性。青春期后一些卵泡每个月开始发育成初级卵母细胞以及次级卵母细胞，但一般仅有一个发育成三级或囊状卵泡（含有液体的结构，排卵时释放成熟的卵子）。

卵泡生成
初级卵泡完全成熟的发育过程。

卵
特指卵巢释放等待受精的卵细胞，也可以指受精卵。

卵子
在人类，这个独特含卵黄的细胞具有潜在受精的能力以形成一个新的个体。

螺旋动脉
许多小的螺旋状动脉，给子宫供血。在孕期，这些动脉扩张以维持母体血循环对胎盘的血供。

M

MRI
磁共振成像的简称，当人体内有强磁场时，通过原子吸收和释放高频电波以获得内在器官或结构图像的技术。与超声相比，MRI需要更多的时间和注意事项以及更精密的仪器。常用以对超声检查中发现的问

题进行进一步检查，尤其对中枢神经系统显像特别有用。

泌乳
乳房产生乳汁的过程。

N

囊胚
桑葚胚期之后的胚胎发育阶段。囊胚包括一个空心的细胞外层（滋养层细胞），将会发育成胚胎周围的保护膜；滋养层内的一群细胞被称为囊胚细胞，会形成囊胚。

脑垂体
大脑基底部复杂的豆状结构，有时被誉为人体的"主导腺体"。在生殖中，其直接作用包括分泌LH和FSH，也产生催产素。

内胚层
胚盘分裂成三层组织的最内一层，是内脏和相关器官的起源部位。

黏液栓
妊娠期堵塞宫颈口以起到保护作用的黏稠组织，从阴道脱落形成所谓的"见红"，提示产程即将开始。

尿道
将尿液从膀胱排出体外的管道，在男性还在射精时运送精子。

P

排卵
从卵巢释放成熟的卵子。

胚层
囊胚分化的基底细胞层。

胚盘
出现在植入后囊胚期的一个盘状组织，将发育成胚胎。

胚胎
人类发育最早期的阶段，覆盖卵子

受精后最初的 8 周时间（有时候最早期的阶段被称为前期胚胎）。

配子
一个单倍体性细胞，例如一个精子或一个未受精的卵细胞。

盆底
从底部支持腹腔脏器的一组肌肉。

剖宫产
通过切开腹壁和子宫壁将胎儿从子宫内取出的外科手术。通常在正常分娩存在或预期可能发生并发症时实施。

Q

脐带
有弹性的条索状物连接发育中的胎儿和胎盘。胎儿血与胎盘血通过脐血管交换，以保证营养物质和其他物质与母体的交换。

前列腺
围绕着男性尿道的腺体，通过输精管与睾丸连接。其分泌物形成精液。

前列腺素
许多组织产生的激素样物质。在邻近组织中形成不同的作用，一些前列腺素有促进子宫收缩的作用，被用于人工引产。

前置胎盘
胎盘位于子宫下段，有时覆盖宫颈口。这意味着必须通过剖宫产分娩。

青春期
获得性成熟和成人性征的整个过程，在男孩和女孩中都需要几年时间。

R

RH 因子
大部分人类血细胞表面发现的分子（大部分为 RH 阳性），但有小部分缺失（RH 阴性）。如果 RH 阴性母亲怀有 RH 阳性胎儿，在第二胎或

更多孕次，其免疫系统会损伤胎儿。

染色体
存在于每个细胞细胞核内的结构，含有生物基因。人类有 23 对 46 条染色体，几乎存在人体每个细胞中。每条染色体含有一个由多种蛋白质结合而成的 DNA 长分子链。第 23 对染色体为性染色体，有两种 X 和 Y。女性有两条 X 染色体，男性有一条 X、一条 Y 染色体。

人绒毛膜促性腺激素
胎盘产生的一种激素，使得卵巢黄体持续产生孕激素，确保妊娠维持。

绒毛
某些组织表面的皱褶突起。胎盘形成绒毛，具有分支结构，包括绒毛干、次级绒毛和三级绒毛。绒毛含有胎血管以维持与母体血供之间有效的物质交换。

绒毛间隙
胎盘绒毛间的空间，母体血液在此循环，母胎血液在此气体交换。

绒毛膜
发育中的胎儿和胚胎胎膜的最外层，部分（丛密绒毛膜）形成胎盘。

绒毛膜板
绒毛伸入子宫壁的部分，是胎盘的一部分。

绒毛取样（CVS）
活体采集小部分胎盘绒毛的一项技术，这些组织源于胎儿，可用于检测胎儿遗传异常。CVS 可早于羊水穿刺进行。

绒毛叶
胎盘分为 15 ~ 20 叶，伸入子宫壁内。

乳腺
母体乳汁产生的腺体，在女性，乳房的大部分由乳腺组织形成。

乳腺管
把乳汁从乳腺产乳组织送到乳头

的管道。每个乳头表面分别有 15 ~ 20 根乳腺管。

乳晕
乳头周围着色的皮肤。

S

伞端
输卵管末端的几个手指样的突起，帮助收集卵巢释放的卵子并运送到子宫。

桑葚胚
受精卵形成囊胚的早期，含有单个球形细胞，继续发育成囊胚期。

神经管
在早期胚囊由细胞形成的空心管道，大脑和脊髓由此发育而来。

神经元
一个神经细胞。

生殖细胞
配子起源的干细胞。这个术语也指未成熟或成熟的配子。

受精卵
由两个配子结合而成的双倍体受精细胞。

输精管
连接尿道和附睾的两条狭窄的肌性管道，储存和传递精子为射精做准备。

输卵管
排卵后卵子从卵巢到达子宫的通道。

输尿管
将尿液从肾脏传送到膀胱的管道。

双胎
这个术语指同一时期同一子宫内同时有两个个体。双卵双胎发生在两个独立的受精卵同时种植在子宫内。单卵双胎（有一致的遗传基因）由一个受精卵卵裂后形成两部分，

每一部分发育成一个独立的胚囊。

松弛素
卵巢和其他组织产生的激素，在妊娠期由胎盘产生。其功能包括柔软和松弛组织及韧带，为分娩做准备。

髓鞘
许多神经细胞外层的绝缘层，其存在使神经冲动传导得更快。

T

胎产式
胎儿在子宫内与母体轴形成的角度。大多数情况下，胎儿脊柱与母体脊柱平行。

胎儿
子宫内未出生的胎儿，一般在受精后 8 周或母亲末次月经后 10 周左右初具人形。

胎儿皮脂
覆盖保护未出生胎儿皮肤的油腻物质。

胎发
覆盖胎儿皮肤的毛发。

胎粪
新生儿初次排便时排出的绿褐色物质。

胎盘
附着妊娠子宫壁形成的盘状器官，传递母儿间的成长物质。胎儿血循环通过胎盘进入母体，保证营养物质交换，排出废气和代谢废物。胎盘也产生激素。

胎吸
也称为真空吸引。产程中紧急时将吸引器置于胎头，将胎儿牵拉出产道。

体节
妊娠第 5 周在中胚层形成的成对的结构。体节最终分化成脊髓、脊柱、

躯体肌和皮肤。

透明带
卵子外的透明保护层，植入前由胚囊排出。

突变
形成细胞的基因变化，例如细胞分裂前 DNA 复制的错误。突变发生在性细胞或早期胚囊，会导致下一代出现其父母不具备的基因特征。

蜕膜
妊娠子宫的内膜组织，其中一部分形成胎盘，分娩后排出。

臀位
这个术语指的是当接近产程开始时，胎臀或胎足靠近宫颈，而非胎头向下。臀位分娩的处理会比常见的头位分娩困难得多。

体外受精（IVF）
一种辅助生殖技术，包括获得女性卵巢内未受精的卵子，在实验室内受精并培养至囊胚阶段，然后移植入子宫。这项技术可以用于诸如输卵管堵塞的患者。

W

外胚层
胚盘分裂成三层组织，这是最外一层，是皮肤和神经系统的起源。

围生期
胎儿出生前后一段时间，包括产前和产后的几周。

X

细胞分裂——卵裂
受精卵的早期分裂，形成许多不同大小的小细胞。

细胞核
细胞内含有染色体的结构。

细胞滋养层
形成滋养层内层的一群细胞，在植入中起重要的作用。

细精管
睾丸内的曲折管道，精细胞在其中形成。

下丘脑
位于大脑基底部的一个控制中心，靠近垂体。它有很多功能，包括刺激垂体产生促黄体激素和卵泡刺激素。

纤毛
某些组织细胞表面微小的摆动的毛发，例如有些内衬在输卵管壁上。

小叶
器官的一小叶或一小段，例如乳腺。

囟门
胎儿头部颅骨未融合的柔软的部分。

雄激素
男性主要的性激素，同时女性也有低浓度的分泌。在男性胎儿，雄激素通过睾丸产生，促进男性生殖器的发育。在青春期雄激素浓度增加，引起男性性征如胡须的生长，同时也是精子产生的基础。

血体
刚排卵后还未发育成黄体的成熟卵泡。

Y

羊膜
从胚胎囊胚生长而成的包膜，延伸并包裹在子宫内发育的胎儿的表面。

羊膜穿刺术
一项使用空心细针避开胎儿及胎盘，穿刺通过腹壁及子宫壁，以获得羊水标本的技术。妊娠 15 周以上可以进行。

羊水
由羊膜包裹，包围并保护发育中的胚胎和胎儿。

异位妊娠
受精卵种植在子宫以外的部位，通常在输卵管。这种妊娠不可能成功，需要医疗干预。

阴唇
女性外阴的两对皱褶（外生殖器），形成大阴唇（外侧阴唇）和小阴唇（内侧阴唇）。

阴蒂
女性生殖器的一部分，结构为勃起组织，在性交中产生快感。它的头部看似一个小的突起，但它延伸至阴道壁内。它与阴茎有同样的胚胎来源。

引产
当自然产程过期时，使用多种方法人工诱发产程的过程。

月经
在月经周期，每个月内膜的血液和组织排出期称为月经期。

月经周期
发生在生育年龄的妇女非孕期生殖系统每个月的周期性变化。周期（接近 28 天）以月经第一天开始，中期发生卵巢排卵称为排卵期。通常，每个月只有一个卵泡成熟，在周期中期从卵巢排出（这个过程称为排卵），此后空的卵泡形成黄体，标志

着黄体期的开始。子宫的内衬（子宫内膜）增厚，为可能的妊娠做准备。如果排卵后未受孕，黄体破裂，其产生的激素（孕激素）不足导致内膜脱落，形成月经。周期重新开始。

孕激素
主要由卵巢的黄体产生的激素，其作用是使子宫内膜更适合维持妊娠。

孕期
妊娠分为三个阶段，每 3 个月为一个阶段。第一阶段从女性孕前末次月经开始。

Z

中胚层
胚囊分裂形成三层组织的中层。此后形成许多人体组织，包括肌肉、骨骼和血管。

着床
早期胚胎（在囊胚阶段）附着并融入子宫内膜的过程。

子宫
孕期胎儿发育成长的部位，是肌性器官。

子宫肌层
是指形成大部分子宫组织的肌肉组织。

子宫内膜
子宫的内层，在每个月经周期增厚，如未受孕则脱落，其中的一些组织和血液在月经期排出。早期的胚囊种植在内膜上，此后的胎盘也从这里发育。

子宫外膜
子宫的外层。

子痫前期
有些妇女在妊娠晚期发生的状态，以高血压和蛋白尿为特征。其需要紧急医疗关注（通常包括引产），以免发展成子痫，一种危及生命的状况。

译后序

　　第一次看到原著 *The Pregnant Body Book*，就被她精美的图片、绚丽的色彩所吸引，这是我见过的最精美的图谱，更为这本书的设计和内容折服。我想，翻译成中文后，一定会受到广大妇女朋友以及她们家人的喜爱，也会对普及妊娠知识起到巨大的推动作用。那一刻，我好想成为这本书的译者！感谢编辑部给了我这个机会，让我可以和同仁一道完成这本书的翻译工作，定名为《妊娠》。

　　《妊娠》以生动简洁的文字、精美直观的图片，诠释了妊娠的整个过程，并对孕前、产前、产时、产后哺乳等环节做了详细的描述，使人们对生命的奇迹发生、发展，以及生育过程有了全面细致的了解。这本书不仅可以作为同道们的医学参考书，也可成为普及大众了解妊娠过程的优质图书，是一本难得的好书。

　　书稿的完成及校对耗时近 9 个月，完成最后校对的那一刻，让我不禁想起那句：在春天我们播种，在秋天我们收获。

　　本书的翻译得到了我所在单位中国福利会国际和平妇幼保健院院领导及同仁的大力支持与直接参与，在书稿的审阅过程中，上海师范大学外国语学院张炜教授做了大量细致的工作，上海科学技术出版社编辑部给予了巨大的帮助。同时，我要感谢我的朋友位晓娟博士一直的支持和鼓励，也感谢我的学生们为本书所付出的努力。

　　由于本书的专业性和普及性，涵盖的内容之广、之深使翻译有一定的难度。文章中难免有不到之处，望广大读者批评指正。

范建霞

2013 年 10 月

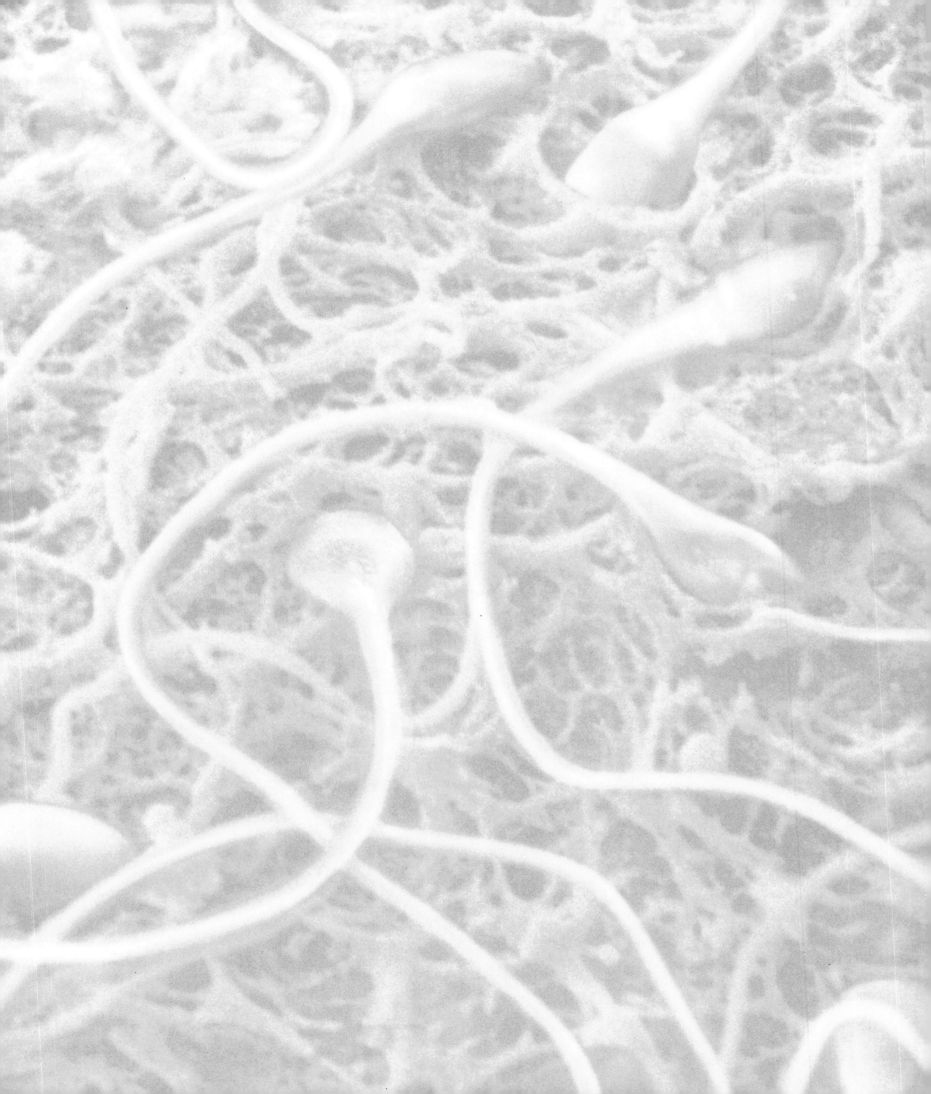